U0308886

中医古籍医案辑成·学术流派医案系列

易水学派医案

（四）

薛 己（下）

主 编 李成文 朱婉华

中国中医药出版社

·北京·

图书在版编目（CIP）数据

易水学派医案（四）/ 李成文，朱婉华主编 . —北京：中国中医药出版社，2015.8

（中医古籍医案辑成·学术流派医案系列）

ISBN 978-7-5132-2283-9

Ⅰ . ①易… Ⅱ . ①李… ②朱… Ⅲ . ①医案—汇编—中国 Ⅳ . ① R249.1

中国版本图书馆 CIP 数据核字（2015）第 023004 号

中 国 中 医 药 出 版 社 出 版

北京市朝阳区北三环东路 28 号易亨大厦 16 层

邮政编码 100013

传真 010 64405750

三河鑫金马印刷有限公司印刷

各地新华书店经销

*

开本 880×1230 1/32 印张 8.5 字数 199 千字

2015 年 8 月第 1 版 2015 年 8 月第 1 次印刷

书号 ISBN 978-7-5132-2283-9

*

定价 29.00 元

网址 www.cptcm.com

如有印装质量问题请与本社出版部调换

版权专有 侵权必究

社长热线 010 64405720

购书热线 010 64065415 010 64065413

微信服务号 zgzyycbs

书店网址 csln.net/qksd/

官方微博 http：//e.weibo.com/cptcm

淘宝天猫网址 http：//zgzyycbs.tmall.com

中医古籍医案辑成

九七叟朱良春题

国医大师朱良春题字

《中医古籍医案辑成》编委会

主　　审　王永炎

总 主 编　李成文　王国辰

副总主编　郑玉玲　李建生　林超岱　李秀明

编　　委　（按姓氏笔画排序）

马　洁　王　爽　王　捷　王　琳　王　超

王秋华　叶　瑜　付颖玥　朱婉华　伊丽蒙

刘艳辉　刘桂荣　农　艳　张文学　张明锐

张星平　张家玮　胡方林　袁占盈　徐　珊

崔应麟　韩丽华　蔡永敏　戴　铭　露　红

《易水学派医案（四）》编委会

主　编　李成文　朱婉华

副主编　马艳春　张文学　姚文轩

编　委　（按姓氏笔画排序）

马艳春　王　淞　王润春

朱婉华　李成文　张文学

姚文轩

内容提要

　　明代著名医家薛己出生于医学世家，曾供职于太医院，嘉靖年间晋升为院使。薛己继承张元素、李东垣的脾胃理论，又遥承王冰、钱乙的肾命水火学说，形成脾胃与肾命并重的学术理论。他初为疡医，后转攻内、妇、儿科，各科均有成就，不仅理论造诣颇高，临床经验也十分丰富。

　　薛己一生著述颇丰，对内、外、妇、儿各科均有总结。《中医古籍医案辑成·学术流派医案系列》收录薛己医案于"易水学派医案"中，并分为上、中、下三册。本书为下册，从薛氏的多部著作中摘录了其外科、五官科及其他不便以病名归类的医案。值得一提的是，薛己将多种内科治疗手段用于外科疮疡，对传统的外科消、托、补内治三法结合临床实际做了有益阐发。

前　言

医案揭示了历代医家在临证过程中的辨病辨证思路、经验体会和用药特色，浓缩并涵盖了中医基础理论、临床、本草、针灸推拿等多学科内容，理法方药俱备，临病措方，变化随心，对学习借鉴名医经验、临证思路，指导用药，提高临床疗效，继承发展中医学具有重要的意义，因而备受历代医家青睐。

明代医家李延昰在《脉诀汇辨》中指出："医之有案，如弈者之谱，可按而覆也。然使失之晦与冗，则胡取乎？家先生之医案等身矣，语简而意明，洵足以尽脉之变。谨取数十则殿之，由此以窥轩岐之诊法焉，千百世犹旦暮也。"孙一奎在《孙氏医案》中指出："医案者何？盖诊治有成效，剂有成法，固纪之于册，俾人人可据而用之。如老吏断狱，爰书一定，而不可移易也。"清代医家周学海强调说："宋以后医书，惟医案最好看，不似注释古书之多穿凿也。每部医案中，必有一生最得力处，潜心研究，最能汲取众家之所长。"俞震在《古今医案按》中说："闻之名医能审一病之变与数病之变，而曲折以赴之，操纵于规矩之中，神明于规矩

1

之外，靡不随手而应，始信法有尽，而用法者之巧无尽也。成案甚多，医之法在是，法之巧亦在是，尽可揣摩。"方耕霞指出："医之有方案，犹名法家之有例案，文章家之有试牍。"余景和在《外证医案汇编》中说："医书虽众，不出二义。经文、本草、经方，为学术规矩之宗；经验、方案、笔记，为灵悟变通之用。二者皆并传不朽。"章太炎指出："中医之成绩，医案最著。欲求前人之经验心得，医案最有线索可寻，循此钻研，事半功倍。"恽铁樵在给《宋元明清名医类案》作序时强调："我国汗牛充栋之医书，其真实价值不在议论而在方药，议论多空谈，药效乃事实，故选刻医案乃现在切要之图。"姚若琴在阐述编辑《宋元明清名医类案》大意时指出："宋后医书，多偏玄理，惟医案具事实精核可读，名家工巧，悉萃于是。"张山雷在《古今医案评议》中说："医书论证，但纪其常，而兼证之纷淆，病源之递嬗，则万不能条分缕析，反致杂乱无章，惟医案则恒随见症为迁移，活泼无方，具有万变无穷之妙，俨如病人在侧，謦咳亲闻。所以多读医案，绝胜于随侍名师，直不啻聚古今之良医而相与晤对一堂，上下议论，何快如之。"秦伯未说："合病理、治疗于一，而融会贯通，卓然成一家言。为后世法者，厥惟医案。""余之教人也，先以《内》《难》《本经》，次以各家学说，终以诸家医案。"程门雪认为："一个中医临床医生，没有扎实的理论基础，就会缺乏指导临床实践的有力武器，而如无各家医案作借鉴，那么同样会陷入见浅识寡，遇到困难束手无策的境地。"俞长荣认为："医案是中医交流和传授学术经验的传统形式之一。它既体现了中医辨证论治的共同特点，又反映了中医不同学派在诊疗方法方面的独特风格。读者从医案中可以体会到怎样用理论来指导实践，并怎样通过实践来证实理论；怎样适当地运用成法和常方，并怎样有创造性地权宜应变。因此，医案不仅在交流临床经验、传播中医学术方面具有现实意义，同时对继承老中医学术经验也起了积极的推进作用。"

医案始于先秦，奠基于宋金元，兴盛于明清。晋代王叔和的《脉经》内附医案。唐代孙思邈《备急千金要方》记录有久服石散而导致消渴的医案，陈藏器《本草拾遗》药后附案。北宋钱乙首次在《小儿药证直诀》中设置医案专篇，寇宗奭《本草衍义》药后附案。南宋许叔微首撰医案专著《伤寒九十论》，其《普济本事方》与王璆《是斋百一选方》方后附案，张杲《医说》记录了许多医案。金代张从正撰《儒门事亲》，李杲撰《脾胃论》《兰室秘藏》《东垣试效方》，王好古撰《阴证略例》，罗天益撰《卫生宝鉴》，以及元代朱震亨撰《格致余论》等综合性医著中论后均附案。自宋金元以后，学习医案、应用医案、撰写医案蔚然成风，医案专著纷纷涌现，如《内科摘要》《外科枢要》《保婴撮要》《女科撮要》《孙氏医案》《寓意草》《里中医案》《临证指南医案》《洄溪医案》《吴鞠通医案》《杏轩医案》《回春录》《经方实验录》等。明代著名医家韩懋、吴昆及明末清初的喻昌还对撰写医案提出了详细要求。而从明代就开始对前人的医案进行整理挖掘并加以研究利用，代不乏人，代表作有《名医类案》《续名医类案》《宋元明清名医类案》《清代名医医案精华》《清宫医案》《二续名医类案》《中国古今医案类编》《古今医案按》《历代儿科医案集成》《王孟英温热医案类编》《易水四大家医案类编》《张锡纯医案》《〈本草纲目〉医案类编》等。由于中医古籍汗牛充栋，浩如烟海。但是，受多方面因素的影响及条件制约，已有的医案类著作所收医案不够全面，参考中医古籍有限，分类整理方法简单局限，难以满足日益增长的不同读者群及临床、教学与科研的需求。因此，从 3200 多种中医古籍包括医案专著中系统收集整理其中的医案日益迫切。这可以充分发挥、利用中医古籍的文献学术价值，对研究中医证候特点与证型规律，提高临床疗效，具有重要的支撑价值。

本套丛书收录 1949 年以前历代医家编纂的 3200 余种中医古籍文献中的医案，分为学术流派医案、著名医家医案、常见疾病医案、名方小方医案四大系列。本书在建立专用数据库基础上，根据临床实际需要，结合现代阅读习惯，参考中医院校教材，对所有医案进行全面分类，以利于了解、学习和掌握历代名医治疗疾病的具体方法、应用方药技巧，为总结辨治规律，提高临床疗效提供更好的借鉴。其中，《学术流派医案系列》以学派为纲，医家为目，分为伤寒学派医案、河间学派医案、易水学派医案、温病学派医案、汇通学派医案；《著名医家医案系列》以医家为纲，以病为目，选取学术成就大、影响广、医案丰富的著名医家的医案；《常见疾病医案系列》以科为纲，以病为目，选取临床常见病和多发病医案;《名方小方医案系列》以方为纲，以病为目，选取临床常用的经方、名方、小方所治医案。

本丛书编纂过程中得到中华中医药学会名医学术思想研究分会的大力支持，年届 97 岁的首届国医大师朱良春先生特为本书题写书名，中国工程院院士王永炎教授担任主审，在此一并表示衷心的感谢。

由于条件所限，加之中医古籍众多，医案收录过程中难免遗漏，或分类不尽如人意，敬请读者提出宝贵意见，以便再版时修订提高。

《中医古籍医案辑成》编委会

2015 年 6 月

凡　例

　　《中医古籍医案辑成·学术流派医案系列》依据贴近临床、同类合并、参考中医教材教学大纲、利于编排、方便查阅的原则对医案进行分类与编排。

　　内科医案按肺系、心系、脾胃、肝胆、肾系、气血津液、肢体经络等排列。

　　妇科医案按月经病、带下病、妊娠病、生产与产后病、乳房疾病、妇科杂病等排列，并将传统外科疾病中与妇科相关的乳痈、乳癖、乳核、乳岩等医案调整到妇科，以满足临床需要。

　　儿科医案按内科、外科、妇科、五官科、骨伤科顺序排列。年龄限定在十四岁以下，包括十四岁；对于部分医案中"一小儿"的提法则视医案出处的具体情况确定。

　　外科医案按皮肤病、性传播疾病、肛门直肠疾病、男性疾病等排列。

　　五官科医案按眼、耳、鼻、口齿、咽喉顺序排列。

　　对难以用病名或主症分类，而仅有病因、病机、舌脉等的描述者，归入其他医案。

《学术流派医案系列》为全面反映各学术流派的学术成就，其著作中所摘录或引用其他人的部分医案采用"附"的形式也予以摘录。医案中的方药及剂量原文照录，不加注解。对于古今疾病或病名不一致的医案，按照相关或相类的原则，或根据病因病机，或根据临床症状，或根据治法和方剂进行归类。同一医案有很多临床症状者，一般根据主症特征确定疾病名称。

对因刊刻疑误或理解易有歧义之处，用括号加"编者注"的形式注明本书作者的观点。原书有脱文，或模糊不清难以辨认者，以虚阙号"□"按所脱字数一一补入，不出校。

原书中的异体字、古字、俗字，统一以简化字律齐，不出注。

原书中的药物异名，予以保留，不出注。原书中的药名使用音同、音近字者，如朱砂作珠砂、僵虫作姜虫、菟丝子作兔丝子等，若不影响释名，不影响使用习惯，以规范药名律齐，不出注。

本书采用横排、简体、现代标点。版式变更造成的文字含义变化，今依现代排版予以改正，如"右药"改"右"为"上"，不出注。

每个医案尽量标明出处，以助方便快捷查找医案原文，避免误读或错引。

对部分医案或承上启下，或附于医论，或附于方剂，或附于本草，或案中只有方剂名称而无组成和剂量，采用附录的形式，将原书中的疾病名称、病机分析、方剂组成、方义分析、药物用法等用原文解释，以便于更好地理解和掌握。附录中的方剂组成，是根据该医案作者的著作中所述该方剂而引用的，包括经方或名方。

易水学派概论

　　中医学术流派研究是研究中医学术发展沿革的重要方法之一，其便于理清中医学术发展的思想脉络，深入研究历代名医学术思想与临床经验，分清哪些是对前人的继承，哪些是继承中的发展，哪些是个人的创新见解与经验，为中医学进一步发展提供借鉴。学术流派或体系是后人依据著名医家们的师承关系、学术主张或学术倾向、学术影响而划分的。由于中医学术流派形成发展过程中的融合、交叉、分化，学派之间存在千丝万缕的联系，故划分学派的标准不一，有按学科分类，有按著名医家分类，有按学术研究方向分类，有按著作分类，有按地域分类，因而划分出外感学派、内伤学派、热病学派、杂病学派、刘河间学派、李东垣学派、张景岳学派、薛立斋（薛己）学派、赵献可学派、李士材学派、医经学派、经方学派、伤寒学派、河间学派、易水学派、温病学派、汇通学派、攻邪学派、丹溪学派、温补学派、正宗学派、全生学派、金鉴学派、心得学派、寒凉学派、蔺氏学派、经穴学派、穴法学派、重灸学派、重针学派、骨伤推拿学派、指压推拿学派、一指禅推拿学派、经穴推拿学派、腹诊推拿学派、儿科推拿学派、五轮学派、八廓学派、内外障学派、少林学派、武当学派、新安学派等，这对中医学术的发展起到了积极作用。然而，学派研究目前也存在不少问题，主要在于学术流派形成年代、学派划分标准、学派研究学术价值等方面。争论的焦点是基础医学及临床领域中的医经学派、经方学派、汇通学派是否存在，攻邪学派、丹溪学派、温补学派能否另立门户，学派之间的渗透与交叉重复如何界定等；另外，每一学派的代表医家虽然在师承或学术上一脉相承，但其学术理论、临证辨病思路、处方用药方面或相差甚远，这些医学大家大多数是全才，如以学派分类，难免以偏概全；加之以往学术流派研究偏重理论，忽略临床，因此，以派为纲研究著名医家也有其不利的一面。为弥补学术流派研究轻临床的不足，拓展学派研究的内涵与外延，收集学术流派相关医家的涵盖中医基础理论和临床经验的医案已成为当务之急。因为这些医案不仅是著名医家学术思想的直接鉴证，也是研究学术流派源流的最重要的参考依据。

易水学派是研究脏腑病机和辨证治疗的学术流派，其形成有其特定的社会历史背景。宋金元时期，宋辽、宋金、金元、元宋之间，战火连年，百姓饱受饥饿、劳役、惊恐之苦，内伤病显著增多。魏晋至宋代，中医学一直处于经验积累阶段，研究重点偏于经验方的收集与应用，忽略了基础理论研究。虽然刘完素创立了火热理论，在病机学说上取得了重大突破，火热病治疗有了较系统的理论与方法，却不能指导脏腑病变的治疗。而《中藏经·论虚实寒热生死逆顺之法》、孙思邈《备急千金要方》之脏腑虚实、钱乙《小儿药证直诀》的五脏辨证等理论已经远远不能满足临床实际需要。因此，深入系统地探讨脏腑病机理论，已成为当时中医学发展的客观急需。张元素整理总结前人的脏腑辨证用药，结合其临床实践，建立了以寒热虚实为纲的脏腑辨证体系，在学派发展过程中，逐步转向对特定脏腑进行专题研究。

易水学派发展至明代，有一些医家在继承李杲脾胃内伤学说的基础上，进而探讨肾和命门病机，从阴阳水火不足的角度探讨脏腑虚损的病机与辨证治疗，提出以先天阴阳水火为核心的肾命理论，治疗以温养补虚为特色，因而又被后世称之为温补学派。代表医家有薛己、孙一奎、张介宾、赵献可、李中梓等。

张元素，字洁古，金代人，著《医学启源》《脏腑标本寒热虚实用药式》《珍珠囊》等。张氏主张学术创新，提出"运气不齐，古今异轨，古方今病不相能也"之论。他认真研究《内经》《难经》《金匮要略》《中藏经》有关脏腑辨证的论述，吸取《备急千金要方》《小儿药证直诀》中脏腑辨证用药经验，结合自身临床经验，建立了以寒热虚实为纲的脏腑辨证体系，强调根据脏腑寒热虚实辨证用药，为中医辨证理论的发展做出了重大贡献，因而成为易水学派的开山。后世师承其说者众多，其门人有李杲、王好古。

李杲，字明之，晚年自号东垣老人，金代人，著有《脾胃论》《内外伤辨惑论》《兰室秘藏》《东垣试效方》《食物本草》《药类法象》《医学发明》《珍珠囊补遗药性赋》等。他在脏腑辨证理论启示下，探讨脾胃内伤病机，紧密结合临床实践，提出脾胃为元气之本，"脾胃内伤，百病由生"理论，详辨内伤与外感之异同。李杲制定益气升阳、甘温除热大法，创制补中益气汤、升阳益胃汤等名方，成为易水学派的中坚，被后世称为补土学派的宗师。李氏医案散见于《脾胃论》《兰室秘藏》《东垣试效方》《医学发明》之中，包括内、外、妇、儿、五官等各科医案。其医案或附于论后，或附于方后，记载详细，病机分析透彻，处方用药有章法可循，经方与时方并举。并自创新方，如益胃升阳汤、半夏白术天麻汤、木香顺气汤、清神补气汤、补气升阳和中汤、普济消毒饮等所治医案比比皆是。其门人有王好古、罗天益等。

王好古，字进之，元代人，著有《阴证略例》《医垒元戎》。王好古初师张元素，后从李杲之学，得张、李二家之传，阐发阴证病因病机和辨证，重视脏腑内伤、阳气虚损，明确提出"三阴可补"，除运用仲景通脉四逆汤、当归四逆汤、理中汤作为内伤三阴的主治方外，又收集后世温补脾肾诸方如返阴丹、正阳散、附子散、白术散等作为补充。王氏所治医案多为阴证。

罗天益，字谦甫，元代人，著有《卫生宝鉴》，整理了李杲《东垣试效方》。罗天益深入探讨了脾胃的生理功能，揭示脾胃与其他四脏及营卫津液的关系；将李杲所论饱食所伤和劳倦所伤分为食伤和饱伤、虚中有寒和虚中有热，治疗突出甘补辛升，发挥了李杲的脾胃内伤学说；在补中益气汤基础上加川芎、蔓荆子、细辛、白芍而成顺气和中汤，用于治疗气虚头痛。其医案症状记录较为详尽，用药思路颇具特色，治疗过程具体，分析了方药配伍规律，深受后世称赞。

薛己，字新甫，明代人，著有《内科摘要》《保婴撮要》《保婴金镜录》《外科经验方》《外科心法》《外科发挥》《女科撮要》《疬疡机要》《口齿类要》《本草约言》《正体类要》等。薛己受李呆影响，强调"人以脾胃为本""胃为五脏本源，人身之根蒂""若脾胃一虚，则其他四脏俱无生气""人之胃气受伤，则虚证蜂起"，发展了"脾胃内伤，百病由生"理论，治疗多以补中益气汤为法，或出入于四君、六君之间。同时又受王冰、钱乙影响，主张若补脾不应，当求之于肾和命门之水火阴阳不足，肾阴不足用六味丸壮水之主以镇阳光，命门相火不足用八味丸益火之源以消阴翳。因其用药偏于温补，又被称为温补学派的先驱。薛氏著作多为医案，其对理论的论述多体现于医案之中，后世评价极高。

张介宾，字会卿，号景岳，明代人，著有《景岳全书》《质疑录》《类经》等。张介宾治学主张师古而不泥，辨疑而不苟，善于继承，勇于创新，不仅注重中医理论研讨，对临床实践也极为重视，对中医学发展做出了巨大贡献。张氏阐发命门水火理论，认为命门藏先天之水火，为元阴元阳所居之所，五脏功能必赖命门始能发挥正常，故云："命门之水火为十二脏之化源，五脏之阴气非此不能滋，五脏之阳气非此不能发。"认为若命门之元阴元阳亏损，则脏腑阴阳虚损，用左归、右归补命门先天水火。张介宾临证重视辨证，并根据实践经验，首先提出"二纲六变"辨证纲领，即以阴阳为辨证之"纲"，统领表里、寒热、虚实六变，以纲赅目。他将方剂分为补剂、和剂、寒剂、热剂、固剂、因剂、攻剂、散剂八阵，并收采古代名方1516首，编为古方八阵，所创新方186个列入新方八阵，另有妇产、小儿、痘疹、外科等古方922首，均收于《景岳全书》之中。其中左归、右归四方体现了其制方思想。《景岳全书》收录医案多达300余个，涉及临床各科，外感病与内伤病并举，论后附案，以案证论。也收录历代名医许多医案，体现了其兼蓄并收的思想。

赵献可，字养葵，明代人，著有《医贯》《邯郸遗稿》。赵献可阐发命门学说，认为命门位居两肾之中，有位无形，为人身之君主之官，居于十二官之上，实为生命之主宰。赵氏治疗水亏火衰，用六味丸补水以配火，壮水之主以镇阳光，用八味丸于水中补火，益火之源以消阴翳，推广了六味八味的临床应用范围。其谓："命门为十二经之主，肾无此则无以作强而伎巧不出矣，膀胱无此则三焦之气不化而水道不行矣，脾胃无此则不能蒸腐水谷而五味不出矣，肝胆无此则将军无决断而谋虑不出矣，大小肠无此则变化不行而二便闭矣，心无此则神明昏而万事不能应矣。"赵氏认为命门为君火，而先天水火的并居焉。其临床治疗亦特别重视先天水火的治疗。其云："先天水火，原属同宫，火以水为主，水以火为原。故取之阴者，火中求水，其精不竭；取之阳者，水中寻火，其明不息。斯大寒大热之病得以平矣。"《医贯》记载的医案以内科疾病为主，喜用成方，包括六味地黄丸、金匮肾气丸和逍遥散等，还摘录了李杲、戴思恭、薛己、吴茭山等名医的医案。

李中梓，字士材，明末清初人，著有《医宗必读》《内经知要》《删补颐生微论》《雷公炮炙药性解》《本草通玄》《病机沙篆》《诊家正眼》《伤寒括要》《里中医案》等，《本草通玄》《病机沙篆》《诊家正眼》三书合订为《士材三书》。李氏治学主张兼通众家之长，不偏不倚，重视学术交流，常与王肯堂、施笠泽、秦昌遇等切磋岐黄，善于著书立说。李氏重视中医教育，培养了大批人才，其门人有沈朗仲、马元仪、董虞、秦卿胤等35人之多，马元仪又将其学再传于尤在泾。还有侄子李果瑛、李延昰，侄孙李廷芳等也从其学。李氏私淑李杲、薛己，博采众长，重视脾肾，明确提出肾为先天之本，脾为后天之本。临证治疗主张重阳抑阴，偏重于补气补阳，认为"气血俱要，而补气在补血之先；阴阳并需，而养阳在滋阴之上"。其医案专著《里中医案》共收医案50多则，不分门类，不立标题，大多为内科杂病疑难治案，长于脉诊和辨证，处方灵活，按语明晰。还有部分医案见于《医宗必读》《删补颐生微论》。

高斗魁，字鼓峰，清代四明人，著有《四明医案》《四明心法》。高氏认为，人以元气为本，病以内因为主，重视脏腑功能失调，尤其着眼于真阴真阳的偏盛偏衰，治疗主张顾护元气、调整水火、扶正祛邪。因为"人之元气有限"，故补不嫌早，攻不嫌迟，用药偏于温补，擅长用八味丸补阳，用六味饮化裁治疗阴虚火旺，创制滋水清肝饮治疗阴虚之郁证。《四明医案》记载有28个医案，涉及临床各科，但以内科医案居多，辨病用药思路独特。清代医家杨乘六将《四明医案》收于《医宗己任编》，并于每案后加上精辟按语，与原案相得益彰。

目　录

薛　己（下）

薛 己（下）

外科医案

◆疖

春元沈震川之内，暑月面生痤疖，乘凉入风，面目浮肿。越二日，左臂肿痛，瘾疹如丹，背胁髀股等处，发肿块三四，肉色不红，痛甚，昼夜呼号，寒热往来，饮食不思。服活命饮及行气败毒之剂，其势愈炽，肝脉浮涩，脾脉弦弱。此属二经荣气不行，风邪乘虚流注经络为患。先以八珍加黄芪、柴胡、青皮数剂，肿处渐渐红晕。又以十全大补加金银花、白芷、龙胆草、贝母十余剂，胁腿二处溃脓碗许，余块渐平。仍服十全大补汤，调理月余而安。向使专于祛风攻毒，鲜不败事矣。（《外科枢要·卷一》）

◆面部疔疮

开化吾进士，年三十，面患疮，已溃作渴，自服托里及降火药不应。予诊其脉，浮而弱。丹溪云：溃疡作渴，属气血俱虚，况脉浮弱。投以参、芪各三钱，归、术、熟地各二钱，数服渴止。又以八珍汤加黄芪数剂，脉敛而愈。予治疮疡作渴，不问肿溃，但脉数发热而渴，以竹叶黄芪汤治之；脉不数，不发热，或脉数无力而渴，或口干，以补中益气汤；若脉数而便秘，以清凉饮；尺脉洪大，按之无力而渴，以加减八味丸，并效。若治口燥舌黄，饮水不歇，此丸尤效。（《外科心法·卷四》）

王验封汝和，南京人，感豆毒，面生疔十数枚，肿痛，脉数。以荆防败毒散治之，虽稍愈，尚可畏，更以夺命丹一服而痊。

（《外科心法·卷五》）

一男子，年四十三岁，自四十以来，每至夏发热而倦，日午益甚，晚凉少可，面生疮瘟，耳下筋微肿，更结小核三四枚附筋上。余曰：此火令不慎房劳，亏损肾水，不能制火然也，名曰注夏。彼不信，服降火败毒药，加口干倦息，夜间热甚，午后腿软，足心热，筋牵痛。复来问治。余曰：口干倦息，此中气陷下也；夜间发热，阳气陷于阴分也；午后腿酸足热，阴虚火甚也；耳下筋牵痛，血虚不能润筋也。先以补中益气汤，少用柴胡、升麻，加五味子、麦门冬、熟地黄治之，诸证顿退。更服滋肾丸而痊。若以每至火令而然，用败毒凉药，鲜不危矣。四月属巳，五月属午，为火太旺，火旺则金衰。六月属未，为土大旺，土旺则水衰。况肾水以肺金为母，故《内经》谆谆然资其化源也。古人以夏月必独宿而淡味，兢兢业业，爱护保持金水二脏，正嫌火王之时耳。《内经》又曰：藏精者，春不病温。十月属亥，十一月属子，正火气潜伏闭藏，以养其本然之真，而为来春发生之本。若于此时不自戕贼，至春生之际，根本壮实，气不轻浮，焉有湿热之病？又云：春末夏初，患头痛脚软，食少体热。仲景云春夏剧，秋冬差，而脉弦大者，正世俗所谓注夏病也。（《外科心法·卷三》）

一男子，年逾四十，胃气素弱，面常生疮，盗汗发热，用黄芪建中汤少愈，更以补中益气汤而平。东垣云：气虚则腠理不密，邪气从之，逆于肉理，故多生疮。若以甘温之剂实其根本，则腠理自固，即无他疾。（《外科心法·卷三》）

一女子面疮，作渴，饮汤面赤。此脾气虚热也，先用异功散，又用益气汤而愈。（《保婴撮要·卷十五》）

张都宪夫人，面生疔，肿焮痛甚，数日不溃，脉症俱实。以荆防败毒散加芩、连治之，稍愈。彼以为缓，乃服托里散一剂，

其势愈甚，痛极始悟。再用凉膈散二剂，痛减肿溃。又与连翘消毒散，十余剂而愈。（《外科心法·卷五》）

赵州守，北方人，年逾四十，头面生疮疡数枚，焮痛饮冷，积日不溃。服清热消毒药不应。诊其脉数，按之则实。予以防风通圣散，三剂顿退。又以荆防败毒散而愈。（《外科心法·卷三》）

一小儿十五岁，面患疮，两足发热作渴。余谓：肾经虚热。泛服杂药，小便如淋而殁。（《保婴撮要·卷十五》）

长洲庠苏子忠，鼻梁患之（指疔疮，编者注），症属表邪，但气血俱虚，不胜发散。遂用补中益气为主，佐以防风、白芷而愈。（《外科枢要·卷二》）

松江诸大尹，唇生一疔，已五日，肿硬脉数，烦躁喜冷。此胃经积热所致。先以凉膈散一服，热去五六。更与夺命丹二粒，肿退二三。再与荆防败毒散，四剂而愈。（《外科心法·卷五》）

白莲泾陈伯和子，唇患之（指疔疮，编者注），有紫脉延至口内，将及于喉。余曰：紫脉过喉，则难治矣。须针其脉并疮头，出恶血以泄其毒则可。彼不信，别用解毒之剂，遂至头面俱肿。复求治，口内肿胀，针不能入，乃砭面、唇，出黑血碗许，势虽少退，终至不起。惜哉！（《外科枢要·卷二》）

杨锦衣，唇下生疔，脉症但实而不下，反用托里，致口鼻流脓而死，是谓实实之祸。（《外科心法·卷五》）

一儒者因劳役感暑，唇生疮，或用四物加黄柏、知母之类而愈。后复作，彼仍用前药益甚，腹中阴冷，余用补中益气汤加茯苓、半夏治之而愈。（《口齿类要·茧唇》）

◆ 臂疮

一女子臂疮，饮食少思，小便不利。余谓脾肺气虚不能生化，

先用四君、黄芪、当归，小便寻利。又用五味异功散、托里散而疮愈。（《保婴撮要·卷十五》）

一女子臂患疮出血，余谓血虚，用圣愈汤而愈。后因怒，复作如前，先用圣愈汤，又用加味逍遥散，将愈，因惑于人言，别服降火之剂，吐泻腹痛，余用异功散、圣愈汤而愈。（《保婴撮要·卷十五》）

户部韩老先生，山西人，左臂肘患一紫泡，根畔肿赤，大肠脉尢。予谓尢主失血或积血。公曰：血痢未瘳，以芍药汤二剂，更以人参败毒散二剂，疮痢并愈。（《外科心法·卷五》）

◆ **手部疗疮**

吴庠盛原博，掌后患疗，红丝至腕，恶寒发热。势属表症，与夺命丹一服，红丝顿消。又用和解之剂，大势已退。彼别服败毒药，发热口干，红丝仍见，脉浮大而虚。此气血受伤而然，以补中益气汤主之而愈。盖夺命败毒，性尤猛烈，疮邪已散而复用之，是诛伐太过，失《内经》之旨矣。（《外科枢要·卷一》）

一妇人多怒，手背患疮出血，至夜发热妄语，服清心凉血药，不应，乃热入血室而然也。遂以加味小柴胡汤，二剂血止，而热亦清矣。（《外科发挥·卷二》）

一老妇手大指患疗，为人针破出鲜血，手背俱肿，半体皆痛，神思昏愦五日矣。用活命饮，始知痛在手。疮势虽恶，不宜大攻。再用大补剂，又各一剂，外用隔蒜灸，喜此手背赤肿而出毒水。又各一剂，赤肿渐溃。又用托里药而瘥。（《外科枢要·卷一》）

一男子小指患之（指疗疮，编者注），或为针刺出血，敷以凉药，掌指皆肿三四倍，色黯神昏。此邪气郁遏，余先以夺命丹一服，活命饮二剂，稍可。余因他往，或为遍刺其手，出鲜血碗许，臂肿如瓠，指大数倍，用大剂参、芪、归、术之类，及频灸遍身而肿消。但大便不实，时常泄气，此元气下陷，以补中益气加骨脂、肉蔻、吴萸、五味。又日以人参五钱，麦门三钱，五味二钱，水煎代茶饮。又用大补药，五十余帖而愈。设此症初不用解毒之剂，后不用大补之药，死无疑矣。（《外科枢要·卷二》）

一男子左手背患之（指疔疮，编者注），是日一臂麻木，次日半体皆然，神思昏愦。遂明灸二十余壮，尚不知痛。又三十余壮，始不麻，至百壮始痛，以夺命丹一服肿始起，更用神异膏及荆防败毒散而愈。（《外科发挥·卷三》）

◆ **背疽**

陆大行背疽，内溃出脓二碗许，用托里之剂，痛止肿消停药。忽寒热作渴，头痛自汗。此元气虚而未能复也，用十全大补加麦门、五味、肉桂，二剂益甚，诊其脉如故。此药力未及，仍用前药加附子一钱，三剂诸症悉愈，乃去附子，加肉桂，数剂而敛。（《外科枢要·卷三》）

一男子背疽不敛，小便赤涩，臀肿发热，口干体倦，脉洪数而无力。用参、芪、归、术、熟地、芎、芍、陈皮、麦门、五味、炙草、肉桂以补元气，引火归经。脉症益甚，此药力未能及也。再剂顿退，却去肉桂，又数剂而愈。此症因前失补元气故耳。（《外科枢要·卷一》）

一男子背疽出血，烦躁作渴，脉洪大，按之如无。此血脱发躁，用当归补血汤，二剂少愈。又以八珍汤加黄芪、山栀，数剂全愈。（《外科枢要·卷一》）

张侍御，患背疽三枚，皆如粟。彼以为小毒，服清热化痰药，外用凉药敷贴，数日尚不起，色黯不焮，胸中气不得出入，其势甚可畏。连用活命饮二剂，气虽利，脓清稀，疮不起。欲用补剂，彼泥于素有痰火，不受参术之补。因其固执，阳以败毒之剂与视之，而阴以参、芪、归、术各五钱，姜、桂各二钱。服二剂，背觉热肿起，腐肉得溃，方信余言，始明用大补药，乃愈。(《外科心法·卷三》)

一男子背疽，敛如豆许，翻出肉寸余。用消蚀割击法，屡去屡大。此肝经血虚风热，余用加味逍遥散三十余剂，涂藜芦膏而消。又用八珍散，倍用参、芪、归、术而敛。(《外科枢要·卷二》)

◆ 胸部疔疮

一男子胸患之（指疔疮，编者注），遍身麻木，脉数而实，针出恶血，更明灸数壮，始痛。服防风通圣散，得利而愈。(《外科发挥·卷三》)

张都宪夫人，性刚多怒，胸前作痛，肉色不变，脉数恶寒。经云：洪数之脉，应发热而反恶寒，疮疽之谓也。今脉洪数，则脓已成。但体丰厚，故色不变，似乎无脓。以痛极，始肯用针入数寸，脓出数碗，遂以清肝消毒药治之而愈。设泥其色而不用针，无可救之理矣。(《外科心法·卷三》)

◆ 腿部疔疮

北京刘鸿，腿生湿疮，数年不愈，尺脉轻诊似大，重诊无力。此肾气虚，风邪袭之而然，名曰肾脏风疮，以四生散治之。彼不信，自服芩、连等药，遂致气血日弱，脓水愈多，形证愈惫。迨二年，复邀治，仍以前药治之而愈。夫肢体有上下，脏腑有虚实。世之患者，但知苦寒之药能消疮毒，殊不知肾脏风因肾气不足所

致。当以蒺藜为君，黄芪为臣，白附子、独活为佐使。若再服败毒等药，则愈耗元气，速其死矣。（《外科心法·卷五》）

府庠钟之英两腿生疮，色黯如钱，似癣者三四，痒痛相循，脓水淋漓，晡热内热，口干面熏。此肾虚之症，用加味六味丸，数日而愈。此等症候，用祛风败毒之剂以致误人多矣。（《内科摘要·卷下》）

【注】《薛案辨疏》：两腿虽阴分，而生疮色黯，不过湿热之气下流而已，而况脓水淋漓者乎。不知果系湿热，当不止于如钱似癣者三四而已，所谓疮为肾疳，于面熏更足征矣。虽然面熏不足征之，凡属肾虚者，其疮必经年累月，涂抹而不除者，亦非定生于两腿而已。

赵千兵，患两腿生疮，每服败毒药，则饮食无味，反增肿胀。此脾虚湿热下注也，以六君子汤加苍术、升麻、酒炒芍药服之，以黄蜡、麻油各一两，轻粉三钱，为膏贴之而愈。大凡下部生疮，虽属湿热，未有不因脾肾虚而得之者。（《外科心法·卷五》）

一人患此（指湿热下注，两腿生疮。编者注），久而不愈，以船板灰（存性）一两，轻粉三钱为散，麻油调贴，更以黄柏、知母、防己、龙胆草、茯苓、当归、川芎、黄芪、白术服之，并愈。若人两腿生疮作痛，或遍身作痛，以当归拈痛汤治之。（《外科心法·卷五》）

◆ **足部疔疮**

刘贯卿，脚面生疔，形虽如粟，其毒甚大，宜峻利之药攻之。因其怯，以隔蒜灸五十余壮，痒遂止。再灸片时，乃知痛。更用膏药封贴，再以人参败毒散，一服渐愈。夫至阴之下，道远位僻，且怯弱之人用峻利之剂，则药力未到，胃气先伤，虚虚之祸有所

不免，不如灸之为宜。(《外科心法·卷五》)

一男子足患作痒，恶心呕吐，时发昏乱，脉浮数。明灸二十余壮，始痛。以夺命丹一服，肿始起。更用神异膏及荆防败毒散而愈。(《外科发挥·卷三》)

一男子足跟作痛，热渴体倦，小便如淋。误用败毒散，致头痛恶寒，欲呕不食，吐痰咳嗽。此足三阴亏损，而药复伤。余用十全大补汤、加减八味丸，各五十余剂而愈。(《外科枢要·卷三》)

一男子亦患此（指足跟疮，编者注），服消毒散，搽追蚀药，虚症叠出，其形体骨立，自分必死。余用十全大补，兼山茱、山药，两月余而愈。(《外科枢要·卷三》)

通府黄廷用饮食起居失宜，两足发热，口干吐痰，自用二陈、四物益甚，两尺数而无力。余曰：此肾虚之症也。不信，仍服前药，足跟热痒，以为疮毒，又服导湿之剂，赤肿大热，外用敷药，破而出水，久而不愈，及用追毒丹，疮突如桃，始信余言，滋其化源，半载得瘥。(《内科摘要·卷下》)

【注】《薛案辨疏》：此案以饮食起居失宜，足知其虚矣。所患两足发热，非肾水亏乎？口干吐痰，非脾气虚乎？即口干吐痰非脾虚，两足发热属肾虚也无疑，如之何用二陈、四物哉？四物不补肾，二陈复伤脾，宁不益甚乎？至于脉见两尺数而无力，益见肾虚明验。盖不特水虚且火虚矣。奈何仍服前药致肾益亏，而现足跟热痒症耶。即足跟是肾经所主，热痒是虚火之征，不可谓非疮毒即疮毒也，而疮毒岂无虚症乎？乃必用外科诸法，以致变幻究竟。导湿之后，热痒不退而反赤肿大热，敷药之后，脓血全无而反所出是水，及追毒之后仍无脓血而反疮突如桃，是皆肾虚之故。非急滋化源不能简也，为外科者，可不知焉耶？

一老妇足大指患之（指疔疮，编者注），甚痛。令灸之，彼不从，专服败毒药，至真气虚而邪气愈实，竟至不救。盖败毒散虽能表散疮毒，然而感有表里，所发有轻重，体段有上下，所察有虚实，岂可一概而用之耶？且至阴之下，药力在所难到，专假药力，则缓不及事，不若灸之为良。故下部患疮，皆宜隔蒜灸之，痛则灸至不痛，不痛则灸至痛。若灸之而不痛者，宜明灸之，及针疔四畔去恶血。以夺命丹一粒，入疮头孔内，仍以膏药贴之。若针之不痛，或无血者，以针烧赤，频烙患处，以痛为度。或不痛，眼黑如见火光者，此毒气入脏腑也，不治。若患在手足，红丝攻心腹者，就于丝尽处刺去恶血，宜服荆防败毒散。若丝近心腹者，宜挑破疮头，去恶水，亦以膏药贴之。如麻木者，服夺命丹。如牙关紧急，或喉内患者，并宜嚼一二丸。凡人暴死，多是疔毒。用灯照看遍身，若有小疮即是。宜急灸之，俟醒更服败毒药或夺命丹。（《外科发挥·卷三》）

一儒者……继娶后两足生疮，久不愈，尺脉数而无力，余用地黄丸、八珍汤而痊。（《疠疡机要·中卷》）

杨锦衣，脚跟生疮，如豆许，痛甚，状似伤寒。予谓猎人被兔咬脚跟，成疮淫蚀，为终身之疾。若人脚跟患疮，亦终不愈，因名兔啮也。遂以还少丹、内塞散治之，稍可。次因纳宠作痛，反服攻毒药，致血气愈弱，腿膝痿软而死。盖足跟乃二跷发源之处，肾经所由之地，若疮口不合，则气不能发生，肾气由此而泄，故为终身大疾。况彼疮先得于虚，复不知戒，虽大补气血，犹恐不及，安服攻毒暴悍药以戕贼之乎？（《外科心法·卷六》）

◆ **部位不详之疔疮**

一男子患疔，服夺命丹，汗不止而疮不痛，热不止而便不利。

此汗多亡阳，毒气盛而真气伤矣。用参、芪、归、术、芍药、防风、五味，二剂诸症悉愈，惟以小便不利为忧。余曰：汗出不宜利小便。汗既止，阳气复而自利矣。仍用前药，去防风，加麦门，倍用当归、黄芪，四剂便行，疮溃而愈。（《外科枢要·卷一》）

一男子患之（指疗疮，编者注），发热烦躁，脉实，以清凉饮下之而愈。（《外科发挥·卷三》）

一妇人……其舌肿大，遍身患紫疗如葡萄，手足尤多，各刺出黑血。此脾胃积热毒也，服夺命丹七粒，出臭汗，疮热益甚，又便秘二日。与大黄、芩、连各三钱，升麻、白芷、山栀、薄荷、连翘各二钱，生草一钱，水煎三五沸，服之大小便出臭血甚多，下体疗稍退。乃入犀角汁再服，舌本及齿缝出臭血，诸毒乃消，更与犀角地黄汤而愈。（《校注妇人良方·卷二十四》）

郑氏，举家生疗，多在四肢，由皆食死牛肉所致。刺去黑血，更以紫金丹服之，悉愈。（《外科心法·卷五》）

◆ 眉痛

一小儿十五岁，眉患痛，敷服者皆败毒之药，腹痛肿硬。此脾胃复伤而然也，朝用异功散，夕用大补汤，两月余而愈。（《保婴撮要·卷十五》）

◆ 臂痛

一妇人患臂痛，疮口紫陷，脓清不敛。彼以为毒未尽，欲服攻毒之剂。余谓：疮疡之证，肿起坚硬，脓稠者，实也；肿下软漫，脓稀者，虚也。遂用附子饼灸之，及饮十全大补汤，百剂始愈。（《外科发挥·卷一》）

一妇人素善怒，臂患痛，疮口出肉，长二寸许。此肝脾郁怒，气血虚而风内动。用加味逍遥散，涂藜芦膏而愈。后因怒，患处胀闷，遍身汗出如雨，此肝经风热，风能散气故耳。仍用前散，并八珍汤而愈。（《外科枢要·卷二》）

一男子臂患痈，不作脓，灸以豆豉饼，及饮托里药三十余剂而溃，又月余而瘳。（《外科发挥·卷一》）

一女子臂痈，口干饮汤，小便频数。此脾肺气虚，用四君、黄芪、干姜及益气汤而愈。（《保婴撮要·卷十五》）

一女子臂痈，溃后疮口突肉如菌。用毒药蚀之，突肉益甚，面青寒热，经候不调。此肝经血燥而生风，脾气虚而不能生肌耳。先用加味逍遥散、五味异功散两月余，却用地黄丸、托里散而愈。（《保婴撮要·卷十四》）

金台王时亨，年逾四十。臂患毒，焮痛作呕，服托里消毒药愈甚。予以凉膈散，二剂顿退。更以四物汤加芩、连，四剂而消。（《外科心法·卷三》）

王文远臂患毒作痛，服寒凉药，遂致食少，大便不实。予以理中丸二服，更以六君子汤加砂仁、藿香治之，再以托里药，脓溃而愈。大凡疮痛甚者，如禀厚有火，则宜苦寒之剂；若禀薄者，则宜补中益气汤加芩、连之类，在下加黄柏。人肥而疮作痛者，宜用荆防羌独之类，盖取其风能胜湿也。（《外科心法·卷三》）

一妇人臂患毒肿硬，咽喉壅塞，四肢逆冷，发寒热，以五香连翘汤二剂顿愈，以疮科流气饮四剂而消。（《外科发挥·卷一》）

一男子臂患毒，脉弦紧有力，以白芷升麻汤二剂顿退，又二剂而消。（《外科发挥·卷一》）

司徒边华泉肩患痈，溃而发热，目直或瞤，殊类中风，日晡热甚，脉益数。此足三阴气血亏损，虚火妄动。用参、芪、归、术、炙草，加酒炒黑黄柏、五味、麦门、肉桂，四剂而愈，又数

剂而敛。（《外科枢要·卷三》）

一女子十五岁患前症（指臂痈，编者注），腐去而复生，面色青而或赤。余谓：此肝胆二经风火妄动，盖肝血为阴为水，肝气为阳为火，宜生肾水、滋肝血使火自息而风自灭。不信，乃用祛风之剂，致血燥妄行，疮口出血不止而死。（《保婴撮要·卷十四》）

山西宋琰，年逾三十，臂患痈，溃而大痛，脓稀脉弱。丹溪云：疽溃深而不痛者，胃气大虚，而不知痛也。东垣云：脓水清稀，疮口不合，气血俱虚也。当以大补药治。彼不听，服消毒药，气血虚甚，遂不救。丹溪云：才见肿痛，参之脉症虚弱，便与滋补，气血无亏，可保终吉。又云：溃疡内外皆虚，宜以补接为主。（《外科心法·卷三》）

◆ 腋痈

张通北友人，年逾四十，夏月腋下患毒，溃后不敛，脓出清稀，皮寒脉弱，肠鸣切痛，大便溏泄，食下则呕。此寒变而内陷也，治法宜以大辛温之剂。遂投以托里温中汤二帖，诸证悉退。更以六君子汤加炮干姜、肉桂数剂，再以十全大补汤而愈。（《外科心法·卷三》）

一男子，年逾五十，腋下患毒，疮口不合，右关脉数而渴。此胃火所致，用竹叶黄芪汤遂止，再用补气药而愈。尝治午后发渴或发热，用地骨皮散亦效。（《外科心法·卷四》）

一男子腋下患毒，咳逆不食，肠鸣切痛，四肢厥冷，脉细，以托里理中汤，二剂顿愈；更以香砂六君子汤、二神丸，而饮食顿进；以十全大补汤，下十余剂而敛。（《外科发挥·卷五》）

河南张承祖，年逾二十，腋下患毒十余日，肿硬不溃，脉弱时呕。予谓肿硬不溃，脉弱，乃阳气虚；呕吐少食，乃胃气弱。

先以六君子汤加藿香、砂仁治之。彼曰：肿疡时呕，当作毒气攻心治之；溃疡时呕，当作阴虚补之。予曰：此丹溪大概言也。即诸痛痒疮，皆属心火。如肿赤痛甚，烦躁，脉实而呕，为有余，当下之；肿硬不溃，脉弱而呕，为不足，当补之。亦有痛伤胃气，或感寒邪秽气而呕者，虽肿疡尤当助胃壮气。彼执不信，饮攻伐药，愈病。复请诊，其脉弱微而发热。予谓热而脉静，脱血脉实，汗后脉躁，皆危殆。后果殁。夫肿疡毒气，内侵作呕，十有一二，溃疡湿气内侵作呕，十有八九，岂可混为一途？（《外科心法·卷三》）

◆ **胸痛**

一男子素弱，胸患痛，饮食少而倦，以六君子汤加芍、归、黄芪。脓成，针之，更以托里药而愈。（《外科发挥·卷一》）

一男子胸患痛，焮痛烦躁，发热作渴，脉数而实。时季冬，余谓：此热毒内畜也，须舍时从证。欲治以内疏黄连汤，彼以时当隆冬，乃杂用败毒药，愈炽。仍求治，投前汤二剂，后去二次，诸证悉退。以金银花散加连翘、山栀四剂，出水而消。大抵证有主末，治有权宜，治其主则末病自退，用其权则不拘于时，泥于守常，必致病势危甚，况杂用攻剂，动损各经。故丹溪云：凡疮发于一经，只当求责本经，不可干扰余经。罗谦甫云：守常者众人之见，知变者智者之事。知常而不知变，细事因而取败者多矣。（《外科发挥·卷一》）

一男子胸患痛，肿高焮痛，脉浮而紧。以内托复煎散二剂，表证悉减。以托里消毒散，四剂而消。（《外科发挥·卷一》）

一少妇，胸膺间溃一窍，脓血与口中所咳相应而出。以参、芪、当归，加退热排脓等药而愈。（此因肺痿所致）（《外科心

法·卷二》）

◆ **腹痛**

给事钱南，患腹痛已成，余用托里之药，渐起发。彼惑于众论，用行气破血，以图内消，形体甚倦，饮食益少，患处顿陷，色黯坚硬，按之不痛。余用大补之剂，色赤肿起，脓熟针之，再用托里，肿硬渐消而愈。（《外科枢要·卷一》）

刘贵腹患痈，焮痛，烦躁作呕，脉实。河间云：疮疡者火之属，须分内外，以治其本。若脉沉实者，先当疏其内，以绝其源。又云：呕哕心烦，脉沉而实，肿硬木闷，或皮肉不变，邪气在内，宜用内疏黄连汤治之。然作呕脉实，毒在内也。遂以前汤，通利二三行，诸证悉去。更以连翘消毒散而愈。（《外科心法·卷三》）

上舍周一元腹患痈，三月不愈，脓水清稀，朝寒暮热。服四物、黄柏、知母之类，食少作泻，痰涎上涌。服二陈、枳壳之类，痰涎愈甚，胸膈痞闷。谓余曰：何也？余曰：朝寒暮热，气血虚也；食少作泻，脾肾虚也；痰涌胸痞，脾肺虚也。悉因真气虚，而邪气实也。当先壮其胃气，使诸脏有所禀，而邪自退矣。遂用六君加黄芪、当归，数剂诸症渐退。又用十全大补汤，肌肉渐敛。更用补中益气汤，调理而痊。（《外科枢要·卷二》）

一男子，年逾三十，腹患痛肿，脉数喜冷。齐氏云：疮疡肿起坚硬，疮疽之实也。河间云：肿硬木闷，烦躁饮冷，邪气在内也。遂用清凉饮，倍用大黄，三剂稍缓。次以四物汤加芩、连、山栀、木通，四剂而遂溃。更以十宣散去参、芪、肉桂，加金银花、天花粉，渐愈。彼欲速效，自服温补药，遂致肚腹俱肿，小便不利。仍以清凉饮治之，脓溃数碗，再以托里药治之而愈。东垣云：疮疽之发，其受之有内外之别，治之有寒温之异。受之外

15

者，法当托里以温剂，反用寒药，则是皮毛始受之邪引入骨髓。受之内者，法当疏利以寒剂，反用温剂托里，则是骨髓之病上彻皮毛。表里通溃，共为一疮，助邪为毒，苦楚百倍，轻则几殆，重则死矣。（《外科心法·卷三》）

一男子素好酒色，小腹患毒，脉弱微痛，欲求内消。予谓当助胃壮气，兼行经活血药佐之，可消，不宜用败毒等药。彼欲速效，自用之，病势果盛，疮亦不溃，饮食少思。迨两月余，复请予治。诊其脉愈弱，盗汗不止，聚肿不溃，肌寒肉冷，自汗色脱。此气血俱虚也，故不能发肿成脓。以十全大补汤三十余剂，遂成脓。刺之反加烦躁脉大，此亡阳也。以圣愈汤二剂，仍以前汤，百帖而愈。（《外科心法·卷三》）

一男子腹患痈，肿硬愈闷，烦热便秘，脉数而实。以黄连内疏汤，一剂少愈。以黄连解毒汤，二剂顿退。更以金银花散四剂，出水而消。（《外科发挥·卷一》）

一男子腹内作痛，腹外微肿，或用药汗之，外无形色，脉数无力。此元气亏损，毒不能外起。遂与参、芪、归、术之类，数剂渐发于外，又数剂脓成，而欲针之。惑于人言，用大黄、白芷、穿山甲之类，引脓从便出，以致水泻不止，患处平陷，自汗盗汗，发热作渴不食。仍用前药加半夏、陈皮、姜、桂四剂，形气渐复。又数剂，针去其脓。仍用补剂，喜年幼未婚得痊。（《外科枢要·卷一》）

一女子腹痛患此（指颤振，编者注），手足或急或纵，先用四物加柴胡、山栀、丹皮、钩藤钩以养血清肝火，又用地黄丸以滋肾生肝血而愈。（《保婴撮要·卷十六》）

锦衣掌堂刘廷器，正德辛未仲夏腹患痈，溃而脓清，热渴腹胀，作呕不食。或以为热毒内攻，皆用芩、连、大黄之剂，病愈

甚。余曰：当舍时从症。投以参、芪、姜、附等药，一剂呕止食进，再用托里等剂而疮愈。（《外科枢要·卷二》）

司马李梧山患此（指腹痛，编者注），腹痛而势已成，用活命饮（即仙方活命饮，编者注），一剂痛顿止。用托里消毒散，肿顿起，此脓将成也，用托里散补之，自溃而愈。（《外科枢要·卷二》）

从侄孙年十四而媾姻，乙巳春，年二十四，腹中气痛，用大黄等药二剂，下血甚多，胸腹胀满，痰喘发热。又服破气降火药一剂，汗出如水，手足如冰。余他往适归，诊之，左关洪数，右尺尤甚。乃腹痛也，虽能收敛，至夏必变而成瘵症。用参、芪各一两，归、术各五钱，陈皮、茯苓各三钱，炙草、炮姜各一钱，二剂诸症少退，腹始微赤，按之觉痛。又二剂作痛。又二剂肿痛，脉滑数，针出脓瘀。更用大补汤，精神饮食如故。因遗精，患处色黯，用前药加五味、山茱、山药、骨脂、吴茱等剂，疮痛渐敛，瘵症悉具。其脉非洪大而数即微细如无，惟专服独参汤、人乳汁，少复，良久仍脱。余曰：当备后事，以俟火旺。乃祷鬼神，巫者历言往事如见，更示以方药，皆峻利之剂，且言保其必生。敬信服之，后果殁。经曰：拘于鬼神，不可与言至德。而况又轻信方药于邪妄之人耶！书此以警后患。（《外科枢要·卷二》）

王贵腹痛，溃透腹胁，秽从疮口而出。予谓其决不起，果然。（《外科心法·卷三》）

一男子腹患痈。肿硬不溃，乃阳气虚弱；呕吐少食，乃胃气虚寒。法当温补脾胃。假如肿赤痛甚，烦躁，脉实而呕，为有余，当下之；肿硬不溃，脉弱而呕，为不足，当补之。若痛伤胃气，或感寒邪秽气而呕者，虽肿疡，犹当助胃壮气。彼不信，仍服攻伐药而果殁。（《外科枢要·卷一》）

一男子（腹痛）脓已成，用云母膏，一服下脓升许，更以排脓托里药而愈。后因不守禁忌，以致不救。（《外科发挥·卷四》）

一人腹患痛，脓熟开迟，脉微细。脓出后，疮口微脓，如蟹吐沫，此内溃透膜也。予谓疮疡透膜，十无一生。虽以大补药治之，亦不能救。此可为待脓自出之戒也。（《外科心法·卷六》）

◆ 腿痛

陈挥使年逾五十，冬月腿患痛，脉数烦躁，引冷便秘，肿痛焮甚。此热淫于内也，法当以苦寒之药。投以清凉饮倍加黄芩治之，其势顿退，更以四物汤加黄芩而痊。（《外科心法·卷三》）

地官李北川腿患痛，内外用败毒寒凉，因痛极，刺出瘀脓，方知为痛。疮口开张，肉紫冷陷，外无肿势，此阳气虚寒而不能收敛。用豆豉饼、六君子，加藿香、砂仁、炮姜，饮食进而患处暖。再以十全大补汤，元气复而疮口愈。（《外科枢要·卷一》）

丁兰，年二十余。股内患毒日久，欲求内消，诊其脉滑数，知脓已成。因气血虚不溃，遂刺之，脓出作痛，以八珍汤治之少可。但脓水清稀，更以十全大补汤加炮附子五分，服数剂渐愈。仍服十全大补汤，三十余剂而痊。丹溪云：脓出而反痛者，虚也。河间亦云：有僧股内患肿一块，不痛不溃，治以托药二十余剂，脓成刺之作痛。予谓肿而不溃，溃而反痛，此气血虚甚也，宜峻补之。彼云气无补法，予谓正气不足，不可不补，补之则气化，则庶邪自除。遂以参、芪、归、术、熟地黄治之，两月余而平。大凡疮疡之作，先发为肿，气血郁积，蒸肉为脓，故多痛。脓溃之后，肿退肌宽，痛必渐减。而痛愈盛者，此气血不足也，亦丹溪、河间虚甚之说。（《外科心法·卷三》）

判官张承恩，内股患痛将愈，翻出一肉如菌。余曰：此属肝经风热血燥，当清肝热，养肝血。彼为不然，乃内用降火，外用追蚀，蚀而复翻，翻而复蚀，其肉益大，元气益虚，始信余言。遂内用栀子清肝散，外用藜芦膏而痊。（《外科枢要·卷二》）

一妇人腿痛，久而不愈，疮口紫陷，脓水清稀，予以为虚。彼不信，乃服攻里之剂，虚证蜂起。复求治，令灸以附子饼，服十全大补汤百余帖而愈。凡疮脓清及不敛者，或陷下，皆气血虚极也，最宜大补，否则成败证。若更患他证，尤难治愈。（《外科发挥·卷三》）

一老人腿患痈，脓自溃，忽发昏瞀，脉细而微。此气血虚极也，以大补之剂而苏。（《外科发挥·卷三》）

一男子，患腿痈，脓已成，予针之，出二碗许。饮以托里药一剂，大发热。更以圣愈汤，二剂而止。翌日，恶寒不食，脉细如丝，以人参一两，熟附子三片，姜枣煎，再服而愈。但少食不寐，更与内补黄芪汤而平。（《外科心法·卷三》）

一男子，年逾二十，禀弱，左腿外侧患毒，三月方溃，脓水清稀，肌肉不生。以十全大补汤加牛膝，二十余剂渐愈。更以豆豉饼灸之，月余而痊。（《外科心法·卷四》）

银台郑敬斋，腿患痈，疮口不敛。余考绩到京，请治者皆用十宣散之类，云旬日收敛，至今未应，何也？余诊其脉浮大，按之微细，此因脾气虚弱，遂用补中益气加茯苓、半夏，壮其脾胃，不数日而疮敛矣。（《外科枢要·卷一》）

一儒者患腿痈，深蓄于内，肉色不变，久不穿溃，针出脓瘀五碗许，恶症骈臻，全类中风。此脾胃虚而变症也，用六君子加当归、炮姜及圣愈汤，各四剂而安。（《外科枢要·卷三》）

一男子腿肿，发热畏寒，以补中益气汤治之。彼以为缓，乃服芩、连等药，热愈盛。复请治，予与人参养荣汤，二十余剂而溃。更以参、芪、归、术、炙甘草、肉桂，又月余而敛。夫火之为病，当分虚实。芩、连苦寒，能泻心肺有余之火。若老弱，或饮食劳倦而发者，此为不足，当以甘温之剂治之。未尝有实热而畏寒，虚热而喜寒者，此其验。（《外科心法·卷三》）

一男子患腿痛，兼筋挛痛，脉弦紧，用五积散加黄柏、柴胡、苍术，治之而愈。（《外科发挥·卷三》）

一男子腿患痛，因服克伐，亏损元气，不能成脓。余为托里而溃，大补而敛。但大便结燥，用十全大补汤加麦门、五味而润。月余仍结，惑于人言，乃服润肠丸，而泻不止。余用补中益气，送四神丸，数服而止。（《外科枢要·卷一》）

一男子腿内侧患痛，未作脓而肿痛，以内托黄芪柴胡汤，二剂少愈，又二剂而消。（《外科发挥·卷三》）

一男子腿内患痛，漫肿作痛，四肢厥，咽喉塞，发寒热。诸治不应，乃邪郁经络而然也。用五香连翘汤，一剂诸证少退。又服，大便行二次，诸证悉退而愈。（《外科发挥·卷三》）

一男子腿外侧患痛，漫肿大痛，以内托黄芪酒煎汤，二剂少可。更以托里散数剂，溃之而愈。（《外科发挥·卷三》）

一男子腿痛内溃，针之，脓出四五碗许，恶寒畏食，脉诊如丝。此阳气微也，以四君子汤加炮附子一钱，服之寒少止，又四剂而止。以六君子汤加桂数剂，饮食顿进，乃以十全大补汤及附子饼两月而愈。（《外科发挥·卷三》）

◆ **臀痈**

昆庠吴辅之父患此（指臀痈，编者注），内溃肿胀，发热口干，饮食少思。此脾胃虚弱也，先用六君加芎、归、芪，数剂而溃。又用十全大补汤，倍加参、芪，五十余剂而愈。（《外科枢

20

要·卷三》）

南濠沈克章子，年三十，脉如屋漏雀啄，（臀）肿硬色赤，脓水清稀，误服败毒之药。余曰：此足三阴亏损而药复伤也。余用六君加归、芪、附子一钱，二剂肿溃色赤。又减附子，数剂元气复而疮愈。（《外科枢要·卷三》）

儒者杨启元，左臀患此，敷贴凉药，肿彻内股。服连翘消毒散，左体皆痛。余以为足三阴亏损，用补中益气汤以补脾肺，用六味丸加五味以补肝肾，股内消而臀间溃，又用十全大补汤而疮口敛。（《外科枢要·卷三》）

沈侍御文灿，患臀肿痛，小便不利。彼谓关格症，以艾蒸脐，大便亦不利。以降火分利之药治，不应。予诊其脉数，脓成，此痛患也。遂针之，出脓数碗许，大便即利。五日阴囊肿胀，小便不行，仍针之，尿脓大泄，气息奄奄，脉细，汗不止，溃处愈张。复用大剂参、芪、归、术之药犹缓。俾服独参汤至二斤，气稍复。又服独参膏至十余斤，兼以托里药，两月余而平。大抵疮疡脓血之泄，先补血气为主，虽有他病，当从末治。（《外科心法·卷三》）

巡抚陈和峰，脾胃不健，常服消导之剂，左腿股及臀患肿。余曰：此脾气虚而下注，非疮毒也。当用补中益气，倍加白术。彼惑于众论，云白术能溃脓，乃专以散肿消毒为主，而肿益甚，体益倦。余用白术一味，煎饮而消。（《外科枢要·卷三》）

一男子（患臀痈）溃而脓清不敛，以豆豉饼灸之，更饮十全大补汤，两月余而痊。凡疮不作脓，或不溃，或溃而不敛，皆气血之虚也。若脓清稀，尤其虚甚也。（《外科发挥·卷三》）

一男子（患臀痈）硬痛发热，此膀胱气虚，而湿热壅滞。用内托羌活汤二剂，热痛悉退。后用托里消毒散而溃，又用托里散

四十余剂而敛。(《外科枢要·卷三》)

　　一男子，臀痈腐溃，肌肉不生，用药敷之，四沿反硬。予诊之，脉涩而弱。此气血虚不能营于患处，故敷凉药反硬，乃气血受寒凝结，而非毒也，用大补药愈矣。大抵疮之起发溃敛，皆气血使然。各人元气虚实不同，有不能发出而死者，有发出不能成脓而死者，有成脓不能腐溃而死者，有腐溃不能收敛而死者。敷贴之法，但可应酬轻小之证耳。若血气已竭，其患必死，不但数贴不效，且气血喜温而恶寒，腠理喜通而恶塞，气血因而愈滞，肿患因而愈盛，邪气因而愈深，腐溃因而愈大。怯弱之人，取败多矣。况疮疡乃七情相火，或食膏粱，或饵金石，以伤阴血，阳盛阴虚，受病于内而发于外。若不别气分血分，阴阳虚实，腐溃浅深，服药尚不能以保生，可敷贴而已乎？(《外科心法·卷三》)

　　一男子(臀)漫肿，而色不变，脉滑数而无力，脓将成矣。余用托里而欲针，彼畏针而欲内消，误用攻伐之药，顿加恶寒发热自汗等症。余用十全大补汤数剂，肿起色赤，仍外针内补而愈。(《外科枢要·卷三》)

　　一男子臀痈，不作脓，饮食少思。先用六君子汤加芎、归、黄芪，饮食渐进。更以托里消毒散，脓溃而愈。(《外科发挥·卷三》)

　　一男子臀痈，脓水不止，肌肉渐瘦，饮食少思，胃脉微弦。以六君子汤加藿香、当归数剂，饮食遂进。饮以十全大补汤及豆豉饼灸之，两月余而敛。(《外科发挥·卷三》)

　　一男子臀痈，肿硬痛甚，隔蒜灸之，更服仙方活命饮二剂痛止，更以托里消毒散脓溃而瘥。(《外科发挥·卷三》)

　　一男子臀痈，肿硬作痛，尺脉浮紧，按之无力。以内托羌活汤，一剂痛止。以金银花散，四剂脓溃而愈。(《外科发挥·卷

三》)

一儒者臀患痈，肿焮痛甚，用活命饮，隔蒜灸而消。后因饮食劳倦，肿痛发热，恶寒头疼，用补中益气汤，频用葱熨法，两月余而消。(《外科枢要·卷一》)

一弱人臀痈，脓成不溃，以十全大补汤数剂始托起，乃针之，又二十余剂而愈。夫臀居僻位，气血罕到，老弱人患之，尤宜补其气血，庶可保痊。(《外科发挥·卷三》)

一小儿十五岁……毕姻后，臀间患疽，漫肿坚硬，肉色不变，手足时冷，脉浮大，按之微细，两尺为甚，先用八味丸料四剂，用十全大补汤，患处色正而消。(《保婴撮要·卷十三》)

一小儿十五岁，（臀痈）久不愈，发热体瘦，面白嗳气，恪服消食清热等药。余谓心火虚而脾气弱也，先用八味丸为主，佐以六君子汤、补中益气汤，寻愈。(《保婴撮要·卷十三》)

一男子臀肿一块，微痛，脉弦紧，以疮科流气饮，四剂而消。(《外科发挥·卷五》)

一放出宫人，年四十余，臀腿内股作痛，晡热口干，月经不调，此系肝经血少，不能养经络而然也，宜用加味逍遥散加泽兰叶，五十余剂，诸症稍缓。又以归脾汤，兼服二百余剂而痊。(《校注妇人良方·卷一》)

◆ 附骨痈

广东王上舍，患附骨痈，畏针不开，臀膝通溃，脉数发渴，烦躁时嗽，饮食少思。齐氏曰：疮疡烦躁，时嗽腹痛，渴甚，或泻利无度，或小便如淋，此恶证也。脓出之后，若脉洪数难治，微涩迟缓易治。遂刺之，脓出四五碗许。即服大剂参、芪、归、术，翌日脉稍敛。更以八珍汤加五味、麦门、肉桂、白蔹三十余

23

剂，脉缓脓稠，三月而愈。(《外科心法·卷四》)

山西曹主簿，年逾四十，夏间患附骨痈，予以火针刺去瘀血，更服托里药而愈。至秋忽不饮食，痰气壅盛，劳则口舌生疮，服寒药腹痛，彼疑为疮毒。诊之脾肾脉轻，诊似大，按之无力。此真气不足，虚火炎上故也，遂投以八味丸治之。彼谓不然，自服二陈、四物，几殆。复请予，仍以前丸治之而愈。有脾土虚不能克制肾水，多吐痰而不咳者，尤当用此丸也。(《外科心法·卷三》)

一男子，患贴骨痈，腿细短软，疮口不合，俱饮十全大补汤，外用附子饼，及贴补药膏，调护得宜，百贴而愈。大凡不足之症，宜大补之剂兼灸，以补接阳气，祛散寒邪为上。(《外科心法·卷四》)

一妇人患附骨痈，久而不敛，致腿细短软，脉来迟缓，以十全大补汤加牛膝、杜仲，及附子饼灸之，两月余而愈。凡脓溃之后，脉涩迟缓者易愈，以其有胃气故也。脉来细而沉时直者，里虚而欲变证也。若烦痛尚未痊也，洪滑粗散者，难疗，以其正气虚而邪气实也。(《外科发挥·卷一》)

◆ 部位不详之痈

一男子患痈，溃而作痛，脉软而涩。余谓气血虚，欲补之。彼不信，乃服攻伐之剂，反发寒热，始信之，仍投大补药而痊。(《外科发挥·卷一》)

一男子患痈，脓成不溃，投以补剂而溃，更以健脾药而愈。丹溪云：气血壮实，脓自涌出。信夫！(《外科发挥·卷一》)

一男子患痈，肿硬疼痛，发热烦躁，饮冷，脉沉实，大便秘，乃邪在脏也。用内疏黄连汤疏通之，以绝其源。先投一剂，便行

一次，势退一二。再进一剂，诸证悉退。乃用黄连消毒散，四剂而消。(《外科发挥·卷一》)

浙江俞上舍，年五十，患痈将痊，大便闭涩。服芩、连等药，反废饮食。予用益气血之剂加桃仁、麻仁，亦未效。更以猪胆汁一碗纳谷道，始效。更以养血气药而平。《原病式》云：诸涩枯涸，皆属于燥。燥者，火之气。病后血衰，故大便闭涩，宜以辛甘之药润之，加用寒苦之药，则胃气伐矣。若老弱，或产后而便难者，皆气血虚也，胆汁最效。寻常上部枯燥者，以酒调服亦佳。(《外科心法·卷四》)

◆ 鬓疽

侍御朱南皋，患前症（指鬓疽，编者注），肿痛发热，日晡尤甚。此肝胆二经血虚火燥也，用四物汤加玄参、柴胡、桔梗、炙草治之而愈。又因劳役，发热畏寒，作渴自汗，用补中益气汤去柴、升，加五味、麦门、炮姜而瘥。(《外科枢要·卷二》)

维扬俞黄门，年逾三十，冬月鬓患毒，肿焮烦躁，便秘脉实。此胆经风热壅上而然也。马氏云：疮疡之证，热壅而不利者，大黄汤下之。遂以一剂，便通疮退。更以荆防败毒散二剂，再以十宣散去桂加天花粉、金银花，数剂而愈。(《外科心法·卷三》)

一老人（鬓疽）肿痛发热，脓清作渴，脉软而涩，此血气俱虚也。欲补之，彼见作渴发热，乃服降火之剂，果作呕少食。复求治，投六君子汤，四剂呕止食进，仍用补药月余而愈。(《外科发挥·卷三》)

一男子（鬓疽）肿焮痛甚，发寒热，服十宣散愈炽。诊之脉数而实，此表里俱有邪也。以荆防败毒散加芩、连、大黄，二剂少愈。更以荆防败毒散，四剂而消。(《外科发挥·卷三》)

一男子患此（指鬓疽，编者注），焮肿作痛发热，以小柴胡汤加连翘、金银花、桔梗，四剂而消。（《外科发挥·卷三》）

一男子（鬓疽）脓清不敛，以托里散加五味子、麦门冬而敛。（《外科发挥·卷三》）

一男子（鬓疽）脓熟不溃，胀痛，针之而止，更以托里消毒散而愈。就疮脓熟不溃，属气血虚也，若不托里，必致难瘥。（《外科发挥·卷三》）

一男子因怒后，发际肿痛，发热，以小柴胡汤加连翘、金银花、天花粉、桔梗，四剂根畔俱消，惟疮头作痛。以仙方活命饮，二剂痛止脓成，针之。更以托里消毒药而愈。（《外科发挥·卷三》）

一男子（鬓疽）肿痛，寒热拘急，脉浮数。以荆防败毒散，二剂表证悉退。更以托里消毒散，溃之而安。（《外科发挥·卷三》）

一男子（鬓疽）作脓焮痛，发呕少食，以仙方活命饮一剂而止，以六君子汤加当归、桔梗、皂角刺，溃而愈。（《外科发挥·卷三》）

赵宜人，年逾七十，患鬓疽已溃，焮肿痛甚，喜冷，脉实，大便秘涩。东垣云：烦躁饮冷，身热脉大，精神昏闷者，皆脏腑之实也。遂以清凉饮，一剂肿痛悉退。更以托里消毒药，三十余剂而平。若谓年高溃后，投以补剂，实实之祸不免矣。（《外科心法·卷三》）

州守胡廷器年七十，患前症（指鬓疽，编者注），肿焮作痛，头目俱胀。此肾水不足，肝胆火盛而血燥也。用六味丸料四剂，疮头出水而愈。（《外科枢要·卷二》）

◆ **脑疽**

一妇人冬患脑疽，肿痛热渴，脉洪数实，余用清热消毒散，溃之而愈。（《口齿类要·舌症》）

一妇人患前症（指脑疽，编者注），口干舌燥，内服清暑，外敷寒凉，色黯不繼，胸中气噎，此因内寒而外假热也。彼疑素有痰火，不欲温补。余以参、芪各五钱，姜、桂各二钱，一剂顿然溃，又用大补药而愈。（《外科枢要·卷二》）

一妇人患之（指脑疽，编者注），不甚痛，不作脓。以托里消毒散，脓成针之，补以托里药而愈。（《外科发挥·卷二》）

一妇人脓熟不溃（指脑疽，编者注），胀痛欲呕，饮食少思，急针之，与托里药而愈。（《外科发挥·卷二》）

一老妇禀实，（脑疽）溃而痛不止，脉实便秘，以清凉饮二剂而止，更以托里消毒药而愈。（《外科发挥·卷二》）

一老人（脑疽）脓清，兼作渴，脉软而涩。予以为气血俱虚，用八珍汤加黄芪、五味子。彼不信，乃服降火之剂，果反作呕少食，始信。服香砂六君子汤，四剂呕止食进，仍投前汤，月余而愈。（《外科发挥·卷二》）

一老人（脑疽）色赤肿痛，脉数而有力。与黄连消毒散，二剂少退。更与清心莲子饮，四剂而消。（《外科发挥·卷二》）

一男子，患脑疽，其头数多，痛不可忍。先服消毒药不应，更以金银花服之，即醉睡觉，而势去六七。再四剂而消。（《外科心法·卷六》）

一男子，患脑疽，势剧脉实，以黄连消毒散治之不应。以金银藤二两，水二钟，煎一钟，入酒半碗服之，势去三四，再服渐退。又加黄柏、知母、瓜蒌、当归、甘草节，数剂而溃止。加黄

27

芪、川芎、白芷、桔梗，数剂而愈。（《外科心法·卷六》）

一男子，患脑疽，已十余日，面目肿闭，头焮如斗，脉洪数，烦躁饮冷。此膀胱湿热所致，以黄连消毒饮二剂，次以槐花酒二碗，顿退。以指按下，肿即复起，此脓已成。于颈额肩颊，各刺一孔，脓并涌出，口目始开。更以托里药加金银花、连翘，三十余剂而愈。（《外科心法·卷六》）

一男子，脑疽发而不腐。余曰：此人血气止能发出，不能腐溃，须大补乃可。（《外科心法·卷三》）

一男子，所患（脑疽）尤甚，亦令服之（指金银花，编者注），肿痛顿退，但不能平，加以黄芪、当归、瓜蒌仁、白芷、甘草节、桔梗，数剂而愈。（《外科心法·卷六》）

一男子患之（指脑疽，编者注），肿痛脉数，以黄连消毒散二剂少退，与仙方活命饮二剂而止，再以当归、川芎、芍药、金银花、黄柏、知母而溃，又以托里药而愈。（《外科发挥·卷二》）

一男子（脑疽）脓将成，微痛兼渴，尺脉大而无力，此阴虚火动之证。彼谓心经热毒，自服清凉降火药，愈炽。复求治，乃以四物汤加黄柏、知母、五味子、麦门冬、黄芪及加减八味丸，渴止疮溃。更以托里药兼前丸而愈。（《外科发挥·卷二》）

一男子素不慎起居饮食，（脑疽）焮赤肿痛，尺脉洪数。以黄连消毒散二剂，湿热顿退，惟肿硬作痛。以仙方活命饮，二剂肿痛悉退，但疮头不消。投十宣去桂，加金银花、藁本、白术、茯苓、陈皮以托里排脓。彼欲全消，自制黄连消毒散二服，反肿硬不作脓，始悟。仍用十宣散加白术、茯苓、陈皮、半夏，肿少退。乃去桂，又四剂而脓成，肿势亦退。继以八珍散加黄芪、五味、麦门冬，月余脓溃而愈。夫苦寒之药，虽治阳证，尤当分表里虚实，次第时宜，岂可始末悉用之？然焮肿赤痛，尺脉数，按之则濡，乃膀胱湿热壅盛也，故用黄连消毒散以解毒除湿。顾肿硬作痛，乃气血凝滞不行而作也，遂用仙方活命饮，以散结消毒破血。其疮头不消，盖因热毒薰蒸，气血凝滞而然也，宜用甘温之剂补益阳气，托里以腐溃之。况此证元属督脉，经阴虚火盛而出，若不审其因，专用寒苦之剂，使胃寒气弱，何以腐化收敛，几何不至于败耶？凡疮之易消散、易腐溃、易收敛，皆气血壮盛故也。（《外科发挥·卷二》）

　　一男子头项俱肿，虽大溃，肿痛益甚，兼作泻，烦躁不睡，饮食少思，其势可畏。诊其脉，毒尚在。与仙方活命饮二剂，肿痛退半，与二神丸及六君子汤加五味子、麦门冬、酸枣仁四剂，诸证少退，饮食少进，睡亦少得。及与参苓白术散数服，饮食顿进。又与十全大补汤加金银花、白芷、桔梗，月余而缓。（《外科发挥·卷二》）

　　一男子（脑疽）未溃，兼作渴，尺脉大而无力。以四物汤加黄柏、知母、麦门冬、黄芪，四剂而渴减。又与加减八味丸，渴止疮溃。更用托里药兼前丸而愈。（《外科发挥·卷二》）

　　一男子（脑疽）焮肿疼痛，发热饮冷，脉洪数。与凉膈散二剂而止，以金银花散四剂而溃，更以托里药而愈。（《外科发挥·卷二》）

　　一男子（脑疽）肿痛脉数，以荆防败毒散，二剂而痛止，更以托里消毒药而消。（《外科发挥·卷二》）

　　一男子（脑疽）肿硬，不作脓，惟疮头出水，痛甚。以仙方活命饮二剂，痛止而脓成，针之。更以托里药而愈。常治脓清补而不应，及不痛或木闷坚硬者，俱不治。（《外科发挥·卷二》）

　　举人潘先甫，年逾四十，患脑疽肿焮，诊其脉沉静。予谓此阳证阴脉，断不起，已而果然。盖疮疽之证，虽属心火，尤当分表里虚实。果元气充实，内有实火者，寒剂或可责效。若寒凉过度，使胃寒脾弱，阳证变阴，或结而不溃，或溃而不敛，阴阳乖戾，水火交争，死无日矣！（《外科心法·卷四》）

叶司训脑患疽，亦作渴，脉虽洪，按之无力。以此药（指加减八味丸，编者注）治之。不信，自用滋阴等药，愈甚，七恶并至而殁。《精要》云：患疽之人，虽云有热，皆因虚而得之。愈后发渴，及先渴而后疽，非加减八味丸不能治。（《外科心法·卷四》）

一男子患脑疽，肿高作痛，肿处敷药，痛虽止而色变黯，肿处作痛，仍敷之，肉色亦黯，喉内作痛。不悟此为凉药所误，反尽颈敷之，其颈皆溃而死。（《外科心法·卷三》）

一人患脑疽，愈后发渴，固不服前丸，脚背患疽而死。（《外科心法·卷五》）

◆ 肩疽

一上舍，肩患疽，脉数。以槐花酒，一服势顿退。再与金银花、黄芪、甘草，十余服而平。槐花治湿热之功，最为神速。若胃寒之人，不可过剂。（《外科心法·卷六》）

一妇人肩下患毒，脉弦紧，以白芷升麻汤二剂，表证已退，更以托里药溃之而愈。（《外科发挥·卷一》）

一男子肩患毒，焮痛饮冷，烦躁便秘，脉数而实。以清凉饮二剂少愈，以金银花散四剂悉退，又以十宣散去桂，加天花粉、金银花数剂，疮头溃而痊。（《外科发挥·卷一》）

一男子肩患毒，肿硬作痛，恶证迭见。用白矾末三钱糊丸，以葱头七茎，煎汤调下，肿痛悉退。再服，诸证亦退。更以仙方活命饮二剂，出水而消。此秘方，名千金化毒汤，本矾末葱汤调服，因末难服，故易为丸。一方士治疮疽，不问肿溃，先用此药二三服，后用消毒药，甚效。常治刍荛之人，用此即退，不用托里药亦愈，盖止热毒为患，血气不亏故也。若金石毒药发疽者，尤效，盖矾又能解金石之毒也。一方用矾末五钱，朱砂五分，热酒下，亦效。此药托里固内，止泻解毒排脓，不动脏腑，不伤气血，有益无损。其药易得，其功甚大，偏僻之处，不可不知。此方或虫犬所伤，溶化热涂患处，更以热酒调末服，皆效。(《外科发挥·卷一》)

一男子肩下患疽，已数日，漫肿微痛，头甚多，皆如粟许，色不变，不起发，此气血虚也。诊其脉，果然。先以仙方活命饮二剂，杀其大势。更以托里药而起发，疮头虽溃，但流血水，气血尚虚，不能为脓也。彼欲服太乙锭子，余谓：此药上能攻毒，下能托里。彼不深信，仍服之，至四次，饮食不进，疮色黑陷，吃逆不绝，胃气虚极也，不治。强投温中健脾之剂，不应而死。(《外科发挥·卷一》)

◆ **发背**（背疽）

汪太常太夫人，年逾八十，脑疽已溃，发背继生，头如粟许，脉大无力，此膀胱经湿热所致。夫脉无力，乃血气衰也。遂以托里消毒药，数服稍可。更加参芪之剂，虽起而作渴。此气血虚甚，以人参、黄芪各一两，当归、熟地各五钱，麦门冬、五味子各一钱，数服渴止，而不府能言，气血能告，岂能省悟？病者至死，皆归于命，深可哀也。(《外科心法·卷三》)

陈工部、张兵部患发背，已四五日，疮头虽小，跟畔颇大，俱以隔蒜灸三十余壮，其跟内消，惟疮头作脓，数日而愈。(《外科心法·卷六》)

　　高秋官贞甫，孟秋发背，色黯而硬，不痛不起，脉沉而细，四肢逆冷。急用大艾隔蒜灸三十余壮，不痛。遂用艾如栗大者七壮，著肉灸，始知痛。与六君子汤二剂，每剂入附子二钱，不应。后剂又加肉桂二钱，始应。(《外科心法·卷三》)

　　姑苏黄汝耘，年逾五十，患发背，用生肌药太早，背竟腐溃，更泄泻，脉微缓。予以二神丸，先止实泻，次以大补药治之。用猪蹄汤洗净，以黄芪末填满患处，乃用膏药。喜其初起时，曾用蒜多灸，故毒不内攻，两月而愈。(《外科心法·卷四》)

　　顾浩室，年逾四十，患发背，治以托里药而溃，忽呕而疮痛，胃脉弦紧，彼以为余毒内攻。东垣云：呕吐无时，手足厥冷，脏腑之虚也。丹溪云：溃后发呕不食者，湿气侵于内也。又云：脓出而反痛，此为虚也。今胃脉弦紧，木乘土位，其虚明矣。予欲以六君子汤，用酒炒芍药、砂仁、藿香治之。彼自服护心散，呕益甚。复邀治，仍用前药，更以补气血药，两月而愈。大抵湿气内侵，或感秽气而作呕者，必喜温而脉弱，热毒内攻而作呕者，必喜凉而脉数，必须辨认明白。亦有大便不实，或腹作痛，或膨胀，或呕吐，或吞酸嗳腐，此肠胃虚寒也，以理中汤治之。如不应，加熟附子二三片。有侵晨作泻者，名曰肾泻，以二神丸治之。有食少渐瘦者，为脾肾虚也，尤宜服二神丸，是又治梦遗、生肌肉之要药也。予尝饮食少思，吞酸嗳腐，诸药不应，唯服理中汤及附子理中丸有效。盖此症皆因中气虚寒，不能运化郁滞所致。故用温补之剂，中气温和，自无此证矣。(《外科心法·卷三》)

　　刘太尹，发背六七日，满背肿痛热，甚危。与隔蒜灸百壮，饮槐花酒二碗，即睡觉。以托里消毒药，十去五六。令将桑枝灸患处而溃，数日而愈。大抵肿毒，非用蒜灸、槐花酒先去其势，虽用托里诸药，其效未必甚速。(《外科心法·卷六》)

刘太宰紫严太夫人，发背，元气不足，用托里药而起。(《外科心法·卷三》)

留都郑中翰，仲夏患发背，已半月，疮头十余枚，皆如粟许，漫肿坚硬，根如大盘，背重如负石。即隔蒜灸五十余壮，其背顿轻。彼因轻愈，不守禁忌，三日后大作，疮不起发，喜得作痛。用活命饮四剂，势少退。用香砂六君子汤四剂，饮食少进。彼恃知医，自用败毒药二剂，饮食益少，口流涎沫，若不自知。此脾虚之甚也，每用托里药，内参、芪各三钱，彼密自拣去大半。后虽用大补药加姜、桂亦不应，遂令其子以参、芪各一斤，归、术各半斤，干姜、桂、附各一两，煎膏一罐，三日饮尽，涎顿止，腐顿溃，食顿进。再用托里健脾药，腐肉自脱而愈。(《外科心法·卷三》)

南都聘士叶公玉表兄聂姓者，患发背，时六月，腐肉已去，疮口尺许，色亦不焮，发热不食，欲呕不呕。服十宣散等药，自为不起。叶请余决之。其脉轻诊则浮而数，重诊则弱而涩，此溃后之正脉。然疮口开张，血气虚也；欲呕而不呕，脾胃虚也；色赤焮肿，虚火之象也。尚可治。遂与十全大补汤，加酒炒黄柏、知母、五味、麦门，及饮童便，饮食顿进，肌肉顿生。服至八剂，疮口收如粟许。又惑于人言，又服消毒药二剂，以为消余毒，反发热昏愦。急进前药，又二十余剂乃愈。(《外科心法·卷三》)

平氏室，患发背，以托里消毒药，二十余剂而溃。因怒顿吐血五六碗许，气弱脉细。此气血虚极也，遂令服独参膏斤许，稍缓。更以参、芪、归、术、陈皮、炙甘草三十余剂，疮口渐合。设投以犀角地黄汤沉寒之药，鲜有不误。(《外科心法·卷三》)

上舍蔡东之患此（指发背，编者注），余用托里之药而溃，疮口尚未全敛，时值仲冬，兼咳嗽。余曰：疮口未敛，脾气虚也；

33

咳嗽不止，肺气虚也。法当补其母。一日与其同宴，见忌羊肉。余曰：补可以去弱，人参、羊肉之类是也，是宜食之。遂每日不撤，旬余而疮敛，嗽亦顿愈矣。(《外科枢要·卷二》)

上舍张克恭患此（指发背，编者注），内服外敷皆寒凉败毒，遍身作痛，欲呕少食，晡热内热，恶寒畏寒。余曰：遍身作痛，荣卫虚而不能营于肉里也；欲呕少食，脾胃虚寒而不能消化饮食也；内热晡热，阴血内虚而阳气陷于阴分也；恶寒畏寒，阳气虚弱而不能卫于肌肤也。此皆由脾胃之气不足所致。遂用补中益气汤，诸症渐退。更以十全大补汤，腐肉渐溃。又用六君子汤加芎、归，肌肉顿生而愈。(《外科枢要·卷二》)

舍亲居宾鸥，仲夏患发背，黯肿尺余，皆有小头，如铺黍状四日矣。此真气虚而邪气实，遂隔蒜灸，服活命饮一二剂，其邪顿退。乃纯补其真，又将生脉散以代茶饮，疮邪大退。余因他往三日，复视之，饮食不入，中央肉死，大便秘结，小便赤浊。余曰：中央肉死，毒气盛而脾气虚也；大便不通，肠虚而不能传送；小便赤浊，脾虚而火下陷。治亦难矣。彼始云：莫非间断补药之过？余曰：然。乃急用六君子加当归、柴胡、升麻，饮食渐进，大便自通。外用乌金膏，涂中央三寸许，四围红肿渐消，中央黑腐渐去。乃敷当归膏，及地黄丸与前药间服，将百剂而愈。(《外科枢要·卷一》)

石武选廉伯，患发背，内服防风通圣散，外敷凉药，汗出不止，饮食不进，且不寐，疮盈尺，色黯而坚硬，按之不痛，气息奄奄。此阳气已脱，脉息如无。急隔蒜灸时许，背顿轻，四围高不知痛，中央肉六寸许一块已死。服香砂六君子汤一剂，翌日复灸一次，痛处死血得解，令砭去。余归后，又为他医所惑，未砭，其血复凝。又敷辛温活血药，翌日依余言砭之，出黑血二盏许。

彼云：背强顿去。以前药加姜、桂服一钟，即鼾睡。觉来肢体少
健，但饮食仍不思，吞酸仍有，疮仍不痛。彼以为阴毒，乃如此。
余曰：此气血虚极，寒邪淫于内，无阳营于患处，故肌肉死也，
非阴毒。若阳气一回，胃气即省，死肉即溃，可保无虑矣。以前
药二剂，各加姜、桂、附子二钱。服之略进米饮，精神复旧，患
处觉热，脉略有力，此阳气略回矣。是日他医谓疮疡属火证，况
今暑令，乃敷芙蓉根等凉药，即进粥二碗，服消毒药，死肉即溃。
余意芙蓉乃寒凉之药，与脾胃何益？饮食即时而进，消毒乃辛散
之剂，与阳气何补？死肉即时而溃，此盖前桂、附之功至，而脾
胃之气省，故饮食进，阳气旺，死肉腐也。苟虚寒之人，若内无
辛热回阳之药，辄用寒凉攻毒之剂，岂可得而生耶？若以为火令
属阳之证，内有热而施辛温补益之剂，岂不致死，而反生耶？殊
不知此乃舍时从证之治法也。（《外科心法·卷三》）

　　太监刘关，患发背。予奉圣旨往治，肿痛色紫，诊其脉息沉
数。陈良甫云：脉数发热而痛者，发于阳也。且疮疡赤甚则紫，
即火极似水也。询之，尝服透骨丹半载，乃积温成热所致。遂以
内疏黄连汤，再服稍平。更用排脓消毒药及猪蹄汤、太乙膏而愈。
经曰：色与脉当相参应。治之者在明亢害承制之理，阴阳变化之
机焉耳。（《外科心法·卷四》）

　　太仆王的塘，初起因大劳（患发背），又用十宣散之类，加烦
渴内热，脉大无力。此阳气自伤，不能升举，下陷于阴分，而为
内热也。余以补中益气，加酒炒芍药、麦门冬、五味子治之而愈。
（《外科枢要·卷二》）

　　汪夫人发背，用敷药，冷胤胸内欲呕，急令洗去，用托里，
寻愈。（《外科心法·卷三》）

　　王通府患发背十余日，势危脉大。先以槐花酒二服杀其势退，

更以败毒散二剂，再以托里药数剂，渐溃。又用桑柴燃灸患处，每日灸良久，仍以膏药贴之。灸至数次，脓溃腐脱，以托里药加白术、陈皮，月余而愈。（《外科心法·卷六》）

一妇（发背）脓成，胀痛不安，针之，投托里消毒药而即愈。（《外科发挥·卷二》）

一妇人（患发背）半月余，尚不发起，不作脓，痛甚脉弱，隔蒜灸二十余壮而止，更服托里药，渐溃脓清。而瘀肉不腐，以大补药，及桑柴灸之渐腐，取之而寻愈。（《外科发挥·卷二》）

一妇人（患发背）发热烦躁，饮冷，与黄连解毒汤，四剂稍愈，更与托里消毒散始溃，与托里药而敛。（《外科发挥·卷二》）

一妇人（发背）肿痛发热，睡（疑为谵，编者注）语脉大，用清心汤一剂而安，以金银花、甘草、天花粉、当归、瓜蒌、黄芪，数剂渐溃，更以托里药而愈。（《外科发挥·卷二》）

一妇素弱，（发背）未成脓，大痛发热，予谓须隔蒜灸以拔其毒，令自消。皆不从，俱致不救。常治不问日期阴阳，肿痛或不痛，或痛甚，但不溃者，即与灸之，随手取效。（《外科发挥·卷二》）

一男子患发背，焮痛如灼，以隔蒜灸三十余壮，肿痛悉退，更以托里消毒药而愈。（《外科心法·卷六》）

一男子，渴后背发疽未溃，脉数无力。此阴虚火动，用加减八味丸，咬咀，二剂稍缓。次用丸剂而愈。（《外科心法·卷四》）

一男子，年四十余岁，发背未溃即作渴，脉数，肿高色紫，面赤，小便如膏。予以加减八味丸料，加酒炒知母、黄柏为丸，每日空心并食前以童便送下百丸。用八珍汤加五味子、麦门冬、黄芪、酒炒知母、赤小豆，食远煎服。逐日又以童便代茶饮之，渴止疮溃而愈。吾治得生者，此人耳。（《外科心法·卷三》）

一男子毒势炽甚，痛不可忍，诸药不应，以仙方活命饮二剂，诸证悉退，又二剂而溃，以金银花散六剂而愈。（《外科发挥·卷二》）

一男子腐肉渐脱，而脓微清，饮食无味，以十宣散去白芷、防风，加茯苓、白术、陈皮，月余而敛。（《外科发挥·卷二》）

一男子患此（指发背，编者注）痛甚，服消毒药愈炽。余为隔蒜灸之而止。与仙方活命饮，二剂顿退。更与托里药，溃之而愈。（《外科发挥·卷二》）

一男子患发背肿硬，烦渴便秘，脉沉实作呕。以内疏黄连汤，二剂愈。以金银花散四剂，并隔蒜灸而消。（《外科发挥·卷五》）

一男子将愈，但肌肉生迟，诊之脾胃俱虚，以六君子汤加芍、归、五味子、黄芪治之而愈。（《外科发挥·卷二》）

一男子（发背）溃而瘀肉不腐，予欲取之，更以峻补。（《外科发挥·卷二》）

一男子年逾五十，患（发背）已五日，焮肿大痛，赤晕尺余，重如负石，势炽甚。当峻攻，察其脉又不宜，遂先砭赤处，出黑血碗许，肿痛顿退，背重顿去。更敷神功散，乃服仙方活命饮二剂，疮口及砭处出血水而消。大抵疮毒势甚，若用攻剂，怯弱之人必损元气，因而变证者众矣。（《外科发挥·卷二》）

一男子年逾五十患此（指发背，编者注），色紫肿痛，外皮将溃，寝食不安，神思甚疲，用桑柴灸患处，出黑血，即鼾睡，觉而诸证如失。服仙方活命饮二剂，又灸一次，脓血皆出。更进二剂，肿痛大退。又服托里消毒散，数剂而敛。夫疮势炽甚，宜用峻剂攻之，但年老气血衰弱，况又发在肌表，若专于攻毒，则胃气先损，反致误事。（《外科发挥·卷二》）

一男子（发背）焮肿作痛，脉浮数。与内托复煎散，二剂少退。与仙方活命饮，四剂痛止而溃。再与托里药而愈。(《外科发挥·卷二》)

一男子（发背）已四日，疮头如黍，焮痛背重，脉沉实。与黄连内疏汤，二剂少退。更与仙方活命饮，二剂而消。(《外科发挥·卷二》)

一男子（发背）已愈，惟一口不敛，诊之脉浮而涩，以十全大补汤治之而愈。(《外科发挥·卷二》)

一人患发背疮，头甚多，肿硬色紫，不甚痛，不腐溃，以艾铺患处灸之，又以大补药，数日死肉脱去而愈。(《外科心法·卷六》)

一儒者背疮将愈，发热烦躁，自用降火之剂，项强口噤，自汗恶寒。此汗多内亡津血，筋无所荣也。用补气血之剂及地黄丸而愈。(《外科枢要·卷三》)

一园丁，患发背甚危。令取金银藤五六两，捣烂入热酒一钟，绞取汁，酒温服，渣罨患处，四五服而平。彼用此药治疮，足以养身成家，遂弃园业。诸书云：金银花治疮疡，未成者即散，已成者即溃，有回生之功。(《外科心法·卷六》)

张锦衣，年逾四十，患发背，心脉洪数，势危剧。经云：心脉洪数，乃心火炽甚。诸痛痒疮疡，皆属心火。心主血，心气滞则血不行，故生痈也。骑竹马灸穴，是心脉所由之地，急灸之以泻心火，隔蒜灸以拔其毒，再以托里消毒，果愈。(《外科心法·卷三》)

张侍御，发背专用敷药，疮黯不起，胸膈痞闷，气不能呼吸，自分不治。余用托里辛温药而愈。(《外科心法·卷三》)

都宪周弘冈，背患疽，肿而不溃，脉大而浮。此阳气虚弱，而邪气壅滞也。用托里散，倍用参、芪，反内热作渴，脉洪大鼓指。此虚火也，用前散，急加肉桂，脉证顿退，仍用托里而愈。若以为热毒，而用寒药，则误矣。（《外科枢要·卷二》）

封君袁怀雪，背疽发热作渴，脉数无力。用四物加黄柏、知母、玄参、山栀、连翘、五味、麦门、银花，背疽渐退。又加白芷、参、芪，腐肉尽溃。因停药且劳，热渴仍作，乃以参、芪、归、芷、炙草、山药、山茱、茯苓、泽泻、肉桂而愈，又以六味丸及十全大补而敛。（《外科枢要·卷一》）

进士张德泓背疽，微肿微赤，饮食少思。余用六君等药，脓成而溃。再用大补阳气之类，肉生而敛。忽寒热作呕，患处作肿，候其脉，浮大鼓指，按之若无，形气殊倦。余谓之曰：此胃气虚惫，非疮毒也。彼云：果因侵晨登厕，闻秽气始作。信夫！先生胃虚之说也。用托补而敛。（《外科枢要·卷一》）

昆庠王子大，背患疽，年余疮口少许不敛，色黯陷下，面色痿黄，形气怯弱，脉浮缓而涩。此脾肺气虚也，用十全大补汤加附子少许，数剂而元气渐复。却去附子，又三十余剂全愈，而领乡荐。（《外科枢要·卷一》）

内翰杨皋湖，孟夏患背疽，服克伐之剂，二旬余矣，漫肿坚硬，重如负石。隔蒜灸五十余壮，背遂轻。以六君加砂仁二剂，涎沫涌出，饮食愈少。此脾虚阳气脱陷，剂用温补，反呕不食。仍用前药，作大剂，加附子、姜、桂，又不应。遂以参、芪各一斤，归、术、陈皮各半斤，附子一两，煎服三日而尽，流涎顿止，腐肉顿溃，饮食顿进。再用姜、桂等药托里健脾，腐脱而疮愈矣。（《外科枢要·卷一》）

儒者周雨峰，怀抱久郁，背脊患疽，肝脉弦洪，脾脉浮大，按之微细。以补中益气汤加桔梗、贝母，少用金银花、白芷，二剂肝脉顿退，脾脉顿复。乃以活命饮二剂，脓溃肿消，肝脉仍弦。此毒虽去，而胃气复伤，仍用补中益气汤加茯苓、半夏而愈。（《外科枢要·卷二》）

太守朱阳山，患背疽，漫肿色黯，微痛作渴，疮头数十，左尺洪数，按之无力。此肾虚之症，先用活命饮二剂以杀其毒，午前以参、芪、归、术之类壮气血，午后以加减八味丸料固肾气。喜其未用败毒之药，元气未损，故数日脓出肉腐而愈。（《外科枢要·卷一》）

太守朱阳山之内……癸卯夏，患背疽，症属虚寒，用大温补之药而愈。（《内科摘要·卷上》）

吴庠史邦直之内，仲夏患背疽，死肉不溃，发热痛甚，作呕少食，口干饮汤，脉洪大，按之如无。此内真寒而外假热，当舍时从症。先用六君加炮姜、肉桂，四剂饮食顿进，诸症顿退。复用十全大补汤仍加姜、桂之类，五十余剂而死肉溃，又五十余剂而新肉生。斯人气血充盛，而疮易起易敛，使医者逆知，预为托里，必无此患。（《外科枢要·卷一》）

一老人，背发疽径尺，已与五香十宣散数十贴，呕逆不睡。素有淋病。急以参芪归术膏，以牛膝汤入竹沥饮之，止淋思食。尽药四斤，脓自涌出而愈。（《外科心法·卷二》）

一男子，背疽不起发，脉浮，按之则涩。此血气俱虚，故不能发，非补剂不愈。（《外科心法·卷三》）

一人发背疽，得内托十宣多矣。见脓，呕逆发热，又用嘉禾散加丁香。时天热，脉洪数有力，此溃疡尤所忌。然形气实，只与参膏、竹沥饮之。尽药十五六斤，竹百余竿而安。后不戒口味，夏月醉坐水池中，经年余，左胁旁生软块，二年后成疽。自见脉证，呕逆如前，仍服参膏等而安，若与十宣，其能然乎？（《外科

心法·卷二》）

一儒者，背肿一块，按之则软，肉色如故，饮食如常，劳则吐痰体倦。此脾气虚而痰滞，用补中益气加茯苓、半夏，少加羌活，外用阴阳散，以姜汁调搽而消。

御医王彭峰之内，年逾四十，背疽不起发，泄泻作呕，食少厥逆，脉息如无。属阳气虚寒，用大补剂加附子、姜、桂，不应。再加附子二剂，泻愈甚。更以大附子、姜、桂各三钱，参、芪、归、术各五钱，作一剂，腹内始热，呕泻乃止，手足渐温，脉息遂复。更用大补而溃，再用托里而敛。十年后，仍患脾胃虚寒殁。（《外科枢要·卷一》）

职坊王的塘，背疽溃后，小便淋漓，或时自遗，作渴引饮，烦热不寐，疮口焮赤，时或如灼，时或便遗。余曰：此肾虚之恶症。用加减八味丸加麦门，数剂而痊。（《外科枢要·卷一》）

一男子背患毒，焮痛饮冷，发热多汗，便秘谵语，以破棺丹二丸而宁。以金银花散四剂，脓成开之。更用托里药而愈。（《外科发挥·卷二》）

王安人，发背正溃时，欲速效，俱敷草药，即日而死。（《外科心法·卷三》）

王德之，患发背，脉浮数，按之则涩，大便五六日不行，腹不加胀。余曰：邪在表不在里，但因气血虚，饮食少，故大便不行，非热结也，宜生气血为主。彼泥积毒在内，用大黄之药下之，遂连泻三四次，更加发热。来日又服一剂，泻遂不止，饮食不化，吃逆不绝，手足背冷。予诊之，脉已脱，辞不治。其子曰：泻之能为害乎？余曰：服利药而利不止者死，不当泻而强泻，令人开肠，洞泄不禁者死，下多亡阴者死。曰：疮疡乃积毒在脏，若不驱逐其毒，何以得解？余曰：疮疡虽积毒在脏腑，治法先当助胃气，使根本坚固，参以行经活血时宜之药，非专用大黄也。今病在表，而反以峻利之剂，重夺其阴，其可乎哉？故曰：表病里和，而反下之，则中气虚，表邪乘虚而入，由是变证百出。虽云脉浮数，邪在表，属外因，当用内托复煎散，其间黄芩、苍术亦不敢用；脉沉实，邪在内，属内因，当用内疏黄连汤，其中大黄、槟榔亦不敢用。况浮、数、涩，三脉皆主血气俱虚，邪既在表，而反用峻利之剂，重泻其里，诛伐无过，不死何矣。(《外科心法·卷三》)

王太守宜人，患发背，脓熟不开，昏闷不食。此毒入内也，断不治。强之针，脓碗许，稍苏，须臾竟亡。大抵血气壮实，脓自涌出。老弱之人，血气枯槁，必须迎而夺之，顺而取之。若毒结四肢，砭刺少缓，腐溃深大，亦难收敛。痛结于颊、项、胸、腹，紧要之地，不问壮弱，急宜针刺，否则难治。(《外科心法·卷四》)

王序班发背，元气虚弱，用托里药而始起，用大补药而始溃。彼惑他议，敷凉药，致腹内不和，里急后重，去后如痢，大孔作痛。余曰：此里虚，非痢。仍用败毒治痢药而死。凡疮大溃之后，大便后有白脓，或止便白脓，或泻痢，此肠胃气虚也。里急后重，血虚也。若果痢，亦不可用清凉败毒之药。况仲景先生云：治痢不止者，当温之。下痢腹痛，急当救里，可与理中、四逆、附子辈。大孔痛，当温之。东垣先生治痢，无气陷下者，未尝不用温补之药。然疮脓溃既久，血气既弱，不用温补，吾不得而知也。(《外科心法·卷三》)

宪副屠九峰，孟春患此（指发背，编者注），色黯漫肿，作渴便数，尺脉洪数。此肾水干涸，当没于火旺之际。不信，更用苦寒之药，复伤元气，以促其殁。(《外科枢要·卷二》)

　　许序班，患发背十余日，疮头如粟许，肿硬木闷，肉色不变，寒热拘急，脉沉实。此毒在内也，先以黄连内疏汤，次用消毒托里药，其毒始发。奈欲速，急用生肌剂，患处忽若负重，身如火燎，后竟不起。东垣云：毒气未尽，不可用生肌药。纵得平复，必再发。若毒气入腹，十死八九。大抵毒气尽，脾气壮，则肌肉自生，生肌药可弗用矣。（《外科心法·卷四》）

　　一妇人（患发背）发热致痛，专服降火败毒药，溃后尤甚，烦躁时嗽，小便如淋，皆恶证候。辞不治，果死。大抵疮疡之证，五善之中，见一二善证者可治；七恶之内，见一二恶证者难治。若虚中见恶证者不救，实中无恶者自愈。此证虽云属火，未有不由阴虚而致者。故经云：督脉经虚，从脑而出；膀胱经虚，从背而出。岂可专泥于火？（《外科发挥·卷二》）

　　一老妇患之（指发背，编者注），初生三头，皆如粟，肿硬木闷烦躁，至六日，其头甚多，脉大，按之沉细，为隔蒜灸及托里，渐起发，尚不溃。又数剂，内外虽腐，惟筋所隔，脓不得出，致胀痛不安。予谓：须开之。彼不从，后虽自穿，毒已攻深矣，亦殁。（《外科发挥·卷二》）

　　一男子发背，脓始溃，肿未消，已十七日，脉微而静。余曰：脓毒未尽，脉先弱，此元气虚，宜补之，否则后必生变。彼惑于人言，乃服败毒药，腐肉虽溃，疮口不完。忽腹中似痛，后去白垢，肛门里急，复求治。余曰：此里虚然也，非痢非毒，当温补脾胃为善。因诸疡医皆以为毒未尽，仍服败毒药而死。（《外科心法·卷三》）

　　一男子患背疽，肉黑陷下，请治。予谓：经云疽者沮也，热气纯盛，下陷肌肤，筋骨髓枯，内连五脏，故坚如牛领之皮。此精气已竭，安用治？果死。（《外科心法·卷六》）

一男子背疮未痊敛，以膏药剪孔贴之，患破伤风症而殁。此先失于内补，外邪袭其虚耳。余见此症，贴膏药剪孔，欲其通气，而反患破伤风。搽敛药生肌，欲其收口，而反助其余毒，以致殁者多矣，可不慎哉！（《外科枢要·卷三》）

宜兴徐符卿，年逾四十，患发背，五日不起，肉色不变，脉弱少食，大便不实。予以凡疽未溃，脉先弱，难于收敛，用托里消毒散，二剂方起发。彼惑一妪言，贴膏药，服攻毒剂反盛，背如负石。复请予治，遂以隔蒜灸三十余壮。彼云：背不觉重，但痒痛未知。更以托里药，知痛痒，脓清。仍以前药，倍加参、芪，佐以姜、桂，脓稍稠。又为人惑，外用猪腰子，贴抽脓血，内服硝黄剂，遂流血五六碗许，连泻十余行，腹内如冰，饮食不进。不得已，速予诊之，脉进，脱已不可医矣。盖其证属大虚，不足之甚，虽一于温补，犹恐不救，况用攻伐之剂，不死何俟？（《外科心法·卷三》）

又赵太守患此（指发背，编者注），肿坚不泽，疮头如粟，脉洪大，按之则涩。经云：骨髓不枯，脏腑不败者，可治。然肿硬色夭，坚如牛领之皮，脉更涩，此精气已绝矣，不治亦死。（《外科发挥·卷二》）

张宜人，年逾六十，患发背，三日肉色不变，头如粟许，肩背加重，寒热，饮冷，脉洪数。陈良甫云：外如麻，里如瓜。齐氏云：憎寒壮热，所患必深。又云：肉色不变，发于肉也。予以人参败毒散二剂，及隔蒜灸五十余壮，毒始发，背始轻。再用托里药渐溃。顾气血虚甚而作渴，参、芪、当归、熟地等药，渴亦止。彼欲速，自用草药罨患处，毒气复入，遂不救。尝见老弱者患此，疮头不起，或坚如牛领之皮，多不待溃而死。有溃后气血不能培养者亦死。凡疮初溃，毒正发越，宜用膏药吸之，参、芪

等药托之。若反以药遏之，使毒气内攻者，必不救。(《外科心法·卷四》)

郑挥使，年逾五十，患发背，形证俱虚，用托里药而溃。但有腐肉当去，彼惧不肯。延至旬日，则好肉皆败矣，虽投大剂，毒甚竟不救。古人谓坏肉恶于狼虎，毒于蜂螫，缓去之，则戕贼性命。信哉！(《外科心法·卷四》)

郭职方名，背疽溃陷，色紫舌卷。予谓下陷色紫，主阳气脱，舌卷囊缩，肝气绝，遂辞之。经曰：舌卷囊缩，此筋先死，庚日笃，辛日死。果至立秋日而殁。(《外科心法·卷六》)

姜举人，发背十日，正腐溃作渴，喜热汤饮。此中气虚，不能生津液而口干。宜预补之，否则不能收敛。后疮口果不收，犹以毒为未尽，用败毒药。两月疮口不完，清利腹痛，又服清凉之药而死。(《外科心法·卷三》)

京兆柴黼庵仲夏患之（指发背，编者注），色黯微肿，发热烦躁，痰涎自出，小腹阴实，手足逆冷，右关浮涩，两尺微细。余曰：此虚寒之症也。王太仆云：大热而不热，是无火也。决不能起。恳求治之，用大温补之药一剂，流涎虽止，患处不起，终不能救。(《外科枢要·卷二》)

刘大尹，年将五十，陆路赴京，兼丧子，患发背盈尺，中六寸许，不痛，发热口干，恶寒自汗，少食，大便不禁，且气促，脉浮大，按之空虚。余用补中益气汤加半夏、茯苓四剂，又以隔蒜灸之。彼云背重已去，形气少健，但吞酸，前日所进饮食觉仍在腹。又以前药加姜、桂，服二剂，饮食少进，吞酸已止，始得睡，疮且不痛不溃，疑为阴证。余曰：此阳气虚，不能营于患处，故所患肉死而不痛不溃也。若胃气回，饮食进，死肉即溃矣。仍服前药六剂，饮食渐进，患处渐溃，脉有力。余曰：此阳气回矣。

后惑于他医，云必服飞龙夺命丹，出汗为善。遂进一服，汗大出，三日不止。复请治。余曰：汗多亡阳，无能为也。强曰：诸书云汗之则疮已，岂能为患？后果死。东垣先生云：疮疡因风热郁于下，其人多怒，其疮色赤，肿高结硬而痛，左关脉洪缓而弦，是邪客于血脉之上，皮肤之间。故发其汗而通其荣卫，则邪气去矣。（《外科心法·卷三》）

南仪部贺朝卿，升山西少参，别时，余见其唇鼻青黑，且时搔背，问其故。曰：有一小疮耳。余视之，果疽也。此脾胃败坏，为不治之症。余素与善，悲其途次不便殡殓，遂托其僚友张东沙辈强留之。勉与大补，但出紫血，虚极也。或谓毒炽不能为脓，乃服攻毒药一钟，以致呕逆脉脱，果卒于南都。（《外科枢要·卷一》）

王安人发背，待其自破，毒气内攻。（《外科心法·卷三》）

一弱妇（患发背），外皮虽腐，内脓不溃，胀痛烦热不安。予谓宜急开之，脓一出，毒即解，痛即止，诸证自退。待其自溃，不惟疼痛，溃烂愈深。彼不从，待将旬日，脓尚未出，人已痛疲矣，虽针之，终不能收敛，竟至不起。（《外科发挥·卷二》）

一士人，于背臀腿节次生疽，用五香连翘汤、十宣散而愈。后脚弱懒语，肌起白屑，脉洪浮稍鼓。予以极虚处治，作参芪归术膏，以二陈汤化下。尽药一斤半，白屑没大半，呼吸有力。其家嫌缓，自作风病治之而死。（《外科心法·卷二》）

◆ **腰疽**

府庠彭碧溪，患腰疽，服寒凉败毒之药，色黯不痛，疮头如铺黍，背重不能安寝，耳聩目白，面色无神，小便频涩，作渴迷闷，气粗短促，脉浮数，重按如无。余先用滋肾水之药一剂，少顷便利渴止，背即轻爽。乃砭去瘀血，以艾半斤许，明灸患处。外敷乌金膏，内服参、芪、归、术、肉桂等药，至数剂，元气稍复。自疑肉桂辛热，一日不用，手足并冷，大便不禁。仍加肉桂及补骨脂二钱，肉豆蔻一钱，大便如常，其肉渐溃。更用当归膏以生肌肉，八珍汤以补气血而愈。（《外科枢要·卷二》）

傅允承母，年逾七十，腰生一瘰，作痒异常，疑虫虱所毒。诊脉浮数。齐氏云：浮数之脉，而反恶寒，疮疽之谓也。又云：外如麻，里如瓜，疽毒在内。翌日复诊，脉乃弱。予谓未溃而脉先弱，何以收敛？况大便不通，则真气已竭，治之无功。其子固请，不得已，用六君子汤加藿香、神曲，饮食渐进，大便始通。更用峻补之剂，溃而脓清作渴，再用参、芪、当归、熟地黄、麦门冬、五味子而渴止。允承喜曰：吾母可无虞矣。予谓不然，不能收敛，先人之言也。彼疑，遂速他医，果不起。（《外科心法·卷四》）

昆山张举人元忠，孟秋患腰疽，疮头如大豆粒，根大三寸许，微肿略赤，虚证悉具。用桑枝灸患处，服活命饮一剂，肿起色赤，饮食仍少。用香砂六君子汤，四剂食渐进。后用大补药，脓虽成而不溃。于补药内每剂加附子一片，二剂后，脓自涌出，旬日而愈。（《外科心法·卷三》）

一男子腰患毒，脓熟不溃，针之脓大泄，反加烦躁。以圣愈汤四剂而宁，更以人参养荣汤加麦门冬、五味子，两月而愈。此人后患湿气，遂为痛疾。凡疮脓血去多，疮口虽合，尤当补益，务使气血平复，否则更患他证，必难治疗，慎之。（《外科发挥·卷一》）

陆氏女初嫁，患腰痛不肿，脉沉滑，神思倦怠。此为内发，七情之火，饮食之毒所致。以托里药一剂，下瘀脓升许。陈良甫云：疮疽未溃内陷，面青唇黑者不治。果殁。（《外科心法·卷六》）

金宪张碧崖腰患疽，醉而入房，脉洪数，两尺更大，余辞不治。将发舟，其子强留，顷间吐臭血五六碗。余意此肾经虚火而血妄行，血必从齿缝出，将合肉桂等补肾制火之药，各用罐别煎熟听用。血止，拭齿视之，果然。遂合一钟，冷服之，热渴顿止。少顷，温服一钟，脉细欲脱，气息奄奄，得药则脉少复，良久仍脱。其子疑内有脓，欲刺之。余曰：必无。乃以鹅翎管纫内，果如余言。次日脉脱，脚寒至膝，腹内如冰，急用六君加姜、附，腹始温，脓始溃，疮口将完。彼因侍者皆爱妾，又患小便不通，此阴已痿，而思色以降其精，精内败不出而然耳。用加减八味丸料加参、芪、白术一剂，小便虽愈，疮口不敛而殁。（《外科枢要·卷一》）

举人顾东溪久作渴，六月初，腰患疽，不慎起居，疮溃尺余，色黯败臭，小便如淋，唇裂舌刺。七月终请治，左尺洪数，左关浮涩。余谓：先渴而患疽者，乃肾水干涸，虚火上炎，多致不起。然脓水败臭，色黯不痛，疮口张大，乃脾气败而肌肉死也。小便如淋，痰塞喘促，口干舌裂，乃脾肺败而肾水绝也。左尺洪数，肾无所生也。左关浮涩，肺克肝也。况当金旺之际，危殆速矣。二日后果殁。盖此症既发于外，两月方殁者，乃元气虚，不能收敛也。若预为调补，使气血无亏，亦有得生者。（《外科枢要·卷二》）

刘文通室，年愈二十，腰间突肿寸许，肉色不变，微肿不溃，发热脉大。此七情所伤，气血凝滞，涩于隧道而然也。当益气血，开郁结，更以香附饼熨之，使气血充畅，内自消散，不消虽溃亦无虞。不听，乃服十宣、流气之药，气血愈虚，破出清脓，不敛而毙。（《外科心法·卷四》）

◆ 髀疽

郑大理伯兴髀患疽，背左右各一，竟背重如负石，两臂如坠，疮头皆如大豆许，其隐于皮肤如粟者不计其数，疮色黯而不起，已七日，口干作渴。予诊之，脾胃脉甚处。彼云昨日所进粥食，今尚不消，作酸。予意此难治之证，因与素善者筹其治法。以隔蒜灸二十余壮，其背与臂动觉少便。随用六君子汤，加姜汁、炒山栀及吴茱萸，连服数剂，吞酸遂止，饮食多进。但口干，疮仍不起，色亦不赤，亦无脓。复如前法，灸二十余壮，背臂顿便，疮遂发。其时适秋，又投以大补之剂，及生脉散以代茶饮。(《外科心法·卷三》)

滁州于侍御，髀患毒痛甚，服消毒药，其势未减。即以槐花酒一服，势随大退，再以托里消毒之药而愈。(《外科心法·卷六》)

句容曹水部文兆，年逾四十，髀患毒已半月，余头甚多，状如粟许，内痛如刺，饮食不思，怯甚脉歇。至此元气虚，疽蓄于内也，非灸不可，遂灸二十余壮。余以六君子汤，加藿香、当归数剂，疮势渐起，内痛顿去，胃脉渐至，但疮色尚紫，瘀肉不溃。此阳气尚虚也，燃桑柴灸之，以补接阳气，解散其毒。仍以前药，加参、芪、归、桂，色赤脓稠，瘀肉渐腐，取去，两月余而愈。夫邪气沉伏，真气怯弱，不能发起，须灸，灸而兼大补。投以常药，待其自溃，鲜有不误者。(《外科心法·卷三》)

一放出宫女，年逾三十，两胯作痛，肉色不变，大小便中作痛如淋，登厕尤痛。此瘀血渍入隧道为患，乃男女失合之症也，难治。后溃不敛，又患瘰疬而殁。此妇为吾乡汤氏妾，汤为商常在外，可见此妇在内久怀忧郁，及出外又不能如愿，是以致生此疾。愈见瘰疬流注，乃七情气血损伤，不可用攻伐皎然矣。按《精血篇》云：女人天癸既至，逾十年无男子合，则不调。未逾十年，思男子合，亦不调。不调则旧血不出，新血误行，或溃而入骨，或变而为肿，或虽合而难子，合多则沥枯虚人，产乳众则血枯杀人。观其精血，思过半矣。（《女科撮要·卷上》）

◆足疽

一男子脚面发疽，愈而作渴，以前丸治之而愈。夫加减八味丸，治阴处火动之圣药也，有是证者，何以舍此。（《外科发挥·卷五》）

一膏粱之人，两脚发热作渴，左尺脉数而无力。余谓：此足三阴亏损，防患疽。不信，反服清热化痰之药，更加晡热头晕。又服四物、黄柏、知母，日晡热甚，饮食渐少，面部见发疽。余用补中益气、六味地黄丸百余服。而其不信，患疽以致不起者多矣。（《外科枢要·卷三》）

少宗伯顾东江，面黧作渴。余曰：此肾经亏损，当滋化源，以杜后患。彼虽然之，而终不服。次年九月内，左足面患疽，色黯不痛，脚腿沉重。用隔蒜灸三十余壮，足腿即轻，疮出血水，数日而消，疮色仍黯。时公将北行贺万寿。余诊之曰：脾脉衰惫，阳气虚极，不宜远行。公曰：余得梦屡验，向梦群仙待我，此寿征也。至河间释聚仙堂，病笃，叹曰：立斋岂能留我！果卒于此，亦异数也。（《外科枢要·卷三十二》）

一富商禀赋颇厚，素作渴，日饮水数碗，面发一毒，用消毒药，溃而虽愈，尺脉尚数，滑亦不止。时孟秋，予谓：此水涸火旺之脉也，须服加减八味丸，以补肾水，制心火，庶免疽毒之患。彼不信，至夏果脚背发疽，脉数，按之则涩而无力，足竟黑腐而

死。（《外科发挥·卷五》）

贺少参朝仪，背脚患疽，大如豆粒，根畔木闷不肿，肉色如常。余曰：此气虚毒甚之证，虽用补剂，亦不能收敛。先用活命饮二剂，背强少和。又二剂，疽少赤。用大补剂，疮出黑血杯许，继有鲜血，微有清脓。余曰：可见气血虚极矣。他医以为属气血有余之证，密用攻毒药一种，即呕逆，腹内阴冷而死。（《外科心法·卷三》）

少司寇周玉严，背患疽在脚，已四日，疮头如粟，重如负石，坚硬不起。自以为小恙，外敷凉药，内服连翘消毒散。去后四次，形体倦怠，自汗盗汗，口干无寐，请余治。余曰：疮不宜硬，色不宜黯。公曰：初起时赤而软，自用前二药，以致如此。余曰：凡疮外如麻，内如瓜，毒结于内，非小患耳。脉轻诊似数，按之则微，示溃脉先弱，主后难敛。因与乡雅不能辞，遂隔蒜灸二十余壮，乃知痛。又十余壮，背觉少和。服六君子汤加黄芪、藿香、当归、麻黄根、浮麦，二剂渴止，汗少敛，疮色仍黯，坚硬。又服辛温活血之药，疮始起，渴止汗敛，所结死血得散。良久汗复出，口复干。又服数剂，外皮虽溃清脓，尚未溃通于内，脓欲走别处，彼用药围之。余曰：里虚而脓不能溃，于外围药，逼毒入内。至十二日，脉浮按之如无，再用前药二剂，加姜、桂服之，即安寐。又二日，脉忽脱，再于前药加附子七分，服二剂。公曰：背今日始属吾也。形体亦健，颇有生意。因余先日有言，难以收敛，屡更医治，乃杂用清热解毒及敷凉药，遂致里虚，元气下陷，去后如痢，用治痢消毒药而死。（《外科心法·卷三》）

◆ **附骨疽**

南司马王荆山，腿肿作痛，寒热作渴，饮食如常，脉洪数而有力。此足三阳经湿热壅滞，用槟苏败毒散，一剂而寒热止，再剂而肿痛消，更用逍遥散而元气复。两月后因怒，肿痛如锥，赤晕散漫，用活命饮二剂而痛缓，又用八珍汤加柴胡、山栀、丹皮而痛止。复因劳役，倦怠懒食，腿重头晕，此脾胃气虚而不能升举也，用补中益气加蔓荆子而安。（《外科枢要·卷二》）

一儒者左腿微肿，肉色如故，饮食少思，此真气虚而湿邪内袭也。盖诸气皆禀于胃，法当补胃壮气，遂用六君加藿香、木香、当归，数剂饮食渐进。更以十全大补，元气渐复而愈。（《外科枢要·卷二》）

一上舍内痛如锥，肉色如故，面黄懒食，痛甚作呕。此痛伤胃也，用六君子以壮其脾胃，用十全大补以助其脓而针之，更用前汤倍加参、芪、芎、归、麦门、五味、远志、贝母而疮敛。（《外科枢要·卷二》）

山上舍王廷璋，患前症（指附骨疽，编者注），三年未愈，肢体消瘦，饮食难化，手足并冷，大便不通，手足阴冷。余谓此阳气虚寒，用补中益气、八味丸，及灸其患处而痊。（《外科枢要·卷二》）

一男子患附骨疽，肿硬发热，骨痛筋挛，脉数而沉，用当归拈痛汤而愈。（《外科发挥·卷三》）

一儒者患附骨疽，失于调补，疮口不敛，日出清脓少许，已而常出三腐骨，其脉但数而无邪。此气血虚，疮结脓管，而不能愈。纤以乌金膏，日服十全大补汤而愈。（《外科枢要·卷二》）

一男子患此（指附骨疽，编者注）入房，两臂硬肿，二便不通。余谓：肾开窍于二阴，乃肝肾亏损也。用六味丸料加车前、牛膝而二便利，用补中益气而肿硬消，喜其年少得生。（《外科枢要·卷二》）

陈监生，年逾三十，左腿微肿痛，虽日久，肉色如故，不思饮食。东垣云：疮疡之证，肿下而坚者，发于筋骨。此附骨疽，乃真虚，湿气袭于肉里而然。盖诸肿皆察于胃，食少则胃弱，法当助胃壮气。遂以六君子汤加藿香、当归，数剂饮食渐进。更以十全大补汤而愈。（《外科心法·卷三》）

一老人，腿患附骨疽，肿硬，大按方痛，口干脉弱，肿聚不溃，饮食少思。予谓肿下而坚者，发于筋骨；皮色不变者，发于骨髓。遂以参、芪等药托之。三十余剂，脓虽熟不穿。予谓药力难达，必须针刺。不听，至旬日方刺之，涌出清脓五六碗许。然衰老之人，气血不足，养毒又久，竟不治。大抵疮疽旬日不退，宜托之，有脓刺之，有腐肉取之，虚则补之，此十全之功也。（《外科心法·卷四》）

一女，髀枢穴生附骨疽，在外侧廉少阳经之分，始末悉用五香汤、十宣散。一日恶寒发热膈满，犹大服五香汤，一夕喘死。此升散太过，孤阳发越于上也。内疽者，皆因饮食之火、七情之火，相郁而发。饮食阴受之七情者，脏腑受之，宜其发在腔子而向内，非肝、肠、胃、肓膜也。（《外科心法·卷二》）

一妇人患附骨疽，久不愈，脓水不绝，皮肤瘙痒，四肢痿软。予以为虚，欲补之。彼惑为风疾，遂服祛风药，竟致不起。陈无择云：人身有皮毛、血脉、筋膜、肌肉、骨髓以成其形，内则有心、肝、脾、肺、肾以主之。若随情妄用，喜怒劳佚，致内脏精血虚耗，使皮血筋骨肉痿弱无力以运动，故致痿躄，状与柔风脚气相类。柔风脚气皆外所因，痿则内脏不足之所致也。（《外科发挥·卷三》）

◆ 环跳疽

一妇人，年逾四十，近环跳穴生毒，尺脉沉紧，腿不能伸屈。经曰：脾寒移于肝，痛肿筋挛。夫脾主肉，肝主筋。肉温则筋舒，肉冷则筋急。遂与乳香定痛丸治之，少愈。更以助胃壮气血药，二十余剂而消。(《外科心法·卷五》)

李户部孟卿，环跳穴患附骨疽。彼谓小疮，遂服消毒之剂，更用寒凉药数帖。因痛极，刺之脓瘀大泄，方知为痛也。请予治，诊其脉右关浮大。此胃气已伤，故疮口开张，肉紫下陷，扪之不热。彼云：疮内更觉微冷，自意秘成漏矣。遂以豆豉饼灸之，饮以六君子汤加藿香、砂仁、炮姜，数剂胃气渐醒，饮食渐进，患处渐缓，肌肉渐生，再以十全大补汤而愈。(《外科心法·卷四》)

一妇人环跳穴作痛，肉色不变，脉紧数，此附骨疽也。脓未成，用内托黄芪酒煎汤加青皮、龙胆草、山栀，数剂而消。(《外科发挥·卷三》)

一男子腿根近环跳穴患痛彻骨，外皮如故，脉数而带滑。此附骨疽，脓将成，用托里药六剂，肿起作痛，脉滑数，脓已成，针之，出碗许。更加补剂，月余而瘳。(《外科发挥·卷三》)

又毕上舍患此（指环跳穴疽，编者注），内痛如锥，外色不变，势不可消。喜其未用寒剂，只因痛伤胃气，而不思食。亦以前药去炮姜治之，饮食少进。更以十全大补汤，二十余剂而脓成。遂针去，仍以大补汤，倍加参、芪、芎、归。脓久不止，更加麦门、五味、贝母、远志，数服渐止，疮亦愈。按二症盖因湿热滞于肉理，真气不能运化。其始宜除湿热，实脾土，和血气，则湿自消散。若脓未成，即以隔蒜灸之，立效。(《外科心法·卷四》)

长州庠王天爵，辛丑春，左腿近环跳患之，状如大桃，按之濡软。恪服除湿流气化痰之剂，恶寒发热，食少体倦，形气俱虚，脉洪大而虚。气瘤也，肺主之。盖胆属木，肺属金，然发于胆经部分，乃肺金侮肝木，元气亏损，而其脓已内溃矣。遂用十全大补汤数剂，出青白稀脓甚多，顿加寒热，烦渴头痛，殊类伤寒状。余谓：此因脓泄而血气益虚耳。仍用前汤，其势益甚，脉洪数大，按之如无。乃加附子一钱，其势愈甚，而脉复如前，此虚甚而药未能及也。更加附子二钱，三剂诸症顿退。乃朝用补中益气汤，夕用十全大补汤，各三十余剂，出腐骨五块，疮口将完。后因不慎起居，患处复溃，诸症更发，咽间如焚，口舌无皮，用十全大补加附子一钱服之，诸症痊。二日不服，内病悉至，患处复溃。二年后又溃，服前药不应，诊其尺脉，微细如丝，此属命门火衰，用八味丸为主，佐以十全大补汤稍愈。至乙巳，仍患虚寒之症而殁。（《外科枢要·卷三》）

◆部位不详之疽

少参史南湖之内，夏患疽，不起发，脉大而无力，发热作渴，自汗盗汗。用参、芪大补之剂，益加手足逆冷，大便不宽，喘促时呕，脉微细，按之如无，惟太冲不绝。仍以参、芪、白术、当归、茯苓、陈皮，计斤许，加附子五钱，水煎二钟作一服，诸症顿退，脉息顿复。翌日疮起而溃，仍用前药四剂后，日用托里药调理，两月余而消。（《外科枢要·卷一》）

一男子有患疽作渴，脉数有力，以黄连解毒汤三剂而止，更以仙方活命饮四剂溃而愈。（《外科发挥·卷五》）

骊贵人病疽，疾未安而渴作，一日饮水数升，愚遂献此方。诸医大笑云：此药若能止渴，我辈当不复业医矣。乃用木瓜、紫苏、乌梅、人参、茯苓、百药煎等生津液之药止之，而渴愈甚，数剂之后，茫无功效。不得已而用此（指加减八味丸，编者注），服之三日渴止。因此相信，遂久服，不特渴疾不作，气血亦壮，饮食加倍，强健过于少壮之年。盖用此药非予敢自执鄙见，实有源流。（《外科发挥·卷五》）

一老人患疽，小便淋沥，脉细体倦。此气虚兼湿热也，用清心莲子饮及补中益气汤治之而愈。（《外科心法·卷五》）

◆ 面部肿疡

王乔，年逾三十，有患毒，以人参败毒散一剂，更以十宣散去参、桂，加金银花、天花粉，四剂而溃。因怒动肝火，风热上壅，头面赤肿，焮痛饮冷，以荆防败毒散加芩、连、薄荷，二剂不应。急砭患处，出黑血盏许，仍以一剂，势退大半。再进人参败毒散，四剂而愈。夫病有表里上下之殊，治有缓急攻补之异，若不砭刺，毒气结于肉理，药不能及，焮肿日甚。使投峻利之药，则上热未除，中寒已作，必伤命矣！（《外科心法·卷五》）

一男子耳面赤肿作痛，咽干发热，脉浮数。先以荆防败毒散，二剂势退大半。又以葛根牛蒡子汤，四剂而痊。（《外科发挥·卷三》）

一男子面起赤晕，时或发肿，擘手亦然，搔起白屑。服疠风药，内热体倦，脉大而虚。此因元气虚而阴血复伤，用六味地黄丸、补中益气汤而寻愈。（《疠疡机要·上卷》）

一男子头面焮肿作痛，时仲冬，脉弦紧，以托里温经汤汗之而消。（《外科发挥·卷三》）

一男子头面肿痛，服硝黄败毒之剂愈甚。诊之脉浮数，邪在表，尚未解，用荆防败毒散，二剂势退大半。更以葛根牛蒡子汤，

四剂而痊。（《外科发挥·卷三》）

一男子患面肿硬，久不消，亦不作脓，服散坚败毒药不应。令灸肘尖、肩尖二穴，更服益气养荣汤，月余而消。（《外科发挥·卷五》）

一男子面硬，亦灸前穴（指肘尖、肩尖二穴，编者注），饮前汤（指益气养荣汤，编者注），脓成，针之而敛。（《外科发挥·卷五》）

一男子燃肿（指毒发于面鼻耳项的外科疾病，编者注），胀痛作渴，烦热便秘，脉数，按之尤实。用防风通圣散，一剂诸证顿退。以荆防败毒散加玄参、牛蒡子、黄芩，二剂而痊。（《外科发挥·卷三》）

周举人母年六十，时仲冬，患时毒，头面耳项肿赤痛甚，大便闭涩，脉数实。此表里俱实也。饮防风通圣散一剂，势愈盛，此药力犹浅也。取磁锋击刺患处，出黑血，仍与前药，稍可。再与败毒散加连翘、荆、防，一十余剂而愈。若拘用寒远寒，用热远热，年高畏用硝、黄，投以托里之药，或寻常消毒药治之，鲜不危矣。（《外科心法·卷五》）

一男子肿痛（指感受时毒而面鼻耳项赤肿，编者注），发寒热，脉浮数。以荆防败毒散，二剂少愈。以人参败毒散，二剂势减半，又二剂而瘥。（《外科发挥·卷三》）

一男子（感受时毒而面鼻耳项赤肿）表里俱解，惟肿不消，以托里消毒散，四剂脓成，针之而愈。（《外科发挥·卷三》）

一男子患此（指感受时毒而面鼻耳项赤肿，编者注），肿痛发热作渴，脉实便秘。以五利大黄汤下之，诸证悉退。以葛根牛蒡子汤，四剂而痊。（《外科发挥·卷三》）

春官袁谷虚之妹，（感受四时邪毒，导致鼻、面、耳、项、咽喉等处肿胀，赤无头，或结核有根，寒热头痛，恍惚不宁。编者注）表散过度，肿硬不食，脉浮大，按之而短。此真气绝也，辞不治，后果殁。（《外科枢要·卷二》）

秋官陈同野，元气素弱，脉微细而伏。此（指感受四时邪毒，导致鼻、面、耳、项、咽喉等处肿胀，赤无头，或结核有根，寒热头痛，恍惚不宁。编者注）形病俱虚也，用参、术、芎、归、陈皮、柴胡、升麻、炙草以升举阳气，用牛蒡、玄参、连翘、桔梗以解热毒，二剂肿顿消而脉亦复矣。苟以脉微细为属阴，以肿赤为属阳而药之，鲜有不误者。（《外科枢要·卷二》）

少宰李蒲汀，（感受四时邪毒，导致鼻、面、耳、项、咽喉等处肿胀，编者注）用发散之药，托损元气，患处不消，体倦恶寒，食少口干，余用益气汤加桔梗，及托里消毒散而愈。（《外科枢要·卷二》）

考功兄，湖广人，年逾三十，耳面焮肿，寒热拘急，脉浮洪。此时毒证也。齐氏云：时毒者，感四时不正之气所致也。其后发于面、鼻、耳、项、咽喉，赤肿，或结核，令人憎寒壮热，头疼，肢体痛。昧者以为伤寒，五七日间乃能杀人，十日外不治。延余诊。其脉若浮数，邪气在表，当发之；沉实者，邪气在里，当下之。今其脉浮洪，此邪在表也，以荆防败毒散加牛蒡子、玄参治之渐愈，更以升麻、葛根、连翘、桔梗、川芎、金银花、牛蒡子而平复。又云：宜于鼻内嗅通气散，取十余嚏作效。用嚏药不嚏者，不可治；如嚏有脓血，治之必愈。如左右看病之人，每日用嚏药嚏之，必不传染。（《外科心法·卷五》）

一妇人（感受时毒而面鼻耳项赤肿）表邪已解，肿尚不消，诊之脉滑而数，乃痰血欲作脓也，以托里消毒散，溃之而愈。（《外科发挥·卷三》）

一妇人（感受时毒而面鼻耳项赤肿）溃后，肿赤不消，食少体倦，脓清色白，乃脾肺气虚也。先用六君加桔梗、芎、归，后用益气汤加桔梗而敛。(《外科枢要·卷二》)

一妇人面患毒，焮痛发热作渴，脉数，按之则实，以凉膈散二剂少愈，以消毒药数剂而平。(《外科发挥·卷五》)

一妇人肿痛（感受时毒而面鼻耳项赤肿，编者注），用硝黄之剂，攻之稍缓，翌日复痛。诊之外邪已退，此瘀血欲作脓也。用托里消毒散，溃之而愈。(《外科发挥·卷三》)

一男子（感受时毒而面鼻耳项赤肿）服表散药愈炽，发热便秘，诊其脉沉实，此邪在里也。以大黄汤下之，里证悉退。以葛根牛蒡子汤，浮肿亦消，惟赤肿尚存。更以托里药溃之而愈。(《外科发挥·卷三》)

◆ 耳部肿疡

文选姚海山，耳根赤肿，寒热作痛，此属三焦风热也。但中气素虚，以补中益气加山栀、炒黄芩、牛蒡子治之而愈。(《外科枢要·卷二》)

一妇人耳内外肿痛，胸胁不利，寒热往来，小便不调。余以为肝火伤血，先用龙胆泻肝汤四剂，诸症顿退。又用加味逍遥散而愈。又因怒复作，用小柴胡汤而痊。(《校注妇人良方·卷二十四》)

一妇人耳下肿痛，发寒热，与荆防败毒散，四剂表证悉退。以散肿溃坚汤，数剂肿消大半。再以神效瓜蒌散，四剂而平。(《外科发挥·卷五》)

一男子耳后漫肿作痛，肉色不变，脉微数。以小柴胡汤加芎、归、桔梗，四剂肿少起。更以托里消毒散数剂，脉滑数，此脓已

成矣，宜针之。彼畏而不肯用。因痛极，始针之，出脓碗许，以托里药两月余而始愈。(《外科发挥·卷二》)

一男子肝经风热，耳下肿痛发热，脉浮，以薄荷丹治之而消。(《外科发挥·卷五》)

一男子每怒，耳下肿或胁作痛，以小柴胡汤加青皮、木香、红花、桃仁，四剂而愈。(《外科发挥·卷五》)

有人因劳倦，耳下燉肿，恶寒发热，头疼作渴，右手脉大而软。此不足证也，当服补中益气汤。彼反用发表药，遂致呕吐，始悟。予以六君子汤治之，更服补中益气汤而愈。大抵内伤者，荣卫失守，皮肤间无气以滋养，则不能任风寒。胃气下陷，则阴火上冲，气喘发热，头痛发渴而脉大。此乃不足之证也。大抵饮食失节，劳役过度，则多成内伤不足之证。若误以为外感表实而反泻之，岂不致虚虚之祸哉？东垣云：凡内伤，为饮食劳役所伤，则右手脉大于左手；外感风寒，则左手脉大于右手。当以此辨之。(《外科心法·卷三》)

张通府，耳后发际患肿一块，无头，肉色不变，按之微痛。彼以为痰结，诊其脉，软而时见数。经云：脉数不时见，则生疮也，非痰结。仲景云：微弱之脉，主血气俱虚，形精不足。又云：沉迟软弱，皆宜托里。遂以人参、白术、黄芪、当归、川芎、炙甘草以托里，少加金银花、白芷、桔梗以消毒。彼谓不然，内饮降火化痰，外贴凉药，觉寒彻脑，患处大热，头愈重，饮食愈少。复请治，以四君子汤加藿香、炮干姜数剂，饮食渐进。脓成刺之，更以十全大补汤去桂，及灸以豆豉饼，又月余而愈。(《外科心法·卷三》)

一妇人耳下肿赤，寒热口苦，月经不调，小腹内一块。此肝火气滞而血凝也，用小柴胡加山栀、川芎、丹皮治之，诸症悉退。

（《校注妇人良方·卷七》）

一妇人，因怒耳下肿痛，以荆防败毒散加连翘、黄芩，四帖而愈。尝治此旬日不消者，以益气血药，及饮远志酒，其肿自消。若无脓者，亦自溃。不戒忿怒者，难治。（《外科心法·卷四》）

一女子耳下肿赤，寒热口苦，月经不调，小便内结一块。此肝火气滞而血凝也，先用小柴胡加山栀、川芎、丹皮，又用柴胡清肝散而痊。（《校注妇人良方·卷二十四》）

太宗伯罗公，耳后发际患此（指疮疡，编者注），焮痛脉数，以小柴胡汤、桔梗、牛蒡子、金银花，四剂而愈。（《外科心法·卷三》）

胡生，耳后寸余发一毒，名曰锐疽，焮痛寒热，烦躁喜冷。此胆经蕴热而然。先用仙方活命饮一剂，势减二三。时值仲冬，彼感于药有用寒远寒之禁，故不再服。自用十宣、托里之药，势渐炽，耳肉脓溃。复请视，其喉肿闭，药不能下而殁。（《外科心法·卷五》）

胡生耳后患毒，脉证俱实，以内疏黄连汤治之。彼以严冬，不服寒剂，竟至不起。殊不知罗谦甫曰：用寒远寒，用热远热，有假者反之，虽违其时，以从其证。又云：凡治病必察其下，谓察时下之宜而权治之。故曰：经者常也，法者用也，医者意也。随其所宜而治之，可收万全之功矣。（《外科心法·卷三》）

陆子温两耳下肿硬，用伐肝软坚之剂益甚。其脉左关弦紧，左尺洪数。此肾水亏损而筋挛也，当生肺金，滋肾水，则肝得血而筋自舒矣。彼不悟，仍服前药，竟致不起。（《外科枢要·卷二》）

嘉善周上舍，两耳下项间筋挛，壅肿坚硬，咳嗽气喘，内热盗汗。所服皆化痰散坚行气之剂，势益甚。余诊之，左关弦涩，左尺洪数。此怒气伤肝，房劳损肾。须滋肾水，生肝血，慎调摄，至水旺之际，庶可愈矣。彼欲速效，乃外敷商陆、石灰等药，内服海藻、蓬术之类。至秋金旺之际，元气愈虚，其肿愈甚而殁。（《外科枢要·卷三》）

　　广东陈方伯子，远途劳倦，发热，脉大无力，耳下患肿。此劳损症也，饮补中益气汤，自然热退肿消。若专攻毒，则有虚虚之祸。彼不听，服降火药及必效散，果吐泻不食而死。夫人劳倦则损气，气衰则火旺，火旺则乘其脾土，故倦怠而热，此元气伤也。丹溪云：宜补形气，调经脉，其疮自消。不可汗下。若不详脉证经络，受病之异，而辄下之，鲜不危矣！（《外科心法·卷四》）

　　一妇人亦因怒耳下焮肿，头痛寒热。与荆防败毒散加黄芩治之，表证悉退，但饮食少思，日晡发热。东垣云：虽有虚热，不可太攻，热去则寒生也。遂以小柴胡汤加地骨皮、川芎、当归、茯苓、白术、陈皮，十余帖而愈。次年春，复肿坚不溃，来索方。予定八珍汤加香附、柴胡、地骨皮、桔梗，自制服之。至六七剂，以为延缓，仍服人参败毒散，势愈盛。又服流气饮，则盗汗发热，口干少食。至秋复求治，诊视气血虚极，予辞不治，果殁。今人有疮疡，不审元气虚实，病在表里，便服败毒、流气药。殊不知败毒散乃发表之药，果有表证，亦止宜一二服，多则元气反损，其毒愈盛，虽有人参莫补。流气饮乃耗血之剂，果气结膈满，亦止宜二三服，多则血气愈伤，反为败症，虽有芎、归，难以倚仗。丹溪云：此不膏粱、丹毒之变，因虚劳、气郁所致也。（《外科心法·卷四》）

◆ 颈部肿疡

杨文魁，年逾三十，每劳心过度，颈肿发热，服败毒散愈盛。予以补中益气汤，数剂而消。(《外科心法·卷四》)

一男子，神劳多怒，颈肿一块，久而不消，诸药不应。予以八珍汤加柴胡、香附，每日更隔蒜灸数壮，及日饮远志酒二三盏而渐消。(《外科心法·卷三》)

一妇人，月水不行，潮热咳嗽，肌体日瘦，胸膈不利，颈肿一块，日久不消，亦服前药（逍遥散、八珍汤，编者注），热退肿消，经行而愈。(《外科心法·卷三》)

阁老翟石门子，耳下作痛，内服外敷，皆寒凉败毒，更加肿痛，项间肿硬，肉色如故，内焮连胸。余适考满到京，邀视之。虽肿坚而脉滑数，此脓内溃也。虽足三阳热毒之症，为寒凉凝结，不能外溃。先用六君子、补中益气各二剂，谓补脾胃，升发阳气，患处亦软，针出瘀脓甚多，仍服至数剂而愈。(《外科枢要·卷一》)

一室女年十七，项下时或作痛，乍寒乍热，如疟状，肝脉弦长，此血盛之证也。先以小柴胡汤二剂稍愈，更以生地黄丸治之而痊。《妇人良方》云：寡妇之病，自古未有言者，藏仓公传与褚澄，略而论及。言寡者，孟子正谓无夫曰寡是也。如师尼、丧夫之妇，独阴无阳，欲男子而不可得，是以郁饱而成病也。《易》曰：天地氤氲，万物化醇；男女媾精，万物化生。孤阴独阳可乎？夫既处闺门，欲心萌而不遂，致阴阳交争，乍寒乍热，有类疟疾，久而为痊。又有经闭白淫，痰逆头风，膈气痞闷，面黚瘦瘠等证，皆寡妇之病。诊其脉，独肝脉弦，出寸口而上鱼际。究其脉，原其疾皆血盛而得。经云：男子精盛则思室，女人血盛则怀胎。观

其精血，思过半矣。（《外科发挥·卷五》）

刘玺素虚，患此（指项下患毒成脓，编者注），不针，溃透额颊，气血愈虚，竟不救。（《外科心法·卷四》）

一男子项患肿，痰涎涌甚，用散坚行气等剂，肿硬愈甚，喘气发热，自汗盗汗，体倦食少。余曰：此属足三阴亏损，当滋化源。不信，反追蚀，患处开翻六寸许，岩色赤，日出鲜血，三月余矣。肝脉弦洪紧实。余用大补汤加麦门、五味五十余剂，诸症渐愈，血止三四。复因怒，饮食顿少，其血涌出，此肝伤不能藏，肺伤不能摄也。用补中益气汤为主，加五味、麦门，其血顿止。再以六味丸加五味子常服，疮口敛至寸许。遂不用药，且不守禁而殁。（《外科枢要·卷二》）

一妇人项患毒，焮痛发寒热，以荆防败毒散，二剂少愈。以小柴胡汤加连翘、牛蒡子、桔梗，四剂而消。（《外科发挥·卷一》）

一男子项患毒，溃而作痛，以参、芪、地黄、芎、归补之而止，更以八珍汤加黄芪、桔梗，三十余剂而愈。（《外科发挥·卷一》）

苏州施二守悌，项下患毒，脓已成，因畏针，焮延至胸，赤如霞，其脉滑数，饮食不进，月余不寐，甚倦。予密针之，脓出即睡，觉而思食。用托里药两月余而愈。（《外科心法·卷四》）

一人患此（指项下患毒成脓，编者注），及时针刺，数日而愈。（《外科心法·卷四》）

一妇人因怒项肿，后月经不通，四肢浮肿，小便如淋，此血分证也。先以椒仁丸数服，经行肿消。更以六君子汤加柴胡、枳壳，数剂颈肿亦消矣。亦有先因小便不利，后身发肿，致经水不通，名曰水分，宜葶苈丸治之。《妇人良方》云：妇人肿满，若先因经水断绝，后至四肢浮肿，小便不通，名曰血分。水化为血，血不通，则复化为水矣，宜服椒仁丸。若先因小便不利，后身浮肿，致经水不通，名曰水分，宜服葶苈丸。（《外科发挥·卷五》）

一室女年十九，颈肿一块，硬而色不变，肌肉日削，筋挛急痛。此七情所伤，气血所损之证也，当先滋养血气，不信，乃服风药，后果不起。卢砥镜曰：经云神伤于思虑则肉脱，意伤于忧愁则肢废，魂伤于悲哀则筋挛，魄伤于喜乐则皮槁，声伤于盛怒则腰脊难以俯仰也。（《外科发挥·卷五》）

◆上肢肿疡

居庸关王挥使，臂肿一块，不痛不赤，惟脉弱，懒食时呕。以六君子汤加藿香、酒炒芍药治之，呕止食进。再以八珍汤二十余剂，成脓刺之，又以十全大补而愈。次年伤寒后，此臂仍肿，微痛，乃伤寒余毒也，然无表证，但虚弱。先用十宣散四剂，取参、芪、芎、归扶助元气，防风、桔梗、白芷、厚朴行散肿结，肉桂引经破血，肿退三四。再以八珍汤，脓溃而愈。至冬臂复作痛，因服祛风药，反筋挛痛甚。予谓此血虚不能养筋，筋虚不能束骨，遂以加味十全大补汤，百帖而愈。（《外科心法·卷三》）

一妇人臂患肿，恶寒不作脓，以十宣散六剂而溃，以托里散数剂而瘳。（《外科发挥·卷一》）

一妇人臂肿，未成脓，饮食少思，遇劳作痛发热，以补中益气汤二剂，痛少止，以补气血、健脾胃药而消。（《外科发挥·卷一》）

一男子每劳肢体时痛，或用清痰理气之剂，不劳常痛，加以导湿，臂痛漫肿，形体倦怠，内热盗汗，脉浮大，按之微细。此旧气虚寒，用补中益气加附子一钱，人参五钱，肿痛悉愈。又以十全大补百余剂而康。彼计服过人参一十三斤，姜、附各斤余。
（《内科摘要·卷上》）

【注】《薛案辨疏》：凡肢体疼痛，属于血少者多，治法每以养血行气为主，因肝肾阴亏所致，亦不过治以补肾疏肝之法，殊不知皆气滞血凝之故。是以每用血药无效，惟温补其气，充升于肢节之间，则滞者行，凝者散，而疼痛自愈矣。然亦有滋阴养血之药而得效者，因肾主骨，肝主筋，肝肾阴血亏损，不能荣养筋骨以致疼痛，则当补肾养血为主，又非温补元气所得愈也，然必有火症可验。如此案，内热盗汗，似属火症，当用滋阴养血者矣，何以独称阳气虚寒而只用温补元气之方耶？然曰脉浮大，按之微细者，则为阳气虚寒也。无疑若阴虚血热，其脉当洪数而弦动矣。此案毕竟气血两虚，故即继以十全大补两补之。盖形体倦怠，气虚也；内热盗汗，血虚也。而痛又不分左右，从此可见矣。至于服过人参十三斤，姜、附各斤余者，此千百中仅有一二人也。

一男子素弱，肘患肿，欲内消，服凉药，反致作泻少食。以二神丸及香砂六君子汤加肉豆蔻而泻止食进，又以托里药而肿亦消。丹溪云：痈疽因积毒在脏腑，当先助胃壮气，使根本坚固。次以行经活血药佐之，参以经络时令，使毒气外发。施治之早，可以内消。此内托之意也。又云：肿疡内外皆壅，宜以托里表散为主，如欲用大黄，宁无孟浪之非？溃疡内外皆虚，宜以补接为主，如欲用香散，未免虚虚之失。大抵痈肿之证不可专泥于火为患。经云：营气不从，逆于肉理，乃生痈肿。又云：形伤痛，气伤肿，六淫七情，皆能致之。况禀有虚实及老弱不同，岂可概用寒凉之药？设若毒始聚，脓未作，势不盛，庶可消，尤当推其病因，别其虚实。若概用寒凉药，必致误事。如脓将成，邪盛气实，用消毒之剂先杀其毒，虽作脓不为大苦，溃亦不甚，若就用托里，

必益其势。如脓将成不成及不溃，方用托里。脓成势盛者针之，脓一出，诸证悉退矣。（《外科发挥·卷一》）

一女子十六岁，臂肿一块，肉色不变，按之则痛。服败毒流气之剂，更加发颤。时孟春，面戴阳光，手不畏寒，脉浮数，按之不鼓而短。彼欲攻毒。余曰：此荣卫虚弱，外寒所搏而为患也，又加败毒，胃气亏损，岂不加颤耳。遂用人参五钱，黄芪三钱，当归、熟地各三钱，升麻、柴胡各五分，二十余剂而颤稍缓。乃佐以补中益气汤，内用人参五钱，又二十余剂，兼葱熨法，而肿亦愈。（《保婴撮要·卷十六》）

一妇人年三十余，素弱，左手背渐肿，一年后溃出清脓，肿黯连臂，内热晡热，自汗盗汗，经水两月一至。此肝脾气血亏损，朝用归脾汤，夕用逍遥散，肿处频用葱熨法，两月余，诸症渐愈，疮出腐骨。仍服前药，前后共三百余剂得痊。（《外科枢要·卷二》）

◆ **胸部肿疡**

一男子，胸肿一块，半载不消，令明灸百壮方溃。与大补药不敛，复灸以附子饼而愈。（《外科心法·卷六》）

杨百户胸患毒，肿高焮赤，发热脉数，大小便涩，饮食如常。齐氏曰：肿起色赤，寒热疼痛，皮肤壮热，头目昏重，气血之实也。又云：大便硬，小便涩，饮食如故，肠满膨胀，胸膈痞闷，肢节疼痛，身热脉大，精神昏塞，脏腑之实也。遂以黄连内疏汤二剂，诸证渐退。更以荆防败毒散加芩、连、山栀，四剂少愈。再以四物汤加芩、连、白芷、桔梗、甘草、金银花，数剂而消。（《外科心法·卷三》）

一男子胸患毒，焮肿喜冷，脉洪数，以黄连解毒汤，二剂顿

退。更加金银花散，六剂而消。(《外科发挥·卷五》)

镇江孙上舍，缺盆间肿如覆瓯，坚硬色赤，内热晡热，自汗盗汗。就治于余，曰：贱疾皆以散坚行气、降火破血之剂，欲其内消而反甚。其脉左尺洪数，按之而弱，左关洪数，按之而涩。此怒气伤肝，血涸而筋挛也。因其急于仕进，余辞不能治。彼亦不信，后果殁。此症若补脾肺，滋肝肾，则木得水而敷华，筋得血而滋润，多有生者。(《外科枢要·卷三》)

◆ 胁部肿疡

一男子，胁肿一块，日久不溃，按之微痛，脉微而涩，此形证俱虚也。经曰：形气不足，病气不足，当补不当泻。予以人参养荣汤治之。彼不信，乃服流气饮。虚证悉至，方服前汤，月余少愈，但肿尚硬。以艾叶炒热熨患处，至十余日脓成。以火针刺之，更灸以豆豉饼，又服十全大补汤，百剂而愈。盖流气饮通行十二经，则诸经皆为所损。况胆经之血原少，又从而损之，几何不至于祸邪？凡一经受病，则当主于其经。苟不察其由，泛投克伐之剂，则诸经被戕，能无危乎？河间云：凡疮止于一经，或兼二经者，止当求责其经，不可干扰余经也。(《外科心法·卷三》)

一男子，因劳发热，胁下肿痛，脉虽大而按之无力。此气血虚，腠理不密，邪气袭于肉里而然也。河间云：若人饮食疏，精神衰，气血弱，肌肉消薄，荣卫之气短促而涩滞，故寒薄腠理，闭郁而痈肿也，当补之，以接虚怯之气。遂以补中益气汤加羌活，四剂少可。去羌活，又十余剂而愈。(《外科心法·卷三》)

一上舍年逾四十，因怒胁内作痛不止，数日后，外结一块三寸许，漫肿，色不赤，按之微痛。余谓：怒气伤肝，致血伤气郁为患。以小柴胡汤对四物，倍用芎、归、黄芪、贝母、肉桂治之。

彼谓：丹溪云肿疡内外皆壅，宜托里表散为主。又云凡疮未破，毒攻脏腑，一毫热药，断不可用，况此证为气血凝滞。服流气饮，愈虚，始信而复求治。视之，虚证并臻。诊之，胃气更虚。彼欲服余前药。余谓：急者先治。遂以四君子汤加酒炒芍药、炮干姜四剂，少得。更加当归，又四剂，胃气渐醒。乃去干姜，又加黄芪、芎、归、肉桂数剂，疮色少赤，并微作痛。又二十余剂而脓成，针之，却与十全大补汤。喜其谨疾，又两月余而瘥。夫气血凝滞，多因营卫之气弱，不能运散，岂可复用流气饮以益其虚？况各经血气，多寡不同，心包络、膀胱、小肠、肝经多血少气，三焦、胆、肾、心、脾、肺少血多气。然前证正属胆经少血之脏，人年四十以上，阴血日衰，且脉证俱属不足，肿疡内外皆塞，宜托里表散为主，乃补气血药而加之以行散之剂，非专攻之谓也。若肿焮痛甚，烦躁脉大，辛热之剂不但肿疡不可用，虽溃疡亦不可用也。凡患者，须分经络气血，地部远近，年岁老幼，察气虚实，及七情所感，时令所宜而治之。常见以流气、十宣二药概治结肿之证，以致取败者多矣。（《外科发挥·卷一》）

一男子近胁患此（指漫肿微痛，编者注），肿而不溃，投大补之剂，溃而已愈。后患弱证而殁。（《外科发挥·卷一》）

◆ 背部肿疡

一男子不慎房劳，背胛肿高三寸许，阔径尺余，自汗盗汗，内热发热，口干饮汤，脉浮大，按之弱涩。此精虚气节为患，用十全大补加麦门、五味、山茱、山药，四剂诸症悉退。因余他往，别用流气饮一剂，虚症悉具，肿硬如石。余仍以前药，六剂而愈。（《外科枢要·卷一》）

◆ 腰部肿疡

一男子腰中患此（指腰部漫肿微痛，编者注），发而不溃，其气血止能发起，不能培养为脓也，投大补药数剂而溃，又数剂脓出尚清。乃服参芪归术膏斤余，脓少稠，数斤脓渐稠，肌肉顿生。凡大痈疽，藉气血为主，若患而不起，或溃而不腐，或不收敛，及脓少或清，皆气血之虚也，宜大补之，最忌攻伐之剂。亦有脓反多者，乃气血虚而不能禁止也。若溃后发热作渴，脉大而脓愈多，属真气虚而邪气实也，俱不治。常见气血充实之人，患疮皆肿高色赤，易腐溃而脓且稠，又易于收敛。怯弱之人，多不起发，不腐溃，及难于收敛。若不审察而妄投攻剂，虚虚之祸不免矣。及患后当调养，若瘰疬流注之证，尤当补益也，否则更患他证，必难措治，慎之。（《外科发挥·卷一》）

一妇人腰间患一小块，肉色如常，不溃，发热。予谓：当以益气养荣解郁之药治之。彼家不信，另服流气饮。后针破出水，年余而殁。（《外科发挥·卷五》）

◆ 腿部肿疡

儒者章立之，左股作痛，用清热渗湿之药，色赤肿胀，痛连腰胁，腿足无力。余以为足三阴虚，用补中益气、六味地黄，两月余元气渐复，诸症渐退，喜其慎疾，年许而痊。（《内科摘要·卷下》）

【注】《薛案辨疏》：凡痛在一处者，大概皆以经络阻滞治之，或气，或血，或痰饮，或闪挫，或湿热，或肿毒，未有不用消克通利之品，即曰股属三阴部分，若虚则两股皆痛，亦何限左右乎？今日左股作痛，宜乎清热渗湿之药矣。及至色赤肿胀，未有

不疑其湿热之甚，肿毒之成也。即痛连腰胁，腿足无力，亦痛疽剧症之所恒有，虽或知其三阴虚也，而且消之散之解之攻之，候其赤肿退而后补之，此常法也，孰敢即用补中、六味乎？甚矣，即用补中、六味而至两月余，然后元气渐复，诸症渐退，且曰喜其慎疾，年许而瘥。吾不意此案之虚而至此乎，然非医者明眼不能治，非病者笃信不能愈也。夫以一路之法，而至两月余而后诸症渐退，医者不更方，病者不易医，其孰能焉哉？

王汝道膝腿肿，筋骨痛，服十宣散不应，脉沉细。予以五积散二剂而痛止。更以十宣散去桔梗，加牛膝、杜仲，三十余剂，脓溃而愈。此寒气之肿，八风之变也。（《外科心法·卷五》）

一男子患腿痛而不焮肿，内亦便利调和，用托里荣卫汤数剂而消。（《外科发挥·卷一》）

一男子内股患毒，肿硬痛甚，不作脓。隔蒜灸五十余壮，势退七八。以仙方活命饮，四剂而脓成。用十宣散，六剂脓溃而愈。凡疮大痛，或不痛麻木，灸最良。（《外科发挥·卷一》）

一男子腿肿一块，经年不消，饮食少思，强食则胀，或作泻，日渐消瘦，两尺脉微细，此命门火衰不能生土，以致脾胃虚寒。以八味丸治之，饮食渐进，肿患亦消。（《外科枢要·卷一》）

一儒者两腿肿痛，肉色不变，恶寒发热，饮食少思，肢体倦怠。脾气不足，湿痰下注也。以补中益气加茯苓、半夏、芍药，二剂寒热退而肿痛消。又十余剂，脾胃壮而形体健。（《外科枢要·卷二》）

一男子左腿外侧近臀肿一块，上有赤缕三年矣，饮食起居如常，触破涌出血脓，发热恶寒。此胆经受症，故发于腿外侧。诊其脉左尺洪数，左关弦洪。此肾水不能生肝木，用补中益气汤、六味地黄丸而瘥。（《外科枢要·卷三》）

一放出宫人，臀腿肿痛，内热晡热，恶寒体倦，咳嗽胸痞，月经过期而少，彼以为气毒流注，服清热理气之剂，益甚。余曰：此乃肝经瘀血停留所致。盖肝经上贯膈，布胁肋，循喉咙，下循胭内廉，绕阴器，抵少腹。主治之法，但当补其所不胜而制其所胜。补者脾也，制者肝也。经曰：虚则补之，实则泻之。此定法也。彼不信，仍服前药，遂致不起。（《校注妇人良方·卷一》）

一女子十五岁，外股肿硬，连及内股，肉色不变，右关脉缓弱，按之弦数。此脾虚而肝乘之，气血虚而色不变也，当补脾土为主。不信，另用流气饮、冰黄散，泄泻腹痛，疮口开张而殁。（《保婴撮要·卷十五》）

一人形瘦肤厚，忧恚作劳如色。左腿外侧廉上生一红肿，大如栗。医以大腑实，用承气汤二帖下之。又一医与大黄、朱砂、甘草、麒麟竭二帖，大事去矣。此证乃厥阴经多气少血之部分也。（《外科心法·卷二》）

◆足部肿疡

大参李北溪，左脚赤肿作痛。此足三阳经湿热下注，先用隔蒜灸、活命饮一剂，其痛顿止，灸患处出水，赤肿顿消。次用托里消毒散四剂，灸患处，出脓而愈。（《外科枢要·卷三》）

一男子素不慎起居，内热引饮，作渴体倦，两足发热，后足跟作痛。或用清热除湿之剂，更加发肿。又服败毒之药，焮赤痛甚。恪用祛毒清热，溃裂番张，状如赤榴，热痛如锥，内热晡热。此因足三阴亏损，朝用十全大补汤，夕用加减八味丸，外敷当归膏，两月余而愈。其服消毒等药而殁者，不能枚举。（《外科枢要·卷三》）

大尹陈汝邻，两腿酸软，或赤或白，足跟患肿，或痛或痒后

痛，而或如无皮，或如皱裂，日晡至夜，胀痛焮热。用补中益气汤加八味丸料，补其肝肾而愈。（《外科枢要·卷三》）

◆ 全身疮疡

宋生，遍身作痒，搔破成疮出水，脉浮数。此手足阳明经风热所致。以人参败毒散对四物汤，加芩、连服之。外以松香一两，枯矾五钱，轻粉三钱，为末，麻油调敷，月余而愈。（《外科心法·卷五》）

一妇人遍身赤色，搔破成疮，脓出不止，以当归饮子及蛇床子散而愈。（《外科发挥·卷八》）

一妇人遍身瘙痒，脓水淋漓，发热，身如虫行，月经不调。先用升麻汤送泻青丸，热痒顿退。又用加味逍遥散，经行如期。用换肌丸而疮愈。后因怒经行不止，筋骨作痛，用秦艽地黄汤、易老祛风丸而痊。（《疬疡机要·中卷》）

钦天薛天契年逾六旬，两膝脓水淋漓，发热吐痰，数年不愈，属肾脏风症，用四生散而痊。年余复作，延及遍体，日晡益甚，痰渴盗汗，唇舌生疮，两目皆赤。此肾经虚火，用加减八味丸，诸症悉愈。（《疬疡机要·上卷》）

一男子遍身患小疮，或时作痒，口干作渴。服消风散，起赤痒益甚；服遇仙丹，脓水淋漓，饮食无度，肌肉消瘦。尺脉洪数，左尺尤甚。余谓肾水不足，虚火上炎为患。先用加减八味丸，其渴渐止。用补中益气汤加五味子，肌肉渐生。佐以八珍汤加牡丹皮、麦门冬，百余剂而痊。二年后不节房劳，其疮复作，惑于人言，又服消风散之类，其疮复患。余仍用前药，调治而痊。（《疬疡机要·中卷》）

一男子遍身生疮，脓水淋漓，晡热口干，两足发热，形体消

瘦，杂服风疮药，六年未愈，尺脉洪数而无力。此肾经疮也，如小儿肾疳之症。用加减八味丸，不半载而痊。（《疠疡机要·上卷》）

一人患此（指遍身作痒，搔破成疮出水，脉浮数。编者注），但脉沉实，以前药（人参败毒散、四物汤。编者注）加大黄治之渐愈，再服人参败毒散而平复。（《外科心法·卷五》）

一儒者遍身生疮，瘙痒，脓水淋漓。自知医，服八珍、荆、防之类益甚，脉洪大，按之无力。余谓此气血热也，用八珍汤加牡丹皮治之而愈。（《疠疡机要·中卷》）

一商人每劳役、饮食后则遍身生疮。服祛风败毒之剂，面目胸背臂胁结一块，如桃栗，凹凸痒痛，脓水淋漓，气血虚甚，寒热往来，作渴痰壅。此湿热壅盛，元气虚而不能愈也。外敷当归膏，内用补阴八珍，加萆薢五钱，并换肌消毒散加干葛、钩藤钩各一钱，二十余剂诸症渐退。仍以前药为主，佐以调理之剂，两月余，血气复而疮愈。（《外科枢要·卷二》）

一小儿十五岁，遍身似疥非疥，脓水淋漓，晡热口干，形体骨立四年矣。此肾疮之症，用加减八味丸而痊。（《疠疡机要·上卷》）

一男子遍身生疮，似疥非疥，脓水淋漓，两腿为甚，作痒烦热，肢体倦怠，年余不愈。余以为肾经虚火，用加减八味丸而瘥。（《疠疡机要·上卷》）

一小儿十五岁，两目白翳，遍身似疥非疥，肛门作痒，晡热作渴，形体骨立。余以为肝疮之症也，用六味地黄丸而痊。（《保婴撮要·卷八》）

一小儿十五岁，两目白翳，腹膈遍身似疥非疥，晡热口干，形体骨立。此肝疮之症也，用六味肥儿丸而痊。（《保婴撮要·卷四》）

◆ **部位不详之疮疡**

一妇人脓水淋漓，发热作渴，体倦恶寒，经水不调，久而不愈。此肝脾亏损而虚热也，先用补中益气汤加川芎、炒山栀，元气渐复，更以逍遥散而疮渐愈。（《疠疡机要·上卷》）

一妇人脾气素弱，患毒未作脓，发寒热兼呕，以不换金正气散二剂而止，以托里散六剂而溃，更以健脾药而敛。（《外科发挥·卷五》）

一男子患毒，溃后作痛，肢体倦怠，疮口不合，饮食不甘，以六君子汤加黄芪、川芎、当归，四剂而愈，更以托里散月余而敛。（《外科发挥·卷一》）

一男子患毒作痛，服寒凉药，痛虽止而食愈少，疮亦不溃。以六君子汤而食进，再以托里药溃之而愈。大抵疮疽之证，寒热虚实，皆能为痛。热毒之痛者，以寒凉之剂折之；寒邪之痛者，以温热之剂散之；因风而痛者，除其风；因湿而痛者，导其湿；燥而痛者，润之；寒而痛者，通之；虚而痛者，补之；实而痛者，泻之；脓郁而闭者，开之；恶肉侵蚀者，去之；阴阳不和者，调之；经络秘涩者，利之。慎勿概用寒凉之药。况血脉喜温而恶寒，若冷气入里，血即凝滞，反为难瘥之证矣。（《外科发挥·卷一》）

一妇人日晡身痒，月余口干，又月余成疮。服祛风治疮之剂，脓水淋漓，午前畏寒，午后发热，殊类风症。余谓此肝火伤脾，外邪所搏。先用补中益气汤加山栀、钩藤，又用加味逍遥散兼八珍散而痊。（《疠疡机要·中卷》）

一男子面赤作渴，而常患小疮作痒。服祛风药，遍身发赤；

服花蛇酒，更发赤晕；遍行砭刺，又服消风散，发热口渴，饮水不止。余谓肝经血虚而风热也，用栀子清肝散及地黄丸料煎服，热渴渐止，疮渐结靥。又用八珍汤、地黄丸，疮后渐脱。又服月余，疮渐愈。（《疬疡机要·中卷》）

一妇人因入朝步履，恶寒发热，倦怠懒食，疮口出血。此劳伤元气，不能摄血归经，用补中益气汤而愈。（《女科撮要·卷上》）

一男子脓熟不溃，予欲针之，补以托里。彼不信，乃服攻毒药，及致恶心少食，始悟而用针。更以六君子汤加藿香、当归，四剂稍可。再以加味十全大补汤，数剂而敛。凡疮脓熟，不行针刺，脓毒侵蚀，轻者难疗，重者不治。老弱之人，或偏僻之处，及紧要之所，若一有脓，宜急针之，更以托里，庶无变证。（《外科发挥·卷一》）

一儒者素食膏粱，发热作渴饮冷，患疮，如大麻风，大便出黑血，服清热祛风等寒药益甚。余谓血分有热火也，故寒之不寒。用四物二连汤以清热凉血，用六味地黄丸以补肾生水而热退，又用柴胡栀子散调理而痊。（《疬疡机要·中卷》）

一男子因疮痛伤胃气，少食作呕，恶寒，以六君子汤加当归，四剂稍愈。以十宣散加白术、茯苓、陈皮，数剂而脓成，针之。又以前散去防风、白芷，数剂而痊。（《外科发挥·卷五》）

一妇人怀抱久郁，患前症（指皮肤瘙痒，编者注），脓水淋漓。服连翘消毒散，食少胸痞；服清气化痰汤，作呕吐痰；服清热化痰丸，烦热畏寒，四肢焮热，面目赤色，脉大而无力。余以为脾胃亏损，而虚寒隔阳气于外，遂用六君子汤加炮姜治之，诸症稍愈，饮食顿进。又佐以四物汤，诸症渐愈。又以四君子每味各一钱，四物汤每味各五分，诸症全愈。（《校注妇人良方·卷

二十四》）

　　一女子二十岁，月经先期而或过期，或有怒身发赤晕，或患疙瘩，六七日方退。服祛风药，赤晕不退，瘙痒作渴。执为风证，恪服前药，搔破成疮，脓水津淫。余曰：此肝火生风，再服是药，必致筋挛。不悟，后两手果挛，始信。先用地黄丸、四物汤，月余热渴顿减。乃佐以加味逍遥散，又月余患处脓少。又用四君、山栀、牡丹皮二十余剂，指能伸屈。因怒发热，经水不止，睡中筋脉抽动不安，以加味逍遥散加钩藤钩、牡丹皮而疮结靥，乃去钩藤钩调理，元气复而疮靥脱。（《疬疡机要·中卷》）

　　一男子患毒作渴，右关脉数，以竹叶黄芪汤治稍愈，更以补中益气汤加黄芩而愈。（《外科发挥·卷五》）

　　一妇人性躁，寒热口苦，胁痛耳鸣，腹胀溺涩年余矣。症属肝火，用四君加柴胡、炒山栀、炒龙胆数剂，乃与逍遥散兼服而疮愈，又与六味丸及逍遥散，七十余剂诸症悉退。若有愈后身起白屑，搔则肌肤如帛所隔，此气血虚，不能营于腠理，用大补之剂。若有愈后发热，身起疙瘩痒痛，搔破脓水淋漓，经候不调，此肝火血热，用四物加柴胡、山栀、白术、茯苓、丹皮、甘草。（《女科撮要·卷上》）

　　一男子赤痛热渴，脓水淋漓，心烦掌热，目昧语涩，怔忡不宁。此心经受症也，用安神丸兼八珍汤，少加木通、炒黑黄连、远志，元气渐复。却行砭刺，外邪渐退，但便燥作渴，用柴胡饮并八珍汤而愈，再用换肌散而瘥。（《疬疡机要·上卷》）

　　翰林屠渐山年四十，患湿毒疮疾，误用轻粉之剂，亏损元气，久不能愈。一日将晡之际诊之，肝脉洪数而有力。余曰：何肝脉之如此。侵晨疮出黯血三四碗，体倦自汗，虽甚可畏，所喜血黯而脉静。余曰：此轻粉之热，血受其毒而妄行，轻粉之毒亦得以泄，

邪气去而真气虚也，当急用独参汤主之。余重其为人，体恤甚笃，但惑于他言不果，致邪气连绵不已，惜哉！（《外科枢要·卷一》）

一男子初生如粟，闷痛烦渴，便秘，脉数实，此毒在脏也。予谓：宜急疏去之，以绝其源，使毒不致外侵。彼以为小恙，乃服寻常之药，后大溃而殁。（《外科发挥·卷二》）

◆ 疮疡溃后诸证

一男子溃而恶寒，用四君子汤加桂，倍用黄芪大料，四剂而止。脓水尚多，投八珍汤加桂。数剂渐少。惟疮口不合，以附子饼，及十全大补汤，每剂加炮附子五分，数剂乃去附子，又服月余而愈。（《外科发挥·卷二》）

一男子溃而作痛，脉浮紧，以内补黄芪汤四剂而止，又二十余剂而愈。（《外科发挥·卷一》）

一男子溃后，畏寒脉虚，以四君子加炮姜，四剂而愈。以十全大补汤，月余而敛。仲景云：脉虚则血虚，血虚生寒，阳气不足也。疮肿脉虚，宜托里和养血。信夫！（《外科发挥·卷二》）

一男子溃后发热，焮痛不止，烦躁便秘，右手脉沉实，以清凉饮一剂而止，更以托里消毒散四剂而瘳。（《外科发挥·卷一》）

一男子溃后作痛，脉数而无力，以托里散加生地黄、黄柏，二剂而止，更以托里散数剂而安。（《外科发挥·卷一》）

一男子溃后作痛而脉涩，以定痛托里散饮之，敷乳香定痛散而止，更以托里散数剂而愈。（《外科发挥·卷一》）

一男子溃后口干，遇劳益甚，以补中益气汤加五味子、麦门冬治之而愈，更以黄芪六一汤而敛。（《外科发挥·卷五》）

一男子溃而烦渴不安，以圣愈汤二剂而宁，以人参、黄芪、当归、地黄四剂渴止，以八珍汤二十余剂而愈。（《外科发挥·卷

五》）

一妇人脓溃清稀，脉弱恶寒，久而不愈，服内塞散，灸以附子饼而瘥。（《外科发挥·卷五》）

一室女，臂患肿，溃久不敛，寒热交作，五心烦热，饮食少思，月水不通，亦与前药（逍遥散、八珍汤。编者注），经行疮愈。（《外科心法·卷三》）

一妇人患之（指两膝疼痛，或腿脚牵痛，或肢体筋挛，膝大腿细。编者注），虽溃而肿不消，朝寒暮热，饮食不思，经水三四月一至。此属肝脾气血俱虚也，用补中益气、加味归脾二汤各三十余剂，肿渐消而寒热止。又佐以大防风，月余而能步履，再月余经行如期。又服六味丸、八珍汤，三月而愈。（《校注妇人良方·卷二十四》）

一男子溃而瘀肉不腐，以参、芪、归、术峻补气血，更以桑木灸之，腐而愈。（《外科发挥·卷一》）

一妇人溃后发热，服凉药，反畏寒。以十全大补汤二剂而止，又以托里药而痊。（《外科发挥·卷二》）

一妇人溃后发热，服清热败毒药愈甚，诊之脉涩。以四物汤加粟壳、乳香、没药，二剂少止，又二剂而安。（《外科发挥·卷二》）

一妇人溃后发热，脉浮而数，虚而兼表证也。以补中益气汤倍用柴胡、升麻，一剂而止，以托里月余而敛。（《外科发挥·卷二》）

一妇人溃后发热少寐，四肢倦怠。以黄芪人参汤治之而安，更以十全大补汤加贝母、远志、麦门冬、酸枣仁、香附，月余而敛。（《外科发挥·卷二》）

一妇人溃后发热，予以为虚，彼不信，乃服败毒药，果发

79

大热，竟至不救。夫溃疡虽有表证，发热宜以托里为主，佐以表散之剂，何况瘰疬流注乎？若气血充实，经络通畅，决无患者。此证之因，皆由气血素亏，或七情所伤，经络郁结，或腠理不密，六淫外侵，隧道壅塞。若不审其所因，辨其虚实，鲜不误人。（《女科撮要·卷上》）

一男子患痈，溃而饮酒，焮痛发热。服黄连解毒汤，二剂而止，更以托里消毒散而愈。常治痈而大便秘，脉实者，用清凉饮而治之。（《外科发挥·卷二》）

一男子溃后发热，服凉药益甚，诊之脉浮，乃气虚也。以补中益气汤加五味子、麦门冬治之而止，更以托里药而敛。（《外科发挥·卷二》）

一男子溃后发热，头痛脉浮紧，虚而兼表邪也。以补中益气汤加川芎、白芷二剂而止，更以托里药而愈。（《外科发挥·卷二》）

一男子溃后发热，头微痛，日晡尤甚，脉浮，按之则涩。以人参养荣汤加柴胡、地骨皮而愈，又月余而敛。（《外科发挥·卷二》）

一男子溃后发热，左手脉数而有力，以人参败毒散一剂而止，更以托里散而覆。（《外科发挥·卷一》）

一男子溃后发热作痛，脉浮数，按之无力，劳而尤甚。以补中益气汤治之而止，更以十全大补汤而愈。常治左手脉小于右手而热者，用血药多于气药；右手脉小于左手而热者，用气药多于血药。（《外科发挥·卷二》）

一男子溃后将愈，因劳四肢发热，烦躁不寐，以圣愈汤四剂而宁，更以托里药而愈。丹溪云：有四肢热，逢风寒，如炙于火者，是人阴气虚而阳气盛也。（《外科发挥·卷二》）

一男子脓熟不溃，微痛少食，倦怠发热。余为针之，脓涌出，热益甚，乃虚也。急以人参黄芪汤二剂，热愈甚，此药力尚未及也。又二剂，果应。再以当归补血汤数剂而痊。东垣云：发热恶热，大渴不止，烦躁肌热，不欲近衣，脉洪大，按之无力，或目痛鼻干者，非白虎汤证也。此血虚发躁，当以当归补血汤主之。又有火郁而热者，如不能食而热，自汗气短者，虚也，以甘寒之剂泻热补气。如能食而热，口舌干燥，大便难者，以辛苦大寒之剂下之，以泻火补水。（《外科发挥·卷二》）

◆ **面部流注**

一弱人流注内溃，出败脓五六碗，是时眼口歪斜，脉亦虚极，乃虚甚也，非真中风。以独参汤加附子一钱，二剂少愈。更以大补药，月余而痊。大抵脓血大泄，当大补气血为先，虽有他证，以末治之。凡痈大溃，发热恶食，皆属气血虚甚。若左手脉不足者，补血药当多于补气药；右手脉不足者，补气药当多于补血药。切不可发表。（《外科发挥·卷三》）

◆ **上肢流注**

一妇人，左臂胃经部分结肿一块，年许不溃，坚硬不痛，肉色不变，脉弱少食，月经每过期，日晡发热，遇劳或怒则痛。此不足之症也。遂与参、芪、归、术、川芎、芍药、熟地黄、贝母、远志、香附、桔梗、牡丹皮、甘草，百余贴而消。大抵妇病，多起于郁，郁则气血受伤，百病生矣。（《外科心法·卷四》）

一男子臂患（流注），出腐骨三块，尚不敛，发热作渴，脉浮大而涩。乃气血俱损，须多服生血气之剂，庶可保全。彼惑于火尚未尽，仍用凉药内服外敷，几危，始求治。其形甚瘁，其脉愈虚。先以六君子汤加芎、归，月余饮食渐进。以八珍汤加肉桂三十余剂，疮色乃赤。更以十全大补汤，外以附子饼灸之，仅年而痊。（《外科发挥·卷五》）

一男子臂患（流注），年余尚硬，饮食少思，朝寒暮热。以八珍汤加柴胡、地骨皮、牡丹皮，月余寒热稍止。继以益气养荣汤及附子饼灸之，两月余，脓成针之。更服人参养荣汤，半载而痊。（《外科发挥·卷五》）

一男子臂肿，筋挛骨痛，年余方溃，不敛。诊其脉更虚，以内塞散料，少愈。以十全大补汤及附子饼灸之而愈。《精要》云：留积经久，极阴生阳，寒化为热。以此溃多成瘘，宜早服内塞散排之。（《外科发挥·卷五》）

一男子脾气素弱，臂肿一块不痛，肉色不变，饮食少思，半载不溃。先以六君子汤加芎、归、芍药，二十余剂饮食渐进。更以豆豉饼，日灸数壮。于前药内再加黄芪、肉桂三十余剂，脓熟针去。以十全大补汤，及附子饼灸之，月余而敛。（《外科发挥·卷五》）

◆ 背胂流注

一男子背胂患之（指流注，编者注），微肿，形劳气弱。以益气养荣汤，间服黑丸子，及木香、生地黄作饼，覆患处熨之。月余脓成，针之，仍服前药而愈。（《外科发挥·卷五》）

◆ 胁肋流注

一男子，年三十余岁，素饥寒，患右肋肿如覆瓢，转侧作水声，脉数。经曰：阴虚阳气凑袭，寒化为热，热甚则肉腐为脓。即此证也。及按其肿处即起，是脓已成矣。遂以浓煎黄芪六一汤，令先饮二钟，然后针之。脓出数碗许，虚症并至。遂以大补药治之，三月余而愈。大抵脓血大泄，气血必虚，当峻补之。虽有他病，皆宜缓治。盖元气一复，诸病自退。若老弱之人，不问肿溃，尤当补也。（《外科心法·卷四》）

侍御朱东溪，左胁下近腹肝胆经部分结一块，四寸许，漫肿不赤，按之则痛。余曰：此当补脾胃。彼谓：肿疡宜表散。乃服流气饮，后胃气顿虚，始信余言。遂用四君子加芎、归、酒炒芍药、姜、桂，胃气复而恶症退。乃去干姜加黄芪，数剂微赤微痛。又三十余剂，焮肿大痛，此脓内溃也，遂针之。用补中益气、加减八味丸而愈。（《外科枢要·卷二》）

一妇人禀弱性躁，胁臂肿痛，胸膈痞满。服流气败毒药，反发热不食；以四七汤数剂，胸宽气和；以小柴胡汤对四物，加陈皮、香附，肿痛亦甚。大抵妇人情性执着，不能宽解，多被七情所伤，遂致遍身作痛或肢节肿痛，及气填胸满，或如梅核塞喉，咽吐不出，或涎痰壅盛，上气喘急，或呕逆恶心，甚者渴闷欲绝。产妇多有此证，宜服四七汤，先调滞气，更以养血之药。若因思忧，致小便白浊者，用此药，吞青州白丸子屡效。（《外科发挥·卷五》）

◆ **腹部流注**

一男子腹患此（指肿块，编者注），肿硬不溃，脉弱时呕，欲用败毒等药。余谓肿硬不溃，乃阳气虚弱；呕吐少食，乃胃气虚寒，法当温补脾胃。彼不信，仍用攻伐，而呕愈甚。复请治，脉微弱而发热。余曰：热而脉反静，脱血脉反实，汗后脉反躁者，皆为逆也。辞不治，后果殁。（《外科枢要·卷二》）

陈进士遂初，年逾三十，患腹肿硬，逾年而疮头破，时出血水。此七情所伤，荣气绝于肉理而然，名曰流注。诊之肝脉涩。盖肝病脉不宜涩，小腹正属肝经，须涩脉退乃可愈。予欲以甘温之剂补其气血，令自消溃。彼不信，仍服攻伐之药，致气血愈虚，果殁于金旺之月。丹溪云：诸经惟少阳、厥阴之生痈疽宜预防之，以其多气少血也。少血而肌肉难长，疮久不合，必成败症。苟不知此，辄用峻利毒药以伐真阴分之血，则其祸不旋踵矣！（《外科心法·卷四》）

◆ 腰部流注

一妇人暴怒，腰肿一块，胸膈不利，时或气走作痛，与方脉流气饮数剂而止，更以小柴胡对四物，加香附、贝母，月余而愈。（《女科撮要·卷上》）

一妇人因暴怒而腰肿一块，或胸膈不利，或走气作痛。此荣气郁滞，与方脉流气饮数剂而止，更以小柴胡对四物加香附、贝母，月余而愈。（《校注妇人良方·卷二十四》）

一子年十九，腰间肿一块，无头不痛，色不变，三月不溃，饮食少思，肌肉日瘦。此寒搏腠理，荣气不行，郁而为肿也，名曰湿毒流注。《元戎》云：若人饮食疏，精神衰，气血弱，肌肉消薄，荣卫之气短促而涩滞。故寒搏腠理，闭郁而为痛肿者，当补之，以接虚怯之气。遂以十全大补汤加香附、陈皮，三十余剂，始针之，遂出白脓二碗许。仍用前药，倍加参、芪，及以豆豉饼灸之，渐愈。彼惑于速效者，乃内服败毒，外贴寒凉药，反致食少脓稀，患处色紫复。请予治，喜得精气未丧，仍以前药加远志、贝母、白蔹，百剂而愈。此疮若久而不愈，或脓水清稀者，当以内寒散服之，及附子饼灸之，然后可愈。若不慎饮食、起居、七情者，不治。（《外科心法·卷四》）

李通府子十六岁，腰患之（指流注，编者注），三年不愈，色
黯下陷。余曰：此肾经症也，宜用六味丸滋化源以生肾水，更用
如圣饼外散寒邪以接阳气。不信，别用杂药，元气益虚，七恶蜂
起，始信余言，仍用前药而愈。（《保婴撮要·卷十二》）

◆ 臀部流注

一男子元气素弱，臀肿硬而色不变，饮食少思，如此年余矣。
此气血虚而不能溃也，先用六君子汤加川芎、当归、芍药，元气
渐复，饮食渐进，患处渐溃。更加黄芪、肉桂，并用葱熨之法月
余，俟脓熟而针之。又以十全大补汤，及附子饼熨之而愈。（《外
科枢要·卷二》）

◆ 下肢流注

胡县丞，遍身走痛，两月后左脚面结肿，未几腿股又患一块。
脉轻诊则浮，重诊迟缓。此气血不足，腠理不密，寒邪袭虚而然。
以加减小续命汤四剂，及独活寄生汤数剂，疼痛顿去。更以托里
药，倍加参、芪、归、术，百帖而愈。（《外科心法·卷五》）

举人于廷器，腿患流注，年余出腐骨少许。午前畏寒，午后
发热，口干痰唾，小便频数。余以为足三阴亏损，朝用补中益气
汤，夕用六味丸料加黄芪、当归、五味子，各三十余剂。外用豆
豉饼，诸症渐愈。又以十全大补之类，喜其慎疾而愈。（《外科枢
要·卷二》）

一老人伤寒，表邪未尽，股内患肿发热，以人参败毒散二剂
热止。灸以香附饼，又小柴胡汤加二陈、羌活、川芎、归、术、
枳壳，数剂而消。（《外科发挥·卷五》）

一男子腿患（流注），久而不敛，饮大补药及附子饼，更用针

头散纤之而愈。(《外科发挥·卷五》)

一男子腿患（流注），溃而不敛，用人参养荣汤及附子饼，更以补剂煎膏药贴之，两月余而愈。(《外科发挥·卷五》)

一男子腿患肿，肉色不变不痛，脉浮而滑，以补中益气汤加半夏、茯苓、枳壳、木香饮之，以香附饼熨之。彼谓气无补法，乃服方脉流气饮，愈虚。复求治，以六君子汤加芎、归数剂，饮食少进。再用补剂，月余而消。夫气无补法，俗论也。以其为病痞闷壅塞，似难于补，殊不知正气虚而不能运行，则邪气滞而为病。经云：壮者气行则愈，怯者弱者则著而为病。苟不用补法，气何由而行乎？(《外科发挥·卷五》)

一男子腿肿一块，经年不消，且不作脓，饮食少思，强食则胀，或作泻，日渐消瘦。诊之，脉微细。此乃命门火衰，不能生土，以致脾土虚而然也。遂以八味丸，饮食渐进，肿患亦消。(《外科发挥·卷五》)

◆ **全身流注**

一小儿十五岁，早丧天真，日晡发热，遍身作痛，或四肢软酸，唾痰头晕。服祛湿化痰之药，腿之内外肉色肿硬而不变。因服攻毒之药，虚症蜂起。按：褚氏云，男子精未满而御女以通其精，五脏有不满之处，异日有难状之疾。正合此论。遂用补中益气汤及地黄丸，半年而愈。此等症候，误认为实，而用败毒之药者，必致不救。(《保婴撮要·卷十二》)

◆ **部位不详之流注**

一妇人素头晕，患流注，月经迟少。此属中气虚弱，用补中益气汤而愈。(《校注妇人良方·卷二十四》)

　　一妇人先肢体作痛，后患流注，发热恶寒，食少胁胀，月经不调，痰盛喘嗽，五心烦热，健忘惊悸，盗汗无寐。悉属肝脾亏损，气血不足，用十全大补、加味归脾兼服，诸症悉痊。(《校注妇人良方·卷二十四》)

　　一妇人患前症（指流注，编者注），用行气化痰等药，胸膈不利，饮食少思；用疏利之药，大便作泄，中满不食。余以为脾胃复伤，用补中益气汤加煨姜，脾胃健，饮食进。又用六君加芎、归，百余剂而愈。(《校注妇人良方·卷二十四》)

　　一女子患流注，大便不通，干涩，色赤或黄，头晕恶寒。此脾肾气虚而血弱也，用补中益气汤加桃仁、杏仁、麻子仁而便润，去三仁加蔓荆子而头晕愈，又用托里散而疮痊。(《保婴撮要·卷十五》)

　　一女子患流注，发热而颤。此肝脾气血不足，经水过期，虚火生风之症也，先用补中益气汤加钩藤钩渐愈，又用加味地黄丸而痊愈。(《保婴撮要·卷十六》)

　　一聘士，流注久溃，肌肉消瘦，发热作渴，恶寒饮食。予以六君子加归、芪、附子，服数剂，患处遂红活。又服十全大补三十余剂，脓渐稠而愈。后惑于人言，谓盛暑不宜用附子，彼又因场屋不遂（指科举考试不顺利，编者注），意复患前证，专服败毒流气之剂，元气消烁，肌肉日瘦。医以为不治，自分不起。其师滕洗马云：向者病危，得附子药而起。今药不应，以致危笃，何不仍服附子药？遂复求治。其脉微细，证属虚寒，并无邪毒，仍用附子药乃愈。(《外科心法·卷三》)

　　一儒者，患流注，发热作渴，头痛自汗，脉洪大，按之无力。此气血虚寒也，用十全大补加麦门、五味治之，其症益甚。仍用前药加附子一钱，四剂诸症悉退。却去附子，加肉桂二十余剂，气血渐复。又因劳心，发热恶寒，饮食减少。此脾胃复伤，元气下陷，用补中益气加附子一钱，二剂热止食进，仍用大补元气而安。后因考试不利，怀抱不舒，更兼劳役，饮食日少，形气日衰，吐痰作渴，头痛恶寒，或热来复去，或不时而动，仍用补中益气数剂，诸症渐愈，元气渐复。乃去附子，再加肉桂五分，百余剂而愈。(《外科枢要·卷一》)

一小儿十六岁，流注久不愈，因劳兼怒，忽仆地昏愦，殊类破伤风，面色皎白，无气以动。用补中益气汤，内用人参五钱，加肉桂一钱，不应。加干姜一钱，又不应。此阳气虚甚，药力不能胜之也，急加附子一钱，稍定。乃去附子，服十余剂，而元气渐复，却佐以八珍汤、豆豉饼，半载而痊。毕姻后因入试场，劳伤元气，前症复发，亦类破伤风，脉浮大，按之如无，用参附汤四剂而苏，八珍汤、地黄丸料各百余剂而痊。(《保婴撮要·卷十六》)

一妇人患此（指流注，编者注），过劳必痛，众手按之痛乃止，属气血俱虚，用十全大补汤、六味丸、逍遥散而痊。(《校注妇人良方·卷二十四》)

尝治贾阁老子，患流注，脉数作渴，不喜饮冷，脓水清稀，而带赤色。予曰：此气血虚而兼火也，治难奏功。彼以为迂，别服燥温分利之剂两月余，反加烦渴，寒热往来。复邀治，形体已脱，予曰：虽治亦无功矣。后果不起。(《外科心法·卷三》)

贾阁老子，年十六，患此（指流注，编者注）二载矣。脉洪大而数，脓清热渴，食少体倦，夜间盗汗，午前畏寒。余曰：此真气不足，邪气有余之症，治之无功矣。彼恳求治，午前勉用四君、芎、归、炙草，午后四君、麦门、五味，逾月诸症渐减。有用渗利之剂，保其必全者，彼信服之。形体骨立，未几而殁。(《保婴

撮要·卷十二》）

　　一男子元气素弱，将欲患此，胸膈不利，饮食少思。予欲治以健脾胃，解郁结，养血气。彼不从，乃服辛香流气之剂，致腹胀。又服三棱、蓬术、厚朴之类，饮食愈少，四肢微肿，兼腰肿一块，不溃而殁。盖此证本虚痞，今用克伐之剂，何以不死？况辛香燥热之剂，但能劫滞气冲，快于一时，若不佐制，过服则益增郁火，煎熬气液而为痰，日久不散，愈成流注之证。（《外科发挥·卷五》）

　　一儒者伤寒后，患流注，肿痛潮热，用十宣、败毒等剂，出稀脓五六碗许，发热恶寒，烦躁作渴，殊类破伤风症而殁。（《外科枢要·卷三》）

　　又一妇，流注溃久，忽发热，乃虚也。与补药二剂不用，另用人参败毒散，大热而毙。夫老弱之人，虽有风邪，亦宜以补中益气汤治之，况又非表证而峻表，不死何俟？（《外科心法·卷四》）

　　一妇人久不敛，忽发寒热，余决其气血俱虚，彼反服表散之剂，果大热，亦死。大抵流注之证，多因郁结或暴怒，或脾气虚，湿气逆于肉理；或腠理不密，寒邪客于经络；或闪扑或产后瘀血流注关节；或伤寒余邪未尽为患。皆因真气不足，邪得以乘之。常治郁者开之，怒者平之，闪扑及产后瘀血者散之，脾虚及腠理不密者除而补之，伤寒余邪者调而解之，大要以固元气为主，佐以见证之药。如久而疮口寒者，更用豆豉饼或附子饼灸之；有脓管或瘀肉者，用针头散腐之自愈，锭子尤效。若不补血气，及不慎饮食、起居、七情，俱不治。（《外科发挥·卷五》）

◆ 发颐（痄腮）

昆山高举人，年逾三十，夏月热病后，患颐毒，积日不溃，气息奄奄，脉诊如无，饮食少思，大便不禁。《脉经》云：脉息如无似有，细而微者，阳气衰也。齐氏云：饮食不入，大便滑利，肠胃虚也。遂以六君子汤，加炮干姜、肉豆蔻、破故纸数剂，泻稍止，食稍进。更加以黄芪、当归、肉桂，溃而脓水清稀。就于前药，每服加熟附子一钱，数剂泻止食进，脓亦渐稠。再以十全大补汤，用酒炒芍药，加白蔹，月余痊。（《外科心法·卷三》）

一小儿十六岁，腮患此（指痛，编者注），三年不愈，色黯下陷。此胃经症也，宜滋化源以生肾水，外散寒邪以接阳气。不信，妄用杂方，元气益虚，七恶蜂起，始信余言，后用前药果验。（《保婴撮要·卷十三》）

一妇人素内热，因怒，耳下至颈肿痛寒热。此肝胆经火燥而血虚，用柴胡栀子散而肿痛消，用加味逍遥散而寒热退，用八珍汤加丹皮而内热止。（《外科枢要·卷二》）

吴黄门瞻之，腮赤肿痛，此胃经风热上攻所致，以犀角升麻汤二剂而平。（《外科心法·卷五》）

姜大理患此（指腮赤肿痛，编者注），以前汤（指犀角升麻汤，编者注）。为人所惑，谓汤内白附子性温而不服，另用荆防败毒散，愈盛。后虽用此汤，尚去白附子，亦不应。后用全方三剂而愈。本草云：白附子味甘辛，气温无毒，主面上百病，及一切风疮，乃风热之主药。《内经》云：有是病，用是药。苟不用主病之药，病焉得而愈哉？（《外科心法·卷五》）

京师王大广，年逾六十，素食厚味，颊腮患毒未溃而肉先死，脉数无力。此胃经积毒所致。然颊腮正属胃经，未溃肉死，则胃

气虚极，老人岂宜患此？予辞不治，果死。《内经》云：膏粱之变，足生大疔，受如持虚。（《外科心法·卷六》）

一小儿……至十六颐间肿硬，发热唾痰。余谓：属肾经气不足，水泛而为痰，气伤而为肿。不信，反用火针败毒，破而出水。余曰：肾主骨，骨而为痛，元气亏败，余何能为？后果殁。惜哉！（《保婴撮要·卷十四》）

上舍熊栋卿，颐后患之（指疭腮，编者注），脓清体瘦，遗精盗汗，晡热口渴，痰气上涌，久而不愈，脉洪大，按之微细，属肾经亏损所致。遂用加减八味丸料，并十全大补汤而愈。（《外科枢要·卷二》）

上舍卢懋树，（患疭腮）两尺脉数，症属肾经不足，误服消毒之剂，致损元气而不能愈。余用补中益气、六味丸料，服之而痊。（《外科枢要·卷二》）

地官陈用之，（患疭腮）服发散之剂，寒热已退，肿痛不消。此血凝滞而欲作脓也，用托里消毒散而脓成。又用托里散而脓溃，但脓清作渴，乃气血虚也。用八珍汤加麦门、五味，三十余剂而愈。（《外科枢要·卷二》）

◆丹毒

一妇人患前症（指丹毒，编者注），搔破久不愈，食少体倦。此肝脾亏损，阴虚发热也。先用补中益气汤加川芎、炒栀，元气渐复，更以逍遥散而疮愈。（《疬疡机要·中卷》）

一妇人患前症（指丹毒，编者注），误用大麻风药，破而出水，烦渴头晕，诚类风症，六脉洪数，心肝脾为甚。余曰：风自火出，此因怒动肝火，血燥而生风耳，非真风症也。与逍遥散、六味丸以清肝火，滋脾血，生肾水而愈。（《疬疡机要·中卷》）

一妇人身如丹毒，搔破淋漓，热渴头眩，日晡益甚，用逍遥散加炒山栀、陈皮而愈，又用八珍、柴胡、山栀、丹皮而愈。（《疬疡机要·中卷》）

一妇人身如丹毒，搔破脓水淋漓，热渴头晕，日晡益甚，用加味逍遥散而愈。（《外科枢要·卷二》）

一男子患丹毒，焮痛便秘，脉数而实，服防风通圣散不应，令砭患处，去恶血，仍用前药即愈。（《外科发挥·卷六》）

一男子下体居多焮痛，日晡尤甚，腿腕筋紫而胀，就于紫处刺去瘀血，以四物汤加芩、连，四剂而安。患在上体，若臂腕筋紫胀，亦宜刺去其血，以前汤加柴胡、黄芩即愈。（《外科发挥·卷八》）

◆ 结核

一妇人左眉及发际结核，用栀子清肝散、海藻散坚丸以清肝火，养肝血，益元气而愈。（《外科枢要·卷二》）

一妇，年二十，耳下结核，经水每过期，午后头痛，服头风药愈盛。予以八珍汤加柴胡、地骨皮，二十余剂而愈。（《外科心法·卷四》）

一男子耳下患五枚如贯珠，年许尚硬，面色萎黄，饮食不甘，劳而发热，脉数软而涩。以益气养荣汤六十余剂，元气已复，患处已消。一核尚存，以必效散二服而平。（《外科发挥·卷五》）

一女子耳下结核，焮痛寒热，此属肝经风热，用栀子清肝散一剂，诸症悉愈。后因怒，耳后并额两角作痛寒热。此兼少阳经症，仍以前药加羌活，二剂而痊。（《校注妇人良方·卷二十四》）

一上舍，素膏粱善怒。耳下结一核，从溃而疮口翻张如菌，焮连头痛，或胸胁作胀，或内热寒热。或用清热消毒之药，年余

未瘥。余用补中益气汤、六味地黄丸而寻愈。(《外科枢要·卷二》)

施二守项右患一核,用凉药敷贴,颈皆肿。又敷之,肿胤胸腋,冷应腹内。不悟凉药所致,尚以为毒盛。形体疲惫,自以为不起,请余治。敷药处热气如雾,急令去药,良久疮色变赤,刺出脓,用托里药而愈。(《外科心法·卷三》)

一妇人项臂结核,头痛寒热,乳内时疼,两胁㽲痛。余以为肝脾郁火而血燥,先以加味逍遥散,再用加味归脾汤而愈。(《校注妇人良方·卷二十四》)

一妇人项核肿痛,察其气血俱实,先以必效散一服下之,更以益气养荣汤补之,三十余剂而消。常治此症,若必欲出脓,但虚弱者,先用前汤,待其气血稍充,乃用必效散去其毒,仍用补药,无不效。未成脓者,灸肘尖,调经解郁及隔蒜灸,多自消,有脓即针之。若气血复而核不消,却服散坚之剂。月许不应,气血不损,须用必效散。其毒一下,即多服益气养荣汤。如不应,亦灸肘尖。如疮口不敛者,更用豆豉饼、琥珀膏。若气血俱虚,或不慎饮食七情者,不治。然此症以气血为主,气血壮实,不用追蚀之剂亦能自腐,但取去使易于收敛耳。血虚而用追蚀,不惟徒治,适足以败矣。(《女科撮要·卷上》)

一妇人项间结核,不时寒热,左目紧小,头项振掉,四肢抽搐。此肝火血虚热也,用加味逍遥加钩藤数剂,诸症渐愈,又用八珍汤调理而瘥。(《校注妇人良方·卷二十四》)

一妇人项结核,寒热头痛,胁乳胀痛,内热口苦,小便频数。症属肝火血虚,用四物加柴胡、山栀、胆草而愈,又用加味逍遥散而安。(《女科撮要·卷上》)

一寡妇……项间结核如贯珠,寒热晡热,用加味归脾汤、加

味逍遥散调补肝脾而愈。（《校注妇人良方·卷二十四》）

一男子颈间结核大溃年余，一男子眉间一核，初如豆粒，二年渐大如桃，悉用清肝火，养肝血，益元气而愈。（《内科摘要·卷下》）

【注】《薛案辨疏》：此案亦云清肝火，养肝血，益元气。即前所用芦荟、六味、补中也。余谓此症多肝经郁火，须加味逍遥，重者用茱、连，更多肝脾结症，须加味归脾而兼间用之以前方，此亦先生法也。结核一症，须辨血燥筋挛与结痰成块二种，血燥筋挛名失营，结痰成块名瘰疬，一滋补其阴，一疏利其结，治法迥乎不同，可不审诸？

一男子素善怒，左项微肿，渐大如升，用清痰理气而大热作渴，小便频浊。余谓肾水亏损，用六味地黄、补中益气而愈。亦有胸胁等处，大如升斗，或破而如菌如榴，不问大小，俱治以前法。（《内科摘要·卷下》）

【注】《薛案辨疏》：善怒，肝病也。左项肝部也，肝之失职，肾虚不能养也。然肿大如升，此何物乎？谁不曰痰也，气也，血也。其如清痰理气而反增大热大渴，小便频浊者，香燥复伤其脾肺也。故既用六味壮水以生木，复用补中补土以生金也。或曰乙癸同源，故壮水以生木，若补土生金于木何益？曰肝木之阴虚则肝木之气强，而况素怒者乎？其肝气未有不强，强则势必克土，土无所生，而木寡于畏势，终不得平，徒补水以生之无益焉。故六味后继以补中，生之，制之，培之，防之，而肝气始得其平矣。虽不服清痰理气以伤脾肺者，亦当如此培法。故又云亦有胸胁等处云云，但治以前法也。

一男子因暴怒，项下肿痛结核，滞闷兼发热。用方脉流气饮二剂，胸膈利。以荆防败毒散，一剂而热退。肝脉尚弦涩，以小

柴胡加芎、归、芍药，四剂脉证顿退。以散肿溃坚丸一料将平，惟一核不消，乃服遇仙无比丸二两而瘳。（《外科发挥·卷五》）

一女子素有肝火，因怒颈项结核，寒热晡热，遍身起赤晕作痒。服祛风之药，搔破出水，唇目搐动。余以为脾经血虚内热生风，用栀子清肝散加钩藤钩而搐热顿减，又用当归川芎散而诸症渐愈，乃用加味逍遥散而痊。（《疠疡机要·中卷》）

儒者杨泽之性躁嗜色，缺盆结一核。此肝火血燥筋挛，法当滋肾水，生肝血。不信，乃内服降火化痰，外敷南星、商陆，转大如碗。余用补中益气及六味地黄，间以芦荟丸，年余元气渐复而肿消。（《内科摘要·卷下》）

【注】《薛案辨疏》：惟性躁则肝火旺矣，嗜色则肾水虚矣。水虚火旺则肝经所主之筋能不躁缩挛结乎？六味滋肾水也，芦荟丸清肝火也，初不须补中益气而所以先用之者，以曾服降火化痰之品，有伤中气故耳。此症非岁月之功不能愈，治不得法，必成劳瘵。夫痰核与筋挛大相径庭，痰核则不痛不硬，治以消痰结软坚可也。如筋挛则必硬而且痛，唯当以滋阴调气为主，若以毒药施于筋挛，燥药攻其痰核，未有不为大患，不但成劳瘵，必号痛溃烂而毙。

又一媪，左臂结核，年余方溃，脓清不敛。（《外科心法·卷四》）

刘生，手臂结核如栗，延至颈项，状似瘰疬。此风湿流注，亦以前药（加减小续命汤、独活寄生汤。编者注）治之而愈。（《外科心法·卷五》）

朱文鼎母，因忿郁腋下结一核二十余年。因怒加肿痛，完谷不化，饮食少思。东垣云：泻利不止，饮食不入，此肠胃虚也。遂以六君子汤加砂仁、肉桂、干姜、肉豆蔻，泻虽止而脓清，疮口

不合，气血俱虚也。以十全大补汤，月余而愈。(《外科心法·卷三》)

一妇人，因怒伤不思饮食，发热倦怠，骨肉酸痛，羸瘦面黄，经水积渐不通，颈间结核。以逍遥散、八珍汤治之少可。彼自误服水蛭等药，血气愈虚，遂致不起。良甫云：忧愁思虑则伤心，心伤则血逆竭，血逆竭则神色先散，而月水闭。火既受病，不能荣养其子，故不嗜食。子虚则金气亏，故发嗽嗽。既作水气绝，故四肢干，水气不克。又云：经候微少，渐渐不通，手足骨肉烦痛，日渐羸瘦，潮热，其脉微数，此由气虚血弱，阳往乘之，少水不能灭盛火，故火逼水涸，亡津液。当养血益阴，用柏子丸、泽兰汤为主，勿遽通之。(《外科心法·卷三》)

一妇人因怒，结核肿痛，察其气血俱实，先以神效散（即神效瓜蒌散，编者注）下之，更以益气养荣汤，三十余剂而消。常治此证，虚者先用益气养荣汤，待其气血稍充，乃用神效散，取去其毒，仍进前药，无不效者。(《外科发挥·卷五》)

一妇人因怒结核，经行不止，发热，昼安静而夜谵语。此血分有热也，用小柴胡加生地顿安。其核尚大，经候先期，肝脉弦数。此肝火血涸而筋挛也，用加味逍遥加生地，月经如期而核消。(《校注妇人良方·卷二十四》)

一妇人耳内耳后项侧，结核作痛，寒热口苦，月经不调。此肝胆经火而伤脾胃也，用四君、柴胡、丹皮及六味地黄而愈。(《校注妇人良方·卷二十四》)

一妇人久郁怒，胸胁、内股、外臁各结核，寒热往来，经候不调，胸膈不利，饮食少思，大便不调，左关弦洪，左寸弦数，右关弦紧，右寸弦浮。余谓左关弦洪，肝经热也；左寸弦数，木生火也；右关弦紧，肝克脾也；右寸弦浮，木侮金也。法当生肝血，

遂用加味四物汤而诸症退，用加味逍遥散而经候调，用加味归脾汤而全愈。(《校注妇人良方·卷二十四》)

一妇人年三十有七，早孀居，两腿骨作痛，晡热体倦，月经不调，或发寒热，数年矣。一日颈项两侧结核，两胁胀痛，此系肝经郁火而成也。先用小柴胡汤合四物数剂，肝症顿愈。又用加味逍遥散加泽兰、乳香、没药，三十剂血症渐痊。再用加味归脾等药，年余而安。(《校注妇人良方·卷一》)

一孀妇，或耳内外作痛，或项侧结核，内热晡热，月经不调，唾痰少食，胸膈不利。余以为郁怒伤肝脾，朝用归脾汤以解脾郁生脾气，夕用加味逍遥散以清肝火生肝血而愈。(《外科枢要·卷二》)

一妇人素郁怒，患前症（指结核，编者注），内热晡热，久而不愈，若面色萎黄则月经过期而少，若面色赤则月经先期而多。余曰：面黄过期，脾经虚弱也；面赤先期，脾虚火动也。朝用补中益气，升举脾土以益气血；夕用加味逍遥，滋养肝血以息阴火。复以归脾汤解郁结，半载元气复而痊。又有患前症，因脾虚下陷而发热，乃专治其疮，变瘵而殁。(《校注妇人良方·卷二十四》)

一妇人经事不调，肢体结核，如榛如豆，不计其数，隐于肉里，其色不变，三年余矣，大按则痛。或投以降火消毒，乃不按自痛，发汗作渴，日晡益甚，经水过期，左关脉数。此肝火血燥也，用清肝益荣汤六十余剂，诸症已愈，惟项核未消。又以当归龙荟丸数服，及八珍汤加柴胡、山栀，三十余剂而痊。(《校注妇人良方·卷二十四》)

一女子股间结一核，不作痛，不变色，服散坚之剂，患处肿硬，更头晕吐痰，其脉弦数而无力，心脾俱虚。不信，仍用攻伐，果吐泻腹痛，发搐吃逆。余谓变脾土虚寒之恶症也，先用五味异

功散加干姜、肉桂，脾气稍复，乃用异功散、八珍汤而愈。(《保婴撮要·卷十五》)

举人江节夫，颈臂胁肋各结一核，恪服祛痰降火软坚之剂益甚。余曰：此肝胆经血少而火燥也。彼执前药，至明年六月各核皆溃，脉浮大而涩。余断以秋金将旺，肝木被克，必不起，后果然。(《内科摘要·卷下》)

邵黄门子，手合骨处患一核，半年后溃一小孔如粟，又年余不合，日出脓清数滴或止三四滴，面上赤，脉数，口干，夜则发热，昼则恶寒，行履如故。此气血俱虚也，辞不治。月余后他处相会，彼云：小儿有不药之功矣。余曰：过火令方为喜也。已而果毙。(《外科心法·卷三》)

一室女，背髆结一核如钱，大而不焮，但倦怠少食，日晡发热，脉软而涩。此虚劳气郁所致也。予用益气养血开郁之药，复令饮人乳，精神稍健。彼不深信，又服流气饮，饮食遂少，四肢痿软。其父悔之，复请予治。予以为决不可起矣，后果毙。(《外科心法·卷四》)

一室女性急好怒，耳下常肿痛，发寒热，肝脉弦急。投以小柴胡汤加青皮、牛蒡子、荆芥、防风治之，而寒热退。更以小柴胡汤对四物，数剂而肿消。其父欲除去病根，勿令再发。予谓：肝内主藏血，外主荣筋，若患怒气逆则伤肝。肝主筋，故筋蓄结而肿，须病者自能调摄，庶可免患。否则肝逆受伤则不能藏血，血虚则为难瘥之证矣。后不戒，果结三核。屡用追蚀药，不敛而殁。(《外科发挥·卷五》)

◆ 瘰疬

大尹周应昌子，患瘰疬，恪服化痰之剂，虚宜用六君子汤。

（《保婴撮要·卷二》）

江中翰侄，年及二十，耳下患疬焮痛，左关脉数。此肝经风热所致，以荆防败毒散三贴，表症悉退。再与散肿溃坚丸，月余而平复。（《外科心法·卷四》）

容台张美之善怒，孟春患此（指瘰疬，编者注），或用伐肝之剂，不愈。余以为肝血不足，用六味地黄丸、补中益气汤以滋化源，至季冬而愈。（《外科枢要·卷二》）

儒者张子容，素善怒，患此（指瘰疬，编者注）久而不愈，疮出鲜血，左关弦洪，重按如无。此肝火动而血妄行，症属气血俱虚。用补中益气汤以补脾肺，用六味丸以滋肝肾而愈。（《外科枢要·卷二》）

沈氏室，患瘰疬，久而不消，自汗恶寒，此气血俱虚也，遂以十全大补汤，月余而溃。然坚核虽散，而疮口不敛，更灸以豆豉饼，仍与前药加乌药、香附，两月而愈。大抵坚而不溃，溃而不合，皆由气不足也。尝见患此疮者，疮口虽合而不加补，往往变为瘵症。若发寒热，眼内有赤脉贯瞳子，俱不治。一脉者一年死，二脉者二年死。（《外科心法·卷四》）

一妇患之（指瘰疬，编者注），恐不起，致少寐，年余病破，脓水淋漓，经水或五十日或两月余一至，误服通经丸，展转无寐，午前恶寒，午后发热。余以为思虑亏损脾血，用归脾汤作丸，午前以六君子送下，午后以逍遥散送下，两月余得寐，半载后经行如期，年余而疮愈。（《女科撮要·卷上》）

一妇人，患瘰疬，延至胸腋，脓水淋漓，日久五心烦热，肢体疼痛，头目昏重，心忪颊赤，口干咽燥，发热盗汗，食少嗜卧，月水不调，脐腹作痛。予谓非疮故，乃血虚而然也。服逍遥散月余少可。更服八珍汤加牡丹皮、香附子，又月余而经通。再加黄

芪、白蔹，两月余而愈。（《外科心法·卷三》）

一妇人，患瘰疬，与养血顺气药，不应。亦与神效瓜蒌散，二剂顿退，又六剂而消。却与托里药，气血平复而愈。（《外科心法·卷四》）

一妇人肝经积热，患（瘰疬）而作痛，脉沉数，以射干连翘汤，四剂稍愈。更用散肿溃坚丸，月余而消。丹溪云：瘰疬必起于足少阳一经，不守禁忌，延及足阳明经。食味之厚，郁气之久，曰毒，曰风，曰热，皆此二端，拓引变换。须分虚实，实者易治，虚者可虑。此经主决断，有相火，且气多血少，妇人见此，若月水不调，寒热变生，稍久转为潮热，自非断欲食澹，神医不能疗也。（《外科发挥·卷五》）

一妇人患此（指瘰疬，编者注）嗳气。用降火清胃，食少吞酸，胸痞闷；用利气消导，吐痰气促，饮食日少；用清热化痰，大便坚涩，内热身瘦。余曰：吞酸嗳气，脾胃气虚也；胸痞痰喘，脾肺气虚也；大便坚涩，内热日瘦，脾肺血虚也。遂以补中益气加炒黑吴茱萸三分数剂，佐以六味丸，诸症顿退，乃用归脾汤、逍遥散，间服而愈。（《校注妇人良方·卷二十四》）

一妇人颈肿不消，与神效瓜蒌散，六剂稍退。更以小柴胡汤加青皮、枳壳、贝母，数剂消大半。再以四物对小柴胡，数剂而平。（《外科发挥·卷五》）

一妇人久（患瘰疬）而不愈，或以为木旺之症，用散肿溃坚汤伐之，肿硬益甚。余以为肝经气血亏损，当滋化源，用六味地黄丸、补中益气汤，至春而愈。此症若肝经风火暴病，元气无亏，宜用前汤。若风木旺而自病，宜用泻青丸，虚者用地黄丸，若水不能生木，亦用此丸，若金来克木，宜补脾土，生肾水。大凡风木之病，但壮脾土，则木自不能克矣。若行伐肝，则脾胃先伤，

而木反来克土矣。（《女科撮要·卷上》）

一妇人瘰疬后，遍身作痒，脉大按而虚，以十全大补加香附治之而愈。大凡溃后，午前痒作气虚，午后痒作血虚。若作风症治之，必死。（《女科撮要·卷上》）

一妇人性急躁，瘰疬后吐血发热，两胁胀痛，日晡为甚。余以为怒气伤肝，气血俱虚，遂朝用逍遥散倍加炒黑山栀、黄柏、贝母、桔梗、麦门、五味，夕以归脾汤送地黄丸，诸症并愈。（《女科撮要·卷上》）

一疬妇发热，日晡愈甚，乃血气虚也，治以四物汤加柴胡、地骨皮而愈。（《外科发挥·卷二》）

一疬妇溃后，发热烦躁作渴，脉大而虚，以当归补血汤，六剂而寒热退。又以圣愈汤，数剂而全愈。更以八珍加贝母、远志，三十余剂而敛。（《女科撮要·卷上》）

一疬妇溃后发热，烦躁作渴，脉大无力，此血虚而然也。以当归补血汤，六剂顿退。又以圣愈汤，数剂少健。更以八珍汤加贝母、远志，二十余剂而敛。东垣云：发热恶热，大渴不止，烦躁肌热，不欲近衣，其脉洪大，按之无力，或目痛鼻干者，非白虎汤证也。此血虚发躁，当以当归补血汤主之。又有火郁而热者，如不能食而热，自汗气短者，虚也，以甘寒之剂泻热补气。如能食而热，口舌干燥，大便难者，以辛苦大寒之剂下之以泻火补水。（《外科发挥·卷五》）

一疬妇面黄体倦，咽酸嗳气。余以为中气虚弱，欲用补中益气汤加茯苓、半夏。不信，反降火利气，胸腹痞满，疬疮肿痛。又散坚利气，嗳气不绝，大便不实，四肢时冷。余曰：今变中气虚寒矣。用六君子汤加姜、桂，少用升麻、柴胡渐愈，更佐以补中汤寻愈。（《校注妇人良方·卷二十四》）

一男子（患瘰疬）气血已复，核尚不腐，用针头散及必效散各三次，不旬日而愈。（《外科发挥·卷五》）

一男子，素嗜欲，且劳神，恶热喜冷，仲冬始衣绵，乃患瘰疬，脉洪大无力。余曰：此阴气耗散，阳无所附，阳气浮散于外，而恶热也。败毒散加芩、连、山栀，四剂少愈。再以四物汤加芩、连、白芷、桔梗、甘草、金银花，数剂而消。（《外科心法·卷三》）

一男子，因怒耳下及缺盆患瘰疬，溃延腋下，形气颇实，疮口不合，以散肿溃坚丸治之而愈。（《外科心法·卷四》）

一男子患此（指瘰疬，编者注），肿痛发寒热，大便秘，以射干连翘散六剂，热退大半。以仙方活命饮四剂而消。（《外科发挥·卷五》）

一男子患之（指瘰疬，编者注），痰盛胸膈痞闷，脾胃脉弦。此脾土虚肝木乘之也，当以实脾土伐肝木为主。彼以治痰为先，乃服苦寒化痰药，不应，又加以破气药，病愈甚。始用六君子汤加芎、归数剂，饮食少思。以补中益气汤，倍加白术，月余中气少健。又以益气养荣汤，两月肿消，而血气亦复矣。夫右关脉弦，弦属木，乃木盛而克脾土，为贼邪也。虚而用苦寒之剂，是虚虚也。况痰之为病，其因不一，主治之法不同。凡治痰，用利药过多则脾气愈虚，虚则痰愈易生。如中气不足，必用参术之类为主，佐以痰药。（《外科发挥·卷五》）

一男子（瘰疬）未溃，倦怠发热，以补中益气汤治之稍愈，以益气养荣汤月余而溃，又月而瘥。（《外科发挥·卷五》）

一男子先一耳前耳下患之（指瘰疬，编者注），将愈，次年延及项侧缺盆，三年遂延胸腋，不愈。诊之肝脉弦数，以龙荟、散坚二丸治之，将愈，肝脉尚数。四年后，小腹、阴囊、内股皆患

毒，年余不敛，脉诊如前，以清肝养血及前丸而愈。(《外科发挥·卷五》)

一男子肿硬不作脓，脉弦而数，以小柴胡汤兼神效瓜蒌散各数剂，及隔蒜灸数次，月余而消。(《外科发挥·卷五》)

一女子，十五岁，患瘰疬，身发赤晕，形气倦怠。此肝火、血虚所致，用加味逍遥散而赤晕愈，用益气汤、六味丸而瘰疬消。(《明医杂著·卷之五》)

一女子患瘰疬，便结面赤，口干晡热。此肝肾阴虚而内热也，先用加减八味丸、八珍汤，两月余大便渐通。又用加味逍遥散，佐以五味异功散而大便通。用九味芦荟丸而痊愈。(《保婴撮要·卷十五》)

一女子患瘰疬，因怒两手颤振，面色或青或赤。此肝以血虚火盛而生风也，用四物加山栀、钩藤钩、龙胆草、甘草而颤振渐愈，乃去胆草，与地黄丸间服而痊。后因劳心发热，两手复振，用补中益气汤、地黄丸而愈。(《保婴撮要·卷十六》)

一女子十五岁，瘰疬发热晡热，左颊赤甚。余谓肝火血虚，用加味逍遥散、五味异功散、九味芦荟丸而痊。后服斑蝥等药，恶症蜂起，手足并冷，用参附汤二剂，六君、姜、桂四剂，乃朝用益气汤，夕用异功散而愈。(《保婴撮要·卷十五》)

一小儿十五岁，瘰疬二年矣。余谓禀肾肝阴虚燥热，用地黄丸之类而愈。(《保婴撮要·卷十五》)

一小儿十五岁患此（指瘰疬，编者注），发热作渴，日晡颊赤，脉数无力。属阴虚而有热，用补阴八珍汤五十剂，加参、芪又二十剂而溃，但脓水清稀，肌肉不生。此脾气虚弱也，以参、芪、归、术为主，佐以芍药、熟地、麦门、五味，气血乃复。遂进必效散一服，毒下而痊。(《保婴撮要·卷十一》)

一小儿十五岁患此（指瘰疬，编者注），恪用攻痰，前症益甚，虚症悉至，仍议前法。余曰：小便频数，肝经阴虚也；两目连札，肝经风热也；作呕懒食，胃气虚弱也；泄泻后重，脾气虚陷也。遂用补中益气汤、六味地黄丸渐愈，又用九味芦荟丸而消。（《保婴撮要·卷十一》）

又一妇患此（指耳下及缺盆患瘰疬，编者注），气血不弱，亦服此丸，其核并消，而疮口不敛，更以十全大补汤及灸以豆豉饼始痊。（《外科心法·卷四》）

一妇人项患五核，时常寒热，肝脉弦长而出寸口。此血盛无耦之症也，用小柴胡汤加生地、乌梅治之而愈。（《校注妇人良方·卷二十四》）

一妇（瘰疬）溃后核不腐，以益气养荣汤三十余剂，更敷针头散腐之，再与前汤三十余剂而敛。（《外科发挥·卷五》）

一男子久（瘰疬）不敛，脓出更清，面黄羸瘦，每侵晨作泻，与二神丸数服泻止。更以六君子汤加芎、归，月余肌体渐复。灸以豉饼及用补剂作膏药贴之，三月余而愈。（《外科发挥·卷五》）

一男子素弱，（瘰疬）溃后核不腐。此气血皆虚，用托里养荣汤，气血将复，核尚在，以簪梃拨去，又服前药，月余而痊。（《外科发挥·卷五》）

阁老杨石斋子，年十七，发热作渴，日晡颊赤，左关尺脉大而浮。此肝肾阴虚，用补阴八珍汤五十余剂，又加参芪，二十余剂而溃。但脓水清稀，肌肉不生，乃以参、芪、归、术为主，佐以芍药、熟地、麦门、五味，脓水稠而肌肉生。更服必效散一剂，疬毒去而疮口敛。（《外科枢要·卷二》）

田氏妇，年逾三十，患瘰疬，已溃不愈。与八珍汤加柴胡、地骨、夏枯草、香附、贝母五十余剂，形气渐转。更与必效散，二服疮口遂合。惟气血未平，再用前药，三十余剂而平。后田生执此散，不问虚实，概以治人。殊不知散中斑蝥性毒，虽专治瘰疬，多服则损元气。若气血实者，先用此下之，而投补剂，或可愈。若虚而用下药或迫蚀药，瘀肉虽去而疮口不合，反致难治。（《外科心法·卷四》）

一妇人，患瘰疬不消，脓清不敛。予以八珍汤，治之少愈。忽肩背痛，不能回顾。此膀胱经气郁所致，当以防风通气汤治之。盖膀胱之脉，始于目内眦，上顶巅，下耳角，复上顶，至脑后，过风府，下项，走肩膊，一支下腰脊。是经气动则脊痛，项强，腰似折。按此非膀胱经证而何？彼乃云：瘰疬，胆经病也，其脉主行项侧，即是经火动而然。遂自服清肝降火之药，反致不食痛盛。复请予，诊其脉，胃气愈弱。先以四君子汤加陈皮、炒芍药、半夏、羌活、蔓荆子，四剂食进痛止。继以防风通气汤，二剂而愈。（《外科心法·卷四》）

一妇人（瘰疬）久溃发热，月经每过期且少，用逍遥散兼前汤，两月余气血复而疮亦愈，但一口不收。敷针头散，更灸前穴而痊。常治二三年不愈者，连灸三次，兼用托里药即愈。（《外科发挥·卷五》）

一男子（瘰疬）久而不敛，神思困倦，脉虚。余欲投以托里，彼以为迂，乃服散肿溃坚汤，半月余，果发热，饮食愈少。复求治，投益气养荣汤三月，喜其谨守，得以收敛。齐氏云：结核瘰疬初觉，宜内消之。如经久不除，气血渐衰，肌寒肉冷，或脓汁清稀，毒气不出，疮口不合，聚肿不赤，结核无脓，外证不明者，并宜托里。脓未成者，使脓早成，脓已溃者，使疮无变坏之证，所以宜用也。（《外科发挥·卷五》）

一妇人久郁，患（瘰疬）而不溃，既溃不敛，发热口干，月水短少，饮食无味，日晡尤倦，以益气养荣汤，二十余剂稍健。余谓须服百剂，庶保无虞。彼欲求速效，反服斑蝥之剂，及数用追蚀毒药，去而复结，以致不能收敛，出水不止，遂致不救。然此证属虚劳气郁所致，宜补形气，调经脉，未成者自消，已成自溃。若投剽悍之剂，则气血愈虚，多变为瘵证。然坚而不溃，溃而不合，气血不足明矣。况二经之血原自不足，不可不察。（《外科发挥·卷五》）

一女子瘰疬将愈，因勤于女红，忽作瘈疭。此胃气未实，而劳伤筋脉耳，用补中益气汤及五味异功散，俱加钩藤钩而愈。后劳役怒气，经行颤振，用加味逍遥散及补中益气汤，俱加钩藤钩而愈。（《保婴撮要·卷十六》）

一女子瘰疬瘈疭，服镇惊之药，面色黄赤，呵欠咬牙。余谓肝经气虚血弱，而火动生风，用五味异功散加柴胡、升麻而愈。后因怒复作，面赤目直，大叫项强，关脉洪数，先用抑肝散，次用地黄丸而愈。（《保婴撮要·卷十六》）

一小儿十六岁，病疮久不敛，因过劳，口噤目直，脉洪数，左关脉弦而无力。余谓肝经气血虚而火内动也，用地黄丸料四剂而安。却用补中益气汤以补脾肺，用地黄丸以补肾肝为主，佐以九味芦荟丸以治肝疳而病疮愈。（《保婴撮要·卷十六》）

◆ 漏

一男子患漏，时值阴寒，忽恶寒，右手脉有而似无。此胃气虚而不任风寒也，以四君子汤加炮姜、肉桂，一剂稍止，又四剂而安。丹溪云：恶寒者，卫气虚衰，不能温分肉实表而恶寒者；又有上焦之邪隔绝荣卫，不能升降出表而恶寒者。东垣云：夜则恶寒，昼则安静，是阴血自旺于阴分也。夜则恶寒，昼亦恶寒，

是重阴无阳也，当亟泻其阴，峻补其阳。夜则安静，昼则恶寒，是阴气上溢于阳中也。(《外科发挥·卷二》)

京师董赐，年逾四十，胸患疮成漏，日出脓碗许，喜饮食如常。以十全大补汤加贝母、远志、白蔹、续断，灸以附子饼，脓渐少。谨调护，岁余而愈。(《外科心法·卷四》)

一小儿十五岁，足跟患之（指漏疮，编者注），二年不愈，日出清脓数滴。余谓：禀肾气虚弱也。不信，毕姻后肿硬寒热，仍用攻伐之药而殁。(《保婴撮要·卷十四》)

一男子臀患漏，口干发热，喜脓不清稀，脉来迟缓。以豆豉饼灸，及服八珍汤加麦门冬、五味子、软柴胡、地骨皮，三月余而愈。后因不慎房劳，复溃，脓清脉大，请辞不治，果殁。河间云：因病致疟则为轻。盖病势尚浅，元气未虚也。至病初愈而劳复，或复饮食劳倦，或房劳、七情六欲，阳痿阴弱，加致赢损，此因虚致损则为重，病势已过，元气已索故也。(《外科心法·卷四》)

◆ *疠疡*

一膏粱之人，鼻坏眉落，指脱体溃，热渴晡甚，用四物汤加酒炒黑黄柏、知母、五味、麦门、白芷、天麻、皂角刺三十余剂，热渴少止。时仲夏，精神倦怠，气喘身热，小便黄数，大便稀溏。此元气虚而时热胜也，用补中益气汤顿安。乃与换肌散及益气汤，兼服两月，更以生脉散代茶饮，疮少退。时至仲秋，眩晕少食，自汗体重，大便溏数。此亦时湿之症，用清燥汤调理而愈。又用补中益气汤加酒炒黑黄柏、知母、皂角刺、天麻，两月余而瘥。又因劳倦，耳聩热渴，误服祛风药，病气益剧，身发赤疹，与益气聪明汤，月许而愈。(《疠疡机要·上卷》)

一男子遍身瘙痒，后成疮出水，洒淅恶寒，皮肤皱起，眉毛渐落，大便秘结，小便赤少。此属肺火为患，用补气泻荣汤四剂，诸症渐退。但倦怠恶寒，小便清少，此邪气去而真气虚也，用补中益气汤兼换肌散，半载乃元气复而诸症退。时仲秋忽大便不实，小便频数，体倦食少，洒淅体重。此湿邪乘虚而作，用东垣益胃汤，二剂顿安，仍用前药调理，三月余全愈。（《疬疡机要·上卷》）

儒者遍身作痒，搔破脓水淋漓，眉毛脱落，如病风症，久服祛风等药，致元气亏损，余用补中益气汤加茯苓而愈。后失调理，日晡热甚，用八珍汤加五味、麦门，五十余剂而愈。（《疬疡机要·上卷》）

一男子素清苦，眉尽落。病在肝胆二经也，乃刺臂腿腕及患处，出黑血，空心服八珍汤，加五味、胡麻、首乌、威灵，食后服换肌散，喜其无兼变之症，又能笃守禁忌，不半年而痊。（《疬疡机要·上卷》）

一男子面赤发紫泡，下体痒痛，午后发热，大便燥黑。此火盛而血虚也，用再造散及四物汤加防己、胆草，及刺腿、指缝，出毒血而便和。仍以前药加白术、白芷、茯苓、羌活、独活而便和。仍以四物加胆草、防己，少用独活，加玄参、萆薢，五十余剂而疮退。却用补中益气汤加天麻、麦门，而气血渐充。时仲秋霪雨，遍身酸痛，用清燥而安，随用换肌散、胡麻散、八珍汤兼服而愈。（《疬疡机要·上卷》）

一男子冬间口苦耳鸣，阴囊湿痒，来春面发紫块，微肿麻木，至冬遍身色紫，不知痛痒，至春紫处俱大，至夏渐溃，又至春眉落指溃。此患在肝胆二经，令刺手指缝并臂腕出黑血，先与再造散二服下毒秽，更以小柴胡合四物汤加白芷、防风、天麻、皂角刺渐愈，又与换肌散。但遍体微赤，此血虚有火，因家贫未得调理，秋间发热，至春面仍发块。用前散并养血药，喜所少谨疾得愈。（《疬疡机要·上卷》）

一男子肚见青筋，面起紫泡，发热作渴，寅卯时甚，脉弦数，腿转筋，小便涩。此肝经火症，先用柴胡饮，热退便利。却用小柴胡合四物汤加龙胆草、炒山栀三十余剂，及八珍汤加柴胡、山栀，养其气血，乃用换肌散去其内毒而安。年余因劳役饮食失宜，寒热头痛，遍身赤疹，自用醉仙散而殁。（《疬疡机要·上卷》）

一妇人经水先期，劳役或气恼则寒热疹痒。服祛风降火等药，不劳怒而自痒发热，更加痰喘气促；服化痰清气之药，形气倦怠，食少胸痞，身发疮疹；服消毒之类，脓水淋漓；服大麻风药，口干作渴，欲水而不敢饮，经水又过期，眉间若动；又服月余，眉毛脱落，经水淋漓。余谓心肝二经风热相搏，制金不能平木，木克脾土而不能统血，肝火旺而不能藏血也。眉间属甲木而主风，风动血燥而眉毛脱落又若动也。经云：水生木。遂朝用地黄丸以滋肾水生肝血，夕用加味逍遥散以清肝火生肝血，月余诸症渐愈。又佐以四君、芎、归、牡丹皮，月余经水旬日而止。又两月余，经水五十余日而至，乃夕用五味异功散加当归服两月，经水四十余日而至。因怒恼寒热，经水如崩，眉棱觉动，脉洪数弦，肝脾二经为甚。用柴胡栀子散二剂以平肝火，用五味异功散二剂以补脾气，发热顿退，经水顿止。更以八珍汤倍加参、术及地黄丸，两月余经水如期，眉毛渐生。（《疬疡机要·中卷》）

一妇人……年余左足臂腕起白点渐大，搔起白屑，内热盗汗，月经两月余一至，每怒或恶寒头痛，或不食作呕，或胸乳作胀，或腹内作痛，或小便见血，或小水不利，或白带下注。此皆肝木制伏脾土，元气虚而变症也。用补中益气汤加炒黑山栀及加味归脾汤，间服半年而愈。每怒恼患赤晕，或以风疾治之，发疙瘩；又服遇仙丹，赤肿作痒出脓水；外敷追蚀之药，寒热作渴；又服胡麻、草乌之药，遍身瘙痒，眉毛脱落，脓水淋漓，咳嗽发热，月经两月一行。余用四君、当归、牡丹皮，月余热渴稍止，饮食稍进。又服月余，咳嗽稍可，却用八珍汤加牡丹皮二十余剂，患处渐干，经水如期。后因伤食，作泻不食，用六君子汤，饮食渐进。又因怒发热作渴，患处作痛，经行不止，用加味逍遥散渐可，仍用四君子汤而痊愈。（《疠疡机要·中卷》）

一男子遍身瘙痒，服祛风辛燥之剂，眉发脱落。余谓前药复伤肝肾，精血虚而火内炽所致。朝用八珍汤加麦门冬、五味子，夕用六味丸料加当归、黄芪治之，风热退而眉发生矣。（《疠疡机要·上卷》）

一妇人性沉静，怀抱不乐，月经过期，遍身作痒。服祛风清火之剂，搔破成疮，出水不止，其痒益甚；或用消风散之类，眉棱跳动，眉毛折落；又服遇仙丹，患处俱溃，咳嗽发热，饮食日少，月经先期。余作肝脾郁怒而血燥，前药复伤而益甚。先用四君、芍、归、山栀、牡丹皮，饮食渐进，服月余而嗽止。又以加味逍遥散加钩藤钩，二十余剂而眉不动，乃去钩藤，倍加参、术、当归，月余疮渐结后，又以八珍汤加山栀、牡丹皮而痊。（《疠疡机要·中卷》）

一男子患肾脏风，饮烧酒，发赤晕。砭出血，敷追毒之药，成疮出水，日晡益甚，类大麻风。服遇仙丹，眉毛折落，大便下血，虚羸内热，饮食甚少，势诚可畏。余先用圣济犀角地黄汤，其血渐止。又用五味异功散加当归、升麻，饮食渐进。用四物、参、术、牡丹，内热渐减。用易老祛风丸，脓水渐少。又八珍、牡丹皮之类，月余疮渐结靥。因思虑，发热盗汗，疮复作痒，兼

起赤晕，用加味归脾汤数剂，汗热渐止。用加味逍遥散、六味地黄丸而痊。（《疬疡机要·中卷》）

◆ **乳痈**

一儒者，两乳患肿，服连翘饮，反坚硬，食少内热，胸胁作痛，日晡头痛，小便赤涩。此足三阴虚而兼郁怒，前药复损脾肺。先用六君子加芎、归、柴胡、山栀四十余剂，元气复而自溃，乃作痛恶寒。此气血虚也，用十全大补汤、六味丸而愈。（《外科枢要·卷二》）

一儒者，两乳作痛，两胁作胀，久服流气饮、瓜蒌散。后左胁下结一块，肉色不变，劳则寒热。用八珍加柴胡、远志、贝母、桔梗，月余色赤作痛，脓将成矣。后针出脓碗许，顿然作呕。此胃气虚而有痰也，令时嚼生姜，服六君子汤呕止，加肉桂而疮愈。后出仕，每劳怒，胸乳仍痛，或发寒热，服补中益气汤加炒山栀即愈。（《外科枢要·卷二》）

一男子因怒，左乳肿痛，肝脉弦数，以复元通气散二服少愈，以小柴胡汤加青皮、芎、归数剂而消。（《外科发挥·卷八》）

一男子左乳肿硬痛甚，以仙方活命饮二剂而止，更以十宣散加青皮四剂脓成，针之而愈。若脓成未破，疮头有薄皮剥起者，用代针之剂，点起皮处，以膏药覆之，脓亦自出。不若及时针之，不致大溃。如出不利，更纤搜脓化毒之药。若脓血未尽辄用生肌之剂，反助邪气，纵早合必再发，不可不慎也。（《外科发挥·卷八》）

一男子年逾五十，患子不立事，左乳肿痛，左胁胀痛，肝脉弦数而涩。先以龙荟丸二服，诸症顿退。又以小柴胡汤对四物，加青皮，贝母、远志，数剂而脓成。予欲针之，仍以养气血、解郁结。彼不从，乃杂用流气败毒之剂，致便秘发热作渴，复请。予谓：脓成不溃，阳气虚不能鼓舞也；便秘发热，阴血竭不能濡润也。辞不治。果死。（《外科发挥·卷八》）

◆ 血瘤

一老儒，眉间患之二年，其状如紫桃，下坠盖目，按之如水囊。此肝脾之症，脓瘀内溃而然耳。遂刺出血脓，目即开，以炒黑胆草、山栀、芎、归、芍药、柴胡、白术、茯苓等类而愈。（《外科枢要·卷三》）

◆ 瘤赘

一男子小腹患之（指瘤赘，编者注），脓水淋漓。此足三阴之症，用补中益气加麦门、五味以培脾土，用六味地黄丸以生肾水，更用芦荟丸以清肝火而敛。（《外科枢要·卷三》）

小儿十五岁……后停食，吐泻不食，发赤瘤，先用二陈、山楂、麦芽，次用异功散，饮食如前，又用大芜荑汤而愈。（《疠疡机要·中卷》）

一女子腿前肿一小瘤，作痒，搔破出虫，如蚊而飞去，寒热如疟。乃肝经之症，即虱瘤之类，用加味逍遥散而愈。（《保婴撮要·卷十四》）

◆ 茧唇

一妇人怀抱久郁，患茧唇，杂治消痰降火，虚症悉具，盗汗如雨。余谓此气血虚而有热也，用当归六黄汤，内黄芩、连、柏俱炒黑，二剂而盗汗顿止。仍用归脾汤、八珍散兼服，元气渐复。

更以逍遥散、归脾汤，间服百余剂，而唇亦瘥。（《校注妇人良方·卷二十四》）

州守刘克新患茧唇，时出血水，内热口干，吐痰体瘦，肾虚之症悉具，用济阴地黄丸，年许而愈。（《口齿类要·茧唇》）

一妇人善怒，经不调，唇肿裂，服消毒药，唇胀出血，年余矣。余曰：当培养脾胃，以滋化源。不信，仍服前药，及追蚀状如翻花瘤而死。（《女科撮要·卷上》）

一妇人月经不调，两足发热，至年余而身亦热，劳则足腿酸痛。又年余，唇肿裂痛。又半年，唇裂出血，形体瘦倦，饮食无味，月水不通，唇下肿如黑枣。余曰：此肝脾血虚火症也。彼不信，用通经药而殁。（《校注妇人良方·卷二十四》）

◆瘟瘤

一妇人性躁，患痦瘟作痒，脓水津淫，寒热口苦，胁痛耳鸣，腹胀溺涩。乃肝脾血虚火症，用六君、柴胡、山栀、龙胆数剂，以逍遥散兼服渐愈，又与六味逍遥散七十余剂，诸症悉退。（《疠疡机要·中卷》）

一男子嗜膏粱炙煿、醉酒辛辣之物，遍身生痦瘟，甚为作痒。服消风散之类，更起赤晕；又砭出血，其痒益甚；敷败毒之剂，遂各成疮，脓水津淫，眉毛渐脱，赤痒益甚。此脾经积热伤血所致。余先用犀角地黄汤，诸症稍退。乃用济生犀角地黄汤加黄连治之，脓水渐止。乃以八珍汤加山栀、牡丹皮，眉毛渐生。因饮食失宜，胸腹作胀，饮食少思，或大便下血，用五味异功散加升麻，饮食渐进。又用补中益气汤而血止。仍用异功散加当归、牡丹皮而痊。（《疠疡机要·中卷》）

一儒者遍身发瘟，误服攻毒之剂，元气虚而不能愈。余用补

中益气汤加茯苓治之，其疮顿愈。又因调理失宜，日晡益甚，用八珍汤加五味子、麦门冬，五十余剂而愈。(《疬疡机要·中卷》)

一男面生粉刺，或生小疮。服消风散，疮益甚；服遇仙丹，加遍身赤痒；仍服前药，发热焮肿；又服旬余，溃而出水，形体骨立。先用四君、当归、桔梗数剂，饮食稍进，又用八珍汤数剂而痊。(《疬疡机要·中卷》)

一儒者应试后，遍身痒疮，后成疙瘩。此劳伤元气，阴火内炽，秋寒收敛，腠理郁热内作。用补中益气汤加茯苓、川芎、白芷而愈。后复劳仍作，惑于人言，服祛风败毒药，如大风之状，又发热作渴，倦怠懒食。余用补中益气汤，倍加参、芪、归、术、半夏、茯苓、五味子、麦门冬而愈。(《疬疡机要·中卷》)

一男子时疫愈后，遍身发疮作痒，服补中益气汤而愈。有同患者不信余言，乃用砭法出血而死。此因阴虚血热，色黑作痒也，何乃反伤阴血哉？(《疬疡机要·中卷》)

一男子……后至闽为商，遍身瘙痒，时喜热水浴之。后患疮疮，破而出水。用风药益甚，或赤或白，眼作花痒。先用胡麻散、六味丸，痒渐愈。用六味丸、消风散，疮渐愈。用八珍汤、六味丸而痊。(《疬疡机要·中卷》)

一女性急多怒，月经先期，患痞疮，色赤作痒，搔破脓水不止。服祛风药，其疮益甚；服花蛇酒，四肢瘰疬，眉毛折脱。余先用柴胡清肝散加钩藤钩数剂，又用加味逍遥散加钩藤钩，诸症渐愈，又用易老祛风丸而愈。(《疬疡机要·中卷》)

◆ **斑疹**

举人陆世明，会试途中劳役，胸患斑，焮赤作痛，头痛发热，形倦少食，大便或溏或结，小便赤涩。此劳伤元气，而虚火内动，

投补中益气汤，一剂顿退，再剂而痊，又数剂而元气复。（《疠疡机要·中卷》）

一妇人患斑症痛痒，大便秘，脉沉实，以四物汤加芩、连、大黄、槐花治之而便利，用四物二连汤而疮愈。（《疠疡机要·中卷》）

一妇人患斑症作痒，脉浮数，以人参败毒散二剂少愈，更以消风散四剂而安，又用柴胡清肝散而愈。（《疠疡机要·中卷》）

一妇人患癜，作痒脉浮，以消风散，四剂而愈。（《外科发挥·卷六》）

一老人患疹，色微赤，作痒，发热，以人参败毒散二剂稍愈，以补中益气汤加黄芩、山栀而愈。（《外科发挥·卷六》）

一男子，每至秋冬，遍身发红点，如斑作痒。此寒气收敛，腠理阳气不能发越，怫郁内作也。宜以人参败毒散解散表邪，再以补中益气汤益气实表。彼以为热毒，自用凉药愈盛。复请，以补中益气汤加茯苓、半夏、羌活四剂，更以补中益气汤数剂而愈。刘守真曰：疮肿因内热外虚，风湿所乘。然肺主气皮毛，脾主肌肉，气虚则肤腠开，风湿所乘，脾气湿而内热，即生疮也。肿者，由寒热毒气客于经络，使血涩壅结成肿。风邪内作者，且无头无根；气血相搏作者，有头有根。亦核肿，则风气流会。疮以痛为实，痒为虚者，非谓虚为寒，谓热之微甚也。（《外科心法·卷五》）

一男子患癜，色赤紫焮痛，发热喜冷，脉沉实，以防风通圣散一剂顿退，又以荆防败毒散加芩、连四剂而愈。（《外科发挥·卷六》）

◆ **瘾疹**

一妇久患此（指血风瘾疹，遍身瘙痒。编者注），诸药不应，以四生散数服而愈。大抵妇人体虚，风邪客于皮肤，则成白疹；寒湿客于肌肉，郁热而为赤疹。色虽有异，治法颇同。凡人汗出，不可露卧及浴。经云：汗出见湿，乃生痤痱。《雷公》云：遍身风疹，酒调生侧。予用屡验。（《外科心法·卷五》）

一女子常患瘾疹作痒，因怒发热，变为疙瘩，臂肿痒甚，余用栀子清肝散治之而愈。后又怒，患痕起赤晕，游走不定，自砭出紫血，甚痒彻骨，其热如炙，如大麻风，欲用风药。余给之，曰：然。乃以当归补血汤四剂，其热悉止，又用圣愈汤、加味逍遥散而愈。（《疠疡机要·中卷》）

◆ 疙瘩

松江掌教翟立之素善饮，遍身疙瘩，搔起白屑，上体为甚，面目焮肿，成疮结痂，承浆溃脓，眼赤出泪，左关脉洪数有力。或作疠风治之，脓溃淋漓。余谓肝火湿毒，以四物汤加干葛、连翘、山栀、柴胡、芩、连，一剂诸症悉退，四剂全退。两睛各显青白翳一片，亦属肝火，再剂翳去，乃用六味丸而愈。（《疠疡机要·上卷》）

一妇患赤斑，瘙痒搔破，成疮出水，久而不愈，内服当归饮，外搽蛇床子散，并愈。（《外科心法·卷五》）

一妇人遍身疙瘩瘙痒，敷追毒之药，成疮出水，寒热胁痛，小便不利，月经不调；服祛风之剂，形体消瘦，饮食少思。此肝火血燥生风，前药益伤脾血耳。先用归脾汤二十余剂，又用加味逍遥散二十余剂，诸症渐愈，乃用六味丸调理而痊。此等症候，服风药而死者多矣。（《疠疡机要·上卷》）

一妇人遍身患疙瘩，发热作痒，内服败毒祛风，外搽攻毒追蚀，各溃成疮，脓水津淫，形气消瘦，饮食日减，恶寒发热，作渴饮冷，脉浮数，按之则涩。此元气复伤也，先用七味白术散数剂，其渴渐止，饮食稍加。乃用八珍汤加柴胡、牡丹皮，脓水渐干。又用六君、芎、归、丹皮、山栀，疮渐收敛。仍用八珍、山栀、牡丹皮而痊愈。（《疠疡机要·中卷》）

一妇人每秋间两手心作痒，搔起白皮，因劳役怒恼则发寒热，遍身作痒起疙瘩。或以为风症，内服花蛇等药，外敷硫黄之类，患处溃。又服遇仙丹，热渴益甚，月水不通。余谓脾肝二经血燥生风，先用加味逍遥散，热渴渐减。又用八珍、柴胡、山栀，患处少可。后因怒气发热胁痛，患处肤痛，用加味逍遥散四剂而安。又用四君、芎、归、山栀、牡丹皮，半载而痊。（《疠疡机要·中卷》）

一妇人秋间肢体作痒，时发寒热，日晡热甚，口苦喜酸，月水先期，面色常青，热甚则赤。恪服清热凉血，后发疙瘩，赤痒益甚。乃清热败毒，破而脓水淋漓。余谓肝脾血燥虚热。不信，仍治疮毒，其疮益甚，形气倦怠，饮食减少。余先用补中益气汤，间佐以六君、当归，元气稍复。乃以八珍汤倍用参、术，少用川芎、芍药炒黑，间佐以补中益气汤，诸症渐愈。又以四君子汤为主，佐以加味逍遥散，两月余脓水渐少，又服月余，疮渐结靥。因怒恼，寒热腹胀，饮食少思，患处复甚，用六君子汤加山栀、柴胡，乃用四君子汤为主，而疮渐愈。又因怒，月经甚多，发热作渴，疮痛出血，用柴胡清肝散，热退痛止。仍用四君子汤而结靥，又用八珍、山栀、牡丹皮而痊愈。（《疠疡机要·中卷》）

一妇人身发疙瘩，或如丹毒，痒痛不常，搔碎成疮，脓水淋漓，发热烦渴，头目眩晕，日晡益甚，此血虚内热之症，以当归饮加柴胡、山栀治之而愈。（《校注妇人良方·卷四》）

一妇人性急善怒，月经不调，内热大苦，患疙瘩作痒。服败毒之药，脓水淋漓，热渴头晕，日晡益甚，用加味逍遥散渐愈。后因大怒，月经如涌，眼赤出泪，用四物汤加山栀、柴胡、连、芩数剂而愈。（《疠疡机要·中卷》）

一男子不时患疙瘩，瘙痒成疮，脓水淋漓，恶寒发热。先用羌活当归散而痒止，又用易老祛风丸而不发。（《疠疡机要·中卷》）

一男子患疙瘩瘙痒，破而成疮，如大麻风。服遇仙丹，发热作渴，大便秘结，脉沉实，右关为甚。此热蓄于内也，先用黄连内疏汤而大便通利，又用防风通圣散去硝黄而热渴止，却用八珍汤而疮愈。（《疠疡机要·中卷》）

一女子常患疙瘩，时或作痒。服消风之类，搔破成疮，其痒不止，延及头面。余先用羌活当归散，其痒顿止。用加味逍遥散，其热顿痊。又用当归饮而疮亦愈。用八珍、柴胡、山栀而不再作。（《疠疡机要·中卷》）

一儒者身发疙瘩，时起赤晕，憎寒发热，服疠风之药，眉落筋挛，后疙瘩渐溃，日晡热甚，肝脉弦洪，余脉数而无力。此肝经血虚风热也，先以小柴胡合四物汤，加牡丹皮、酒炒黑黄柏、知母，肝脉渐和，晡热渐退。又用八珍汤加山栀，寒热顿去。再与加味逍遥散加参、术、钩藤钩、木贼，服两月疮悉愈而眉渐生。后因怒复作，用小柴胡汤加芎、归、钩藤钩、木贼而愈。后劳役发热，误用寒剂，不时身痒，日晡亦晕，早与补中益气汤加五味、麦门、山药，午后与加减八味丸寻愈。后食炙煿等物，痰盛作渴，仍发疙瘩，小便白浊，右关脉滑大有力，用补中益气汤加山栀，诸症悉退。（《疠疡机要·上卷》）

一男子患疙瘩，瘙痒发热，形气虚弱，口鼻气热，且喜饮冷。属外邪也，以消风散二剂，外邪悉解，但倦怠少食，更治以参、

芪、归、术、陈皮、炙草、五味子而健，又以补中益气汤去柴胡、升麻，加茯苓、芍药乃痊。（《疠疡机要·中卷》）

一男子患前症（指患疙瘩，瘙痒发热。编者注），多在臀脚，劳役则痒益甚，小便色黄。服败毒散、芩、连之剂，患处痒痛，夜不得寐。余谓脾气下陷，用补中益气汤加五味、麦门，少用炒黑黄柏，治之而痊。凡病日间如故，日晡倦怠，或劳愈加，晨起如故，皆元气虚也，宜用前药补而治之。（《疠疡机要·中卷》）

一妇人患前症（指身发疙瘩，或如丹毒。编者注），肢体疼痛，头目不清，自汗盗汗，月水不调，肚腹作痛，食少倦怠，先用人参荆芥散，后用逍遥散，治之而痊。（《校注妇人良方·卷四》）

一妇人患前症（指身发疙瘩，或如丹毒。编者注）发热，夜间谵语，此血分有热，以小柴胡汤加生地治之而安。后用四物汤加柴胡、山栀、丹皮而热退，又用逍遥散全愈。（《校注妇人良方·卷四》）

一妇人因忿怒，身发疙瘩，憎寒发热。余谓肝火，用小柴胡汤加山栀、黄连治之而愈。（《校注妇人良方·卷四》）

一男子患疙瘩，色黯作痒出黑血，日晡至夜益甚，其腿日肿夜消。余以为气血虚而有热，朝用补中益气汤，夕用加味逍遥散而愈。（《疠疡机要·中卷》）

一男子秋间发疙瘩，两月余渐高有赤晕，月余出黑血。此风热血虚所致，先用九味羌活汤，风热将愈，再用补中益气汤而愈。（《疠疡机要·上卷》）

一男子素勤苦早行，遍身发疙瘩，口噤目直，脉弦紧。此劳伤气血，内热外邪所搏也，用补中益气加山栀、羌活、川芎而瘥。半载后，遍身作痒，搔破成疮，发热作渴，脉洪大而虚，复以前

汤加芍药、麦门、熟地、天麻而愈。（《外科枢要·卷三》）

一妇人因怒，寒热发赤晕，服祛风之药发疙瘩，或砭出血，患处焮痛，发热头痛。内服外敷，俱系风药，脓水淋漓。服花蛇酒之类，前症益甚，更加肺热烦渴不寐，脉洪大，按之如无。余谓血脱烦躁，先用补血当归汤稍缓。用四君、当归数剂得睡，但倦怠头晕少食，用补中益气汤加蔓荆子稍可。又用八珍汤，少用芎、芍，倍用参、术，三十余剂而能步履，又服月余而痊。（《疠疡机要·中卷》）

一妇人发疙瘩，日晡热甚，月经先期，或头目昏眩，或寒热发热，或四肢抽搐。此肝经风热血燥，用加味逍遥散，治之寻愈。后因怒，前症复作，口噤遗尿，此肝火血燥也，用加味小柴胡汤治之，渐愈。又夜间发热谵语，此血分有热也，用小柴胡汤加生地而愈。更用加味逍遥散，调理而安。（《外科枢要·卷三》）

一男子两目俱赤，遍身痒痛，搔起白皮。此肝肺阴虚。误服祛风燥剂，鼻赤面紫，身发疙瘩，搔出血水。用升麻汤下泻青丸数服，又用加味逍遥散数剂，身鼻渐白，疙瘩渐消。又用四物汤加参、芪、柴胡、山栀，并换肌散，各百余服，喜其年少谨疾，痊愈。（《疠疡机要·上卷》）

一男子秋间发疙瘩，此元气虚而外邪所侵也，先用九味羌活汤二剂，又用补中益气加羌活而愈。（《外科枢要·卷二》）

一男子遍身疙瘩，搔则痒，掐则痛，便闭作渴。此邪在内也，治以再造散二服，微下三次，用桃仁承气汤加当归四剂，及砭出黑血，渐知痛痒，但形体倦怠。用培养之剂复其元气，又用二圣散，其疮顿愈，更用大补，年余而康。（《疠疡机要·上卷》）

一上舍面发肿，肌如癣，后变疙瘩，色紫，搔之出水。此脾肺之症也，先用清胃汤以清胃热解表毒，又用四物汤加山栀、黄芩、柴胡、皂角刺、甘草节以养阴血祛风热，及砭臂腿腕手足指缝并患处以去毒血，疏通隧道。乃与八珍汤加白芷、皂角刺、五加皮、全蝎及二圣散，兼服月余，以养阴血治疮毒。又与补气泻荣汤，少愈。再与换肌散而全愈。后因劳倦遂发赤晕，日晡尤甚，以四物汤加丹皮、柴胡、山栀，并用补中益气汤，年余虽劳而不发。（《疠疡机要·上卷》）

一男子面发紫疙瘩，脓水淋漓，睡中搔搦，遍身麻木，渐发赤块，劳怒则痒，肝脉洪大。砭刺臂腕各出血，用清胃汤数剂，下前丸，诸症少愈。却用宝鉴换肌散斤许，又用小柴胡合四物汤加参、术、天麻、角刺百余剂，及六味地黄丸，半载而愈。后因劳遍身麻痒，脉微而迟，此气血俱虚，不能荣于腠理，用十全大补汤加五味、麦门，调理年余而安。（《疠疡机要·上卷》）

一儒者脚心或痒痛，或麻痒，或肿胀，二年后身体作痒，渐变疙瘩，发热耳鸣，日晡益甚。此属肾虚也，乃砭刺臂腕腿及手足指缝，去其瘀血，用六味地黄丸料加五味、柴胡五十余剂以补肾，又用换肌散、祛风丸（即《易老》祛风丸，编者注）以治疮，各斤许，疮渐愈，得滋补守禁而痊。（《疠疡机要·上卷》）

◆ 疥疮

稽勋季龙冈遍身患此（指疥疮瘙痒，编者注），腿足为甚，日晡益焮，口干作渴，小便频数。此肾经虚热，用补中益气汤、六味地黄丸而愈。（《疠疡机要·中卷》）

一妇人久（患疥疮）不愈，食少体倦，此肝脾亏损而虚热，先用补中益气汤加川芎、炒山栀，元气渐复。更以逍遥散，而疮渐愈。若夜间谵语，此热入血分，用小柴胡汤加生地黄治之。血虚者，四物合小柴胡汤。热退，却用逍遥散以补脾胃，生阴血。

亦有寒热如疟，亦治以前药。(《外科枢要·卷二》)

一妇人（疮疥）作痒，午后尤甚，以当归饮子数剂少愈，更以人参荆芥散数剂而安。(《外科发挥·卷八》)

一男子，患疮疥，多在两足，午后痛甚，腿腕筋紫而胀，脉洪大。此血热而然也。于紫处砭去毒血，更以四物汤加芩、连、柴胡、地骨粉、丹皮，服之而愈。如手臂有疮，臂腕筋紫，亦宜砭之。老弱人患此作痛，须补中益气汤，加凉血药治之。(《外科心法·卷五》)

一男子（疥疮）久不愈，搔起白屑，耳作蝉声，以四生散数服痒止，更以当归饮子数剂而痊。(《外科发挥·卷八》)

一男子时疫愈后所患（疥疮），如用前药（朝用补中益气汤，夕用加味逍遥散。编者注），补养而愈。(《外科枢要·卷二》)

一男子（疮疥）痒少痛多，无脓水，以芩、连、荆、防、山栀、薄荷、芍药、归梢治之而愈。(《外科发挥·卷八》)

一儒者患（疥疮）在臂脚，日晡或痒或胀，形体倦怠。自服败毒散，痛处发肿，小便赤涩。此肺肾阴虚，余用补中益气加五味、麦门冬而愈。(《外科枢要·卷二》)

一儒者患此（指疥疮，编者注），误用攻伐之剂，元气虚而不能愈。用补中益气汤加茯苓，其疮顿愈。又因调养失宜，日晡益甚，用八珍汤加五味、麦门，五十余剂而愈。(《外科枢要·卷二》)

一儒者善嚏患疥，余以为内有湿热，腠理不密，外邪所搏也，与补中益气汤加白芷、川芎治之。不从，自服荆防败毒散，盗汗发热，作渴焮肿，脓水淋漓。仍用前药，倍加参、芪、五味而痊。(《外科枢要·卷二》)

一小儿年十五，遍身患此（指疮疥，编者注），腿足为甚，发热饮冷，两尺脉数洪，按之无力。此禀肾虚所致，用六味地黄丸

而愈。后用心力学，复发尤甚，兼盗汗遗精。用地黄丸为主，佐以补中益气汤、八珍汤而痊。（《保婴撮要·卷十一》）

一小儿十五岁……后阴茎作痒，小便澄白，患疮疥如大风，用大芦荟丸、四味肥儿丸，诸症渐愈，又用大芜荑汤而寻愈。（《疠疡机要·中卷》）

余甥凌云汉，年十六，庚子夏作渴发热，吐痰唇燥，遍身生疥，两腿尤多，色黯作痒，日晡愈炽，仲冬腿患疮，尺脉洪数。余曰：疥，肾疮也；疮，骨疳也。皆肾经虚症。针之脓出，其气氤氲，余谓火旺之际，必患瘵症。遂用六味地黄、十全大补，不二旬诸症愈而瘵证具，仍用前药而愈。抵冬娶妻，到春其症复作。父母忧之，仰其外寝，虽其年少谨疾，亦服地黄丸数斤，煎药三百余剂而愈。抵冬毕姻，至春其症复作，仍服地黄丸数斤，煎药三百余剂而愈。（《内科摘要·卷下》）

【注】《薛案辨疏》：此案作渴发热，吐痰唇燥，固已属阴虚火旺矣。而遍身生疥，腿上生疮，类多湿热毒气，例用熏浴涂抹之方，而不知有肾疮、骨疳之说也。唯其属于阴虚，故两腿尤多，日晡愈炽，而况又有切脉洪数之明验乎？然用药以六味是矣，而兼用十全大补，内有肉桂能不助火为患乎？要知肾水不足，虚火游行于外，故作此疮疥，借肉桂以收藏其火，不特今日之疮疥可愈，而他日之瘵症亦无非肾水不足，虚火游行之症，故亦以前药而愈。

一妇人患此（指疥疮，编者注）作痒，脓水不止，脉浮无力，以消风散四剂稍愈，更以四生丸月余而平。（《外科发挥·卷八》）

一妇人素清苦，四肢似癣疥，作痒出水，怒起赤晕，服祛风败毒等剂，赤晕成疮，脓水淋漓，晡热内热，自汗盗汗，月经不行，口干咽燥。此郁伤脾血也，用归脾汤、逍遥散，两月而痊。（《疠疡机要·上卷》）

一男子患疮疖，搔破出脓水，面赤作渴，大便坚实，脉洪数，左关寸为甚。此木火相搏也，先用泻青丸料煎服，热势顿减，又用栀子柴胡散、加味逍遥散而疮愈。（《疬疡机要·中卷》）

一男子（患疥疮）色黯作痒，出黑血，日晡益甚，其腿日肿夜消。余以为气血虚而有热，朝用补中益气汤，夕用加味逍遥散而愈。（《外科枢要·卷二》）

有同患（疥疮），用砭法出血而死。（《外科枢要·卷二》）

智化寺一僧，患疮疖，自用雄黄、艾叶等药燃于被中薰之。翌日遍身焮肿，皮破水出，饮食不入。予投以解药，不应而死。盖药毒薰入腹内而散真气，其祸如此。（《外科心法·卷四》）

◆ 天泡疮

进士刘华甫，患之（指天泡疮，编著者）数月，用轻粉、朱砂等药，头面背臀，各结一块，二寸许，溃而形气消弱，寒热口干，舌燥唇裂，小便淋漓，痰涎上涌，饮食少思。此脾胃伤，诸脏弱，而虚火动也。先用六君子二十余剂，又用补中益气汤加山茱、山药、麦门、五味服之，胃气复而诸症愈。惟小便未清，痰涎未止，用加减八味丸而痊。（《外科枢要·卷二》）

杨文魁腹患此（指天泡疮，编者注），延及腰背，焮痛饮冷，脉数，按之愈大。乃表里俱实也，以防风通圣散一剂，更敷前散，势减大半。再以荆防败毒散，二剂而愈。（《外科心法·卷五》）

一男子焮痛发热（指天泡疮，编者注），服祛风清热药愈炽，诊其脉沉实，乃邪在内也，用防风通圣散一剂顿愈，又荆防败毒散二剂而安。夫此证虽属风热，当审在表里，治无误。（《外科发挥·卷六》）

一人患此（指天泡疮，编著者），服攻毒等药，患处凸而色赤

作痛，肢体倦怠，恶寒发热，脉浮而虚。此元气复伤而邪气实也，用补中益气二剂而痊。（《外科枢要·卷二》）

一儒者患前症（指天泡疮，编著者），色㷔赤作痛，大便秘而不实。服祛风败毒等药，舌痛口干，脉浮而数。此邪气去而阴虚所致，用六味丸料加山栀、当归，四剂脉症顿退。又用八珍汤加山栀、丹皮，疮色渐白。后用四君加归、芪而愈。（《外科枢要·卷二》）

一儒者患之（指天泡疮，编著者），头面瘙痒，或成粒，或成片，或出水，脾肺脉俱洪数，此风邪所伤。先用荆防败毒散加萆薢、钩藤钩，数剂渐愈。但口干内热，用四物加山栀、钩藤、金银花、甘草节而愈。后遍身瘙痒，内热口干，佐以六味丸而痊。（《外科枢要·卷二》）

一儒者患之（指天泡疮，编著者），误服祛风消毒之药，复伤元气。因劳役过度，内热口干，齿龈作痛，右关脉洪数而虚。此脾胃受伤而火动，用清胃散之类而愈。（《外科枢要·卷二》）

一儒者患前症（指天泡疮，编著者），先玉茎作痒出水，后阴囊、股内、小腹、胁、臂发小瘟，或干脓窠。误服祛风等药，肢体倦怠，恶寒发热，饮食渐减，大便不实。左尺洪数，左关弦数，右关浮缓，按之微弦。余曰：此患属肝胆经也。左关脉弦，左尺脉浮数者，肾水少而虚热传于肝也；右关脉浮缓，脾胃之气弱也；按之而弦者，肝木乘脾土也。用六味地黄丸、补中益气汤为主，佐以换肌消毒散而愈。（《外科枢要·卷二》）

◆赤游风

一女子患此（指赤游风，编者注），寒热作呕，先用加味小柴胡汤二剂而安，再用人参消风散而愈。（《保婴撮要·卷十二》）

125

一女子十五岁患此（指赤游风，编者注），色赤作痒，寒热胁痛，面青或赤。此肝火动而血热也，先用加味逍遥散加胆草四剂，诸症顿退。但体倦少食，恶寒欲呕。此脾为肝木所侮，而肺气虚也，用五味异功散及加味逍遥散而愈。（《保婴撮要·卷十二》）

一妇人患赤白游风，晡热痒甚，余用清肝养血之剂。不信，乃服大麻风药，臂痛而筋挛。又服化痰顺气之剂，四肢痿弱而殁。（《外科枢要·卷二》）

一妇人患前症（指赤白游风，编者注），数用风药，煎汤泡洗，以致腹胀而殁。（《外科枢要·卷二》）

◆疣

府庠沈妪文……颈侧常生小疣子，屡散屡发。又臂生一块，如绿豆大，若触碎，如断束缕，扯之则长，缩之则缩，后两鬓发白点，求治。余曰：子素肝病，此病亦属肝胆经也。夫爪为筋之余，胆行人生之侧，正与啮爪生等症相应。须滋补肾水，以生肝胆，则诸病自愈矣。乃与六味地黄丸，服之二年，白点自退，疣亦不生。（《外科枢要·卷三》）

府痒朱宏仁，年二十，右手背近中指患五疣，中一大者如黄豆，余皆如聚黍，拔之如丝，长三四寸许。此血燥筋缩，用清肝益荣汤五十余剂而愈。（《外科枢要·卷三》）

一男子脸患疣，初如赤椹。杂用敷贴之药，翻张如菌。又用腐蚀，燃大如瘤。此足三阴经虚证悉具，治以补脾肺、生肝肾等剂而寻愈。（《外科枢要·卷三》）

一男子因劳役过度，面色青黑，发热咳嗽，面生疣子，腹内一块，攻上攻下作痛，小便秘涩，服消克之药愈甚。察其脉左右关俱弦洪，元气弱甚。此肝脾受病而筋挛也，投以加味逍遥散合

地黄丸料，元气遂复。若误以为血鳖之类消之，必致不起。（《外科枢要·卷三》）

一妇人左手背并次指，患五六枚如熟椹，内热晡热，月经素不按期。余曰：此因肝脾血虚而有热也，当调补二经，使阴血生而他症自愈。不信，乃用艾灸，手肿胀发热，手指皆挛，两胁项及胸乳间皆患疣，经行无期。余用加味逍遥散，少加炒黑黄连，数剂渐愈。乃去黄连，更佐以归脾汤，各患渐愈。又百余剂，经行如期。再佐以归脾汤，各患渐愈。又百余剂，经行如期。再用地黄丸，三料而痊。（《外科枢要·卷三》）

一男子素膏粱醇酒，先便血便结，惊悸少寐。后肛门周生小颗如疣子，如鼠乳大小不一。用清热消毒等药，半载之间，腿内股亦然，又用化痰之药，寒热吐痰，颈间俱作。肝肾脉浮数，按之而弱。余以为足三阴经血虚火炽，法当滋化源。彼不信，别服四物、黄柏、知母之类，诸症蜂起。此胃气复伤，各经俱病也。可先用补中益气汤三十余剂，诸症渐愈。乃朝用前汤，夕用八珍汤，又各五十余剂，诸症寻愈。于是夕改用六味丸加五味子，又半载，诸症悉愈。（《外科枢要·卷三》）

一妇人小腹内一块，或时上攻，或时下坠，寒热胸痞，小便淋漓。或用行气化痰等剂，前症愈甚，月经两月余而一行。或以为内有肉鳖唼其余血而经不行，服驱逐之剂，下血甚多。两手背结一疣，如大豆许，两月渐长寸许。又两月余，又患数枚，疑以鳖子行于外，仍行驱逐。两耳下又患肿，又疑为疮毒。余曰：此属肝火血燥也。用加味逍遥散、加味归脾二药兼服，佐以六味丸，三月余而愈。（《外科枢要·卷三》）

一妇人患之（指疣子，编者注），用蛛丝缠，芫花线，螳螂唼，毒药蚀，着艾灸，大溃肿痛，发热出血。余曰：此阴血虚也。

不信，仍服降火之药而殁。(《外科枢要·卷三》)

◆**瘙痒**

一妇人，瘰疬愈后，遍身作痒，以十全大补汤倍加香附治之而愈。(《外科心法·卷三》)

一妇人……遍身瘙痒，服风药发热抽搐，肝脉洪数。此肝家血虚火盛而生风，以天竺、胆星为丸，用四物、麦门、五味、芩、连、炙草、山栀、柴胡煎送而愈。(《校注妇人良方·卷二十四》)

一妇人痘方愈，因劳发痒，服消风散，口噤流涎。余谓：此曰元气复伤。不信，乃服前药，更四肢发搐。余用十全大补、加味逍遥而愈。(《保婴撮要·卷十八》)

一妇人两腿腕紫黯寸许，搔破出水，或用祛风砭血，年余渐溉如掌许。乃服草乌等药，遍身瘙痒，时出血水，内热体倦，饮食无味，月经三月一至，脉洪而数，按之则涩。此燥剂愈伤脾血也，先以补中益气汤加芍药、川芎、五味十余剂，乃与加味逍遥散加熟地、钩藤钩二十余剂，再用归脾汤加川芎、熟地黄治之而不发。(《疠疡机要·上卷》)

一妇人日晡身痒，内外用追毒祛风之剂，脓水淋漓，午前畏寒，午后发热，殊类疬风，用补中益气汤加山栀、钩藤钩，又以加味逍遥散加川芎而愈。(《疠疡机要·上卷》)

一妇人手心色赤瘙痒，发热头晕作渴，晡甚，服祛风清热之药，肤见赤痕，月经过期。用加味逍遥散倍熟地，热止痒退。更以四物汤加柴胡、参、芪、炙甘草、茯苓，头清渴止。再用四物汤加参、术、茯苓、山栀，赤晕亦消。(《疠疡机要·上卷》)

一妇人素性急，患遍身瘙痒，或项间结核，常服搜风顺气之剂，后大怒吐血，唇口牵紧，小便频数，或时自遗。此怒动肝火

而血妄行也，用小柴胡汤加山栀、牡丹皮而愈。(《外科枢要·卷三》)

一妇人素阴虚，患遍身瘙痒，误服祛风之药，口噤抽搐，肝脉洪数。余曰：肝血为阴为水，肝气为阳为火，此乃肝经血热火盛耳，宜助阴血，抑肝火。遂用四物、麦门、五味、柴胡、山栀、生草，热搐顿止。又以八珍加黄芪、麦门、五味、钩藤钩、炙草调理而愈。(《外科枢要·卷三》)

一男子，遍身瘙痒，诸药不应，脉浮，按之而涩。予以生血药为主，间以益气，百帖而愈。(《外科心法·卷五》)

一男子痘愈而入房，身痒昏愦，脉大而无伦次，按之如无，用独参汤十五剂而苏，又大补汤二十余剂脉敛，又二十余剂脉微细而畏寒，此火归经，又五十余剂而痊。(《保婴撮要·卷十八》)

一男子内膝作痒色黯，搔起白皮，各砭刺出血，其痒益甚，更起赤晕，延及外膝，津淫不已。服祛风之药，肢体亦然，作渴引饮。左尺脉洪大，数而无力。余谓此肾经虚火复伤其血，火益甚而患耳。先以八珍汤加五味子、牡丹皮，三十余剂诸症渐愈，乃佐以加减八味丸，百余剂而痊。(《疠疡机要·中卷》)

一男子瘙痒成疮，日晡痛甚，以四物加芩、连、荆、防，数剂而止，更以四物加蒺藜、何首乌、黄芪二十剂而愈。(《外科发挥·卷八》)

一男子愈后，肌肤作痒，口干饮汤。此中气虚不能化生津液，荣养肌肤。午前服七味白术散、补中益气汤，午后服参、芪、芍、归、五味、麦门，少愈。又用十全大补汤加五味、麦门全愈。(《疠疡机要·上卷》)

一女子赤晕作痒，寒热发搐，服风药，身发疙瘩，搔破出水。此肝血风热之症，先用加味小柴胡汤，后用四味肥儿丸而愈。

（《疡疡机要·中卷》）

一女子靥后身痒，脉浮大。此脾肺气虚也，朝用补中益气汤，夕用黄芪六一汤而愈。（《保婴撮要·卷十八》）

余丙子年忽恶心，大椎骨甚痒，须臾臂不能举，神思甚倦。此夭疽危病也，急隔蒜灸之，痒愈甚。又明灸五十余壮，痒遂止，旬日而愈。（《外科心法·卷六》）

一男子患痈将敛，遍身作痒，脉浮，以消风散二服而止，更以托里药而愈。（《外科发挥·卷一》）

一儒者患在臂脚，日晡或痒或胀，形体倦怠。自服败毒散，痛处发肿，小便赤涩。此肺肾阴虚，余用补中益气汤加五味子、麦门冬而愈。（《疡疡机要·中卷》）

一女子赤晕如霞，作痒发热，用小柴胡加生地、连翘、丹皮而愈。后时常发热，通身如虫行，因恼怒起赤晕作痒。用柴胡清肝散热痒顿止，用加味逍遥散热痒全止，但见风起赤晕，或发瘾疹，或患疙瘩，用胡麻散随愈。（《疡疡机要·中卷》）

一妇人瘙痒发热，日晡益甚，皮肤赤晕，月经过期。此血虚而有热也，以逍遥散加熟地，热止痒退。更以四物加柴胡、参、芪、炙草、茯苓，调理遂愈。（《校注妇人良方·卷二十四》）

一妇人素晡热，月经不调，先手心赤痒，至秋两掌皮厚皱裂，时起白皮。此皆肝脾血燥，用加味逍遥散加荆芥、钩藤钩、川芎、熟地五十余剂，又用归脾汤二十余剂，乃服六味丸而不再发。（《疡疡机要·上卷》）

一女子……伤风咳嗽，头面瘙痒微肿，先用消风散一剂，又用栀子清肝散而痊。（《疡疡机要·中卷》）

老妇遍身作痒，午前益甚，以四君子汤加荆、防、芎、归而愈。（《外科发挥·卷八》）

一妇人遍身作痒，秋冬尤甚，脉浮数，饮消风散，敷蛇床子散，数日顿愈。（《外科发挥·卷八》）

一妇人作痒或疮，虽敛之，而患处仍痒，搔起白屑，以四生散数服痒止，以人参荆芥散二十余剂而愈。（《外科发挥·卷八》）

一妇人因洗头致头皮患肿兼痒，以人参荆芥散数剂而愈。（《外科发挥·卷八》）

◆ 脱屑

一男子两掌每至秋皮厚皴裂起白屑，内热体倦。此肝脾血燥，故秋金用事之时而作。用加味逍遥散加川芎、熟地，三十余剂而愈。再用六味丸加五味、麦门，服之半载后，手足指缝臂腿腕皮厚色白，搔之则木，久服前药方愈。（《疠疡机要·上卷》）

◆ 血风瘾疹

一妇，遍身瘙痒，秋冬则剧，脉浮数。此风邪客于皮肤而然也，名曰血风疹。饮以消风散，及搽蛇床子散，少可。更以四物汤加荆、防，数剂而愈。（《外科心法·卷五》）

一妇人，生风癣似癣，三年不愈，五心烦热，脉洪，按之则涩。此血虚之证也，当以生血为主，风药佐之。若专攻风毒，则血愈虚，而热愈炽。血被煎熬，则发瘰疬，或为怯证。遂以逍遥散数剂，及人参荆芥散二十余剂而愈。（《外科心法·卷五》）

一妇人患此（指血风瘾疹，遍身瘙痒。编者注），夏月尤甚，脉洪大，以何首乌散。（《外科心法·卷五》）

◆ 脚发

一儒者患此（指脚发，脚指缝作痒，出水肿焮。编者注），肿硬色白，两月余矣。此足三阴经亏损，为外寒所侵。用大防风汤及十全大补兼服而消。后场屋不利（指科举考试不顺利，编者注），饮食劳倦，前症复作，盗汗内热，饮食不化，便滑肌瘦。此脾土虚寒，而命门火不能相生，用八味丸、益气汤百余剂，喜其年壮得愈。（《外科枢要·卷三》）

一儒者脚心发热作痒，以滚汤浸渍，溃而出水，肌体骨立，作渴吐痰。此脾肾虚而水泛为痰也，服益气汤、六味丸，年余元气复而诸症愈。（《外科枢要·卷三》）

阁老靳介庵，脚指缝作痒，出水肿焮，脚面敷止痒之药不应，服除湿之剂益甚。余以为阴虚湿热下注，用六味地黄丸、补中益气汤而愈。（《外科枢要·卷三》）

儒者杨举元患此（指脚发，脚指缝作痒，出水肿焮。编者注），微肿痛，微赤焮。此足三阴经阴虚湿热下注，用隔蒜灸、托里散而起发，用十全大补汤而脓成，又与加减八味丸百剂而敛。（《外科枢要·卷三》）

一男子形体倦怠，饮食适可，足指缝湿痒，行坐久则重坠。此脾胃气虚而下陷，用补中益气加茯苓、半夏而愈。（《内科摘要·卷上》）

◆ **癣**

一男子善怒面青，腿内膝患癣类，色赤作痒。或为砭刺出血，发热焮肿作痛，服消风散而益甚，服遇仙丹愈加发热作渴，仍服之，脓水淋漓。其脉洪数，左关为甚。余谓肝经血虚，火内动复伤其血而疮甚耳。先用柴胡清肝散数剂，又用四物、山栀治之，诸症渐愈。用八珍、地黄丸两月余而痊。（《疬疡机要·中卷》）

一男子遍身如癣，瘙痒成疮，色紫麻木，掐之则痛，小便数而少。此脾胃受症，邪多在表，用清胃散，更砭刺患处并臂腕，腕出黑血，神思渐爽，但恶寒体倦口干，此邪气去而真气虚也，以大剂参、芪、芍、归、蒺藜、桔梗数剂，元气顿复。却用八珍汤加黄芪、白芷、蒺藜、天麻、软柴胡及二圣散治之，其疮渐愈。后用换肌散、八珍汤等药调理半载而痊。后仍发，误用克伐攻毒，患两感伤寒而死。（《疠疡机要·上卷》）

◆ **白癜风**

一妇人患白癜风，误以为大麻风，服蛇酒等药，患处焮肿，经水两三月一行。余曰：此肝血伤而内风也，误用风药，必筋脉拘急。不信，仍作风治，果身起白屑，四肢拳挛，始信余言。先用八珍汤四剂，又用四君子汤二剂，月余乃以四君子汤，又用八珍汤二剂，又月余诸症渐退，元气渐复。又以四君子汤为主，以逍遥散为佐，将两月疮靥脱，又月余而愈。（《疠疡机要·中卷》）

一男子患白癜风，过饮或劳役，患处色赤作痒。服消风散之类，顿起赤晕，遍身皆痒；砭出血，服祛风药，患处出血；恪服遇仙丹，患处愈焮，元气日虚。余先用九味芦荟丸、九味羌活汤，诸症顿愈。用加味逍遥散、加味四物汤乃瘥。（《疠疡机要·中卷》）

◆ **紫癜风**

一男子……后两腿腕患紫癜风，延于两股作痒。各砭出血，痒处日甚；服消风等药，患处微肿，延及上体，两眼昏涩。余谓肾脏风，先用四生散四服，后用易老祛风丸月余，用地黄丸两月余而痊。后饮食起居失宜，肢体色赤，服二丸随愈。（《疠疡机要·中卷》）

◆ **眉发脱落**

一男子年二十，巅毛脱尽，用六味地黄丸，不数日发生寸许，两月复旧。吴江史万湖云：有男女偶合，眉发脱落，无药调治，至数月后复生。（《内科摘要·卷下》）

一男子因大怒发热，眉发顿落。盖发属肾而眉属肝，此肝肾素虚，为怒阴火愈盛，销铄精血而然也。用六味丸料加柴胡、山栀、黄柏，数剂渐生，又二十余剂而完。（《疡疡机要·上卷》）

一儒者因饮食劳役，及恼怒眉发脱落。余以为劳伤精血，阴火上炎所致，用补中益气加麦门、五味，及六味地黄丸加五味，眉发顿生如故。（《内科摘要·卷下》）

【注】《薛案辨疏》：眉发脱落，世皆不问所因，悉云风症而以表散风药治之。稍知医者，亦不过养血润燥而已。不知乃精血之伤，阴火上升而然也。然阴火上升而用升提之品，独不虑阴火更致上升乎？盖精血既伤，无以制养阴火，势必上升，上升则乘脾克肺，而脾肺之气必伤，伤则必陷，此时若降阴火，则脾肺之气愈伤愈陷，往往有痰嗽便泻之症生焉。然只升其气，又恐助其阴火上炎之势，而脾肺之症更剧，两难之际，实云掣肘。先生乃用一升一降之法，使脾肺之气得充，阴火之升得降，并行而两不悖者也。至于加减之法，则在临症者随机应变耳。凡今劳弱之症，无非精血所伤，阴火上升之局，故详论之，不特眉发脱落也。此案因饮食劳役，脾肺之气已虚，及恼怒肝肾之阴亦虚矣，故用药如是。然余谓精血属阴，既劳伤其精血，只宜补阴而已，何以复用补中以补脾肺之元气耶？不知有形藉无形而生，故精血必藉元气而生，是以用六味补阴而先用补中助气也，先生当用二方为滋化源也。

◆**杨梅疮**

一妇人喉间作痛，两月后而溃，遍身筋骨作痛。余以为杨梅疮毒，先以萆薢汤，数剂而平。更以四物加萆薢、黄芪二十余剂，诸症悉退。（《口齿类要·喉痛》）

一妇人患之（指杨梅疮，编者注），皆愈，惟两腿两臁各烂一块如掌，兼筋挛骨痛，三载不愈，诸药不应，日晡热甚，饮食少思。以萆薢汤兼逍遥散，倍用茯苓、白术，数剂热止食进。贴神异膏，更服八珍汤加牛膝、杜仲、木瓜，三十余剂而痊。（《外科发挥·卷六》）

一妇人燃轻粉药，于被中熏之（指杨梅疮，编者注），致遍身皮塌，脓水淋漓，不能起居。以滑石、黄柏、绿豆粉末等分，铺席上，令可卧，更饮金银花散，月余而痊。（《外科发挥·卷六》）

一妇人（患杨梅疮）焮痛，便秘作渴，脉沉实。以内疏黄连汤二剂，里证已退。以龙胆泻肝汤数剂，疮毒顿退。间服萆薢汤，月余而愈。（《外科发挥·卷六》）

一男子，患杨梅疮，后两腿一臂，各溃二寸许一穴，脓水淋漓，少食无睡，久而不愈。以八珍汤加茯神、炒酸枣仁服，每日以蒜捣烂涂患处，灸良久，随贴膏药，数日少可。却用豆豉饼灸，更服十全大补汤而愈。凡有肿硬或作痛，亦用蒜灸，及敷冲和膏，内服补药，并效。（《外科心法·卷五》）

一男子遍身皆患（杨梅疮），左手脉浮而数，以荆防败毒散治之，表证乃退。以仙方活命饮六剂，疮渐愈。兼饮萆薢汤，月余而愈。（《外科发挥·卷六》）

一男子患之（指杨梅疮，编者注）势炽，兼脾胃气血皆虚，亦服前药而瘥。（《外科发挥·卷六》）

一男子患之（指杨梅疮，编者注），发热便秘作渴，两手脉实，以防风通圣散治之而退，以荆防败毒散兼龙胆泻肝汤而痊。（《外科发挥·卷六》）

一男子（杨梅疮）皆愈，但背肿一块甚硬，肉色不变，年余方溃，出水三载不愈，气血俱虚，饮食少思。以六君子汤加当归、藿香，三十余剂稍愈。更饮萆薢汤，两月余而愈。（《外科发挥·卷六》）

一男子先患喉痛，后发杨梅疮，用轻粉等剂，愈而复发，仍服前药，后又大发，上腭溃烂，与鼻相通，臂腕数颗，其状如桃，大溃，年余不敛，虚症悉见。余以萆薢汤为主，兼以健脾之剂，月余而安。（《口齿类要·喉痛》）

一男子玉茎患之（指杨梅疮，编者注），肿痛，先以导水丸、龙胆泻肝汤各四服，稍愈。再以小柴胡汤加黄柏、苍术，五十余剂而平。（《外科发挥·卷六》）

一男子玉茎肿溃，小便赤色，肝木弦数，以小柴胡汤加木通、青皮、龙胆草四剂，又龙胆泻肝汤，数剂而愈。（《外科发挥·卷六》）

一男子染时疮，服换肌散之类，眉毛顿脱，遍身作痒，或时赤晕，乃燥药损其阴血，阳气偏旺而然耳。朝用四物汤倍熟地，加茯苓、白术、牡丹皮、山栀、生甘草，夕用六味丸料加当归、黄芪治之，疮症既愈，眉毫亦生。（《疠疡机要·上卷》）

一妇人性急善怒，月经不调，内热口苦，患时疮，服败毒之药，脓水淋漓，热渴头眩，日晡益甚，用加味逍遥散，服之渐愈。（《疠疡机要·上卷》）

一男子，下部生疳，诸药不应。延遍身突肿，状似翻花，及筋挛骨痛，至夜尤甚。此肝肾二经湿热所致。先以导水丸五服，次以龙胆泻肝汤数剂，再与除湿健脾之药，外贴神异膏吸其脓。隔蒜灸拔其毒而愈。若表实者，以荆防败毒散；里实者，以内疏黄连汤；又有表里俱实者，防风通圣散；表里俱虚者，八珍汤；气虚者，四君子汤；血虚者，以四物汤。俱加兼症之药，治之并愈。若服轻粉等药，反收毒于内，以致迭发。概服防风通圣散，气血愈虚，因而不治者多矣。(《外科心法·卷五》)

一男子（杨梅疮）愈后，腿肿一块，久而溃烂不敛，以蒜捣烂敷患处，用艾隔蒜灸之，更贴神异膏，及服黑丸子并托里药，两月而愈。(《外科发挥·卷六》)

◆下疳

王锦衣，年逾四十，素有淋，患疳疮，燋痛倦怠，用小柴胡汤加黄连、黄柏、青皮、当归而愈。(《外科心法·卷五》)

一男（患下疳）溃而肿痛，小便赤涩，以加减龙胆泻肝汤加青皮、黄连，二剂少愈。以小柴胡汤加黄柏、知母、当归、茯苓，数剂而愈。(《外科发挥·卷七》)

一男子（患下疳）茎肿不消，一男子（患下疳）溃而肿痛发热，日晡尤甚。……各以小柴胡汤，吞芦荟丸数服，并愈。(《外科发挥·卷七》)

一男子患此（指下疳，编者注），肿硬燋痛寒热，先以人参败毒散二剂而止，更以小柴胡汤加黄连、青皮治之而愈。(《外科发挥·卷七》)

一小儿十五岁，患下疳久不愈，形气骨立，不时寒热，小便不利，饮食少思。此禀肝疳虚羸也，朝用益气汤以培胃气，夕用地黄丸以滋肾水为主，佐以九味芦荟丸治疮而痊。(《保婴撮要·卷十四》)

一小儿十五岁，患下疳，书课过劳，即寒热头痛，形气殊倦，腿足疲软，左关脉洪数，左尺脉洪数而无力。余谓此案肝肾阴虚，兼饮食劳役之症也，宜先调补胃气以滋化源。不信。或以为阴虚湿热下流，恪服四苓、四物之类，诸症益甚。余曰：阴虚，谓脾经虚也。脾为至阴，以丁火为母，虚则宜补丁火以生己土；肾属水，以辛金为母，肾虚则宜补辛金，生癸水也。今因脾经阳弱而阴虚，反用沉寒之剂，复伤阳气，以绝化生之源，欲保其不危，难矣！果殁。（《保婴撮要·卷十四》）

一男子（下疳）已愈，惟茎中一块不散，以小柴胡汤加青皮、荆服之，更以荆芥、防风、牛膝、何首乌、滑石、甘草各五钱，煎汤熏洗，各数剂而消。（《外科发挥·卷七》）

◆ **痔疮医案**

曹铨，因饮法酒，肛门肿痛，便秘脉实，服荆防败毒散不应，予用黄连内疏汤而愈。（《外科心法·卷五》）

进士周希辅素有疝痔，劳则小腹作痛，茎出白津，痔亦肿痛。若饮食劳倦，起居失宜，则发寒内热，肢体疲倦。服十全大补汤，诸症并退。彼欲去病根，乃用攻病生肌之药，肌体骨立。余用益气汤、地黄丸，元气渐复，但自弛调摄，不能痊愈。（《外科枢要·卷三》）

刘商，有痔，肛门脱出。此湿热下注，真气不能升举。诊其脉果虚。遂以四君子汤加黄芪、芎、归、苍术、黄柏、升麻、柴胡服之，更以五倍子煎汤熏洗。彼以为缓，乃用砒霜等毒药饮之而殁。夫劫药特治其末，且能伐真元，鲜不害人。慎之，慎之！（《外科心法·卷五》）

儒者杨举元素阴虚，劳则肢体倦怠，两足发热，服清热等剂，热至腰膝，大便涩滞，饮食过多则泻。至年余，作渴吐痰，患痔出脓，仍不节劳，则忽恶寒发热，复患痢，脓水不止，气血虚甚。余用六味丸、补中益气汤滋养化源，喜其慎疾，年余而痊。（《外科枢要·卷三》）

徐生因痔气血愈虚，饮食不甘，小便不禁，夜或遗精。此气虚兼湿热而然，非疮故也。以补中益气汤加山茱萸、山药、五味子，兼还少丹，治之而愈。（《外科心法·卷五》）

一妇人患内痔，因劳出血甚多，不时发痉，饮食少思，形体倦怠，其面色白。余谓此气伤而不能统血也。用补中益气汤，反寒热出血。此阳气虚寒也，仍以前汤，加炮姜，四剂寒热渐止，饮食渐进。又四剂，而血顿止。后因劳役或怒气即便血或发痉，投以补中益气汤加钩藤而愈。（《外科枢要·卷三》）

一妇人患血痔，兼腿酸痛似痹。此阴血虚不能养于筋而然也，宜先养血为主。遂以加味四斤丸治之而愈。（《外科发挥·卷三》）

一妇人患痔，肿焮痛甚，以四物汤加芩、连、红花、桃仁、牡丹皮，数剂稍止，又数剂而愈。（《外科发挥·卷七》）

一妇人素患痔漏，每因热则下血数滴，以四物汤加黄连治之即愈。（《外科发挥·卷七》）

一膏粱酒色之人，患之（指痔疮，编者注）作痛。服苦寒之药，致臀肿硬。又加大黄，腹胀头痛。此足三阴亏损，而药复伤。余用补中益气汤升补阳气，加参、芩、半夏、木香以助脾气，数剂而愈。（《外科枢要·卷三》）

一男子，患痔漏，脓出大便，诸药不应，诊其脉颇实。令用猪腰子一个切开，入黑牵牛末五分，线扎，以荷叶包煨熟，空心细嚼，温盐酒送下，数服顿退，更以托里药而愈。（《外科心法·卷五》）

一男子，年逾四十，有痔漏，大便不实。服五苓散，愈加泄泻，饮食少思。予谓非湿毒，乃肠胃虚也，当以理中汤治之。彼不为然，仍服五苓散，愈甚。复请予，乃以理中汤及二神丸，月余而平。（《外科心法·卷五》）

一男子，痔疮肿痛，便血尤甚，脉洪且涩。经云：因而饱食，筋脉横解，肠澼为痔。盖风气通于肝，肝生风，风生热，风客则淫气伤精，而成斯疾。遂与黄连、当归、黄芪、生地黄、防风、枳壳、白芷、柴胡、槐花、地榆、甘草，治之渐愈。次以黄连丸而瘥。（《外科心法·卷五》）

一男子患此（指痔疮，编者注），服寒凉之剂，侵晨去后不实，食少体倦，口干作渴，小腹重坠。余用补中益气汤而下坠顿止，用四神丸而食进便实，用地黄丸而疮寻愈。（《外科枢要·卷三》）

一男子患痔，大便燥结，焮痛作渴，脉数，按之则实。以秦艽苍术汤，二剂少愈。更以四物汤加芩、连、槐花、枳壳，四剂而愈。（《外科发挥·卷七》）

一男子患痔成漏，每登厕则痛。以秦艽防风汤加条芩、枳壳，四剂而愈。以四物汤加升麻、芩、连、荆、防，不复作。（《外科发挥·卷七》）

一男子患痔漏，每登厕则肛门下脱作痛，良久方收。以秦艽防风汤数剂少愈。乃去大黄，加黄芪、川芎、芍药而痛止。更以补中益气汤二十余剂，后再不脱。（《外科发挥·卷七》）

一男子素不慎酒色，患痔焮肿，肛门坠痛兼下血，大便干燥，脉洪大，按之则涩。以当归郁李仁汤加桃仁，四剂少愈。更以四物汤加红花、条芩、槐花，数剂而愈。大抵醉饱入房，则经脉横解或精气脱泄，脉络一虚，酒食之毒乘虚流注；或淫极，强固精气，遂传大肠，以致木乘火势而毁金；或食厚味过多，必成斯疾。夫受病者燥气也，为病者湿热也，宜以泻火和血，润燥疏风之剂治之。若破而不愈，即成漏矣，有串臀者，有串阴者，有穿肠者，有秽从疮口而出者，形虽不同，治法颇似。其肠头肿成块者湿热也，作痛者风也，大便燥结者火也，溃而为脓者热胜血也，当各推其所因而治之。（《外科发挥·卷七》）

一男子有痔漏，每登厕肛脱，良久方上。诊其脉，细而滑。用补中益气汤三十余剂，遂不再作。丹溪云：脱肛属气热、气虚、血虚、血热。气虚者补气，参、芪、芎、归、升麻。血虚者四物汤。血热者凉血，四物汤加黄柏。肺与大肠为表里，故肺脏蕴热则肛闭结，肺脏虚寒则肛门脱出。有妇人产育用力，小儿久痢，亦致此。治之必须温肺腑肠胃，久则自然收矣。（《外科发挥·卷七》）

一儒者，（患痔疮）脓血淋漓，口干作渴，晡热便血，自汗盗汗。余谓：此肾肝阴虚也。不信，仍服四物、柏、知、连之类，食少泻呕。余先用补中益气汤加茯苓、半夏、炮姜，脾胃渐醒。后用六味丸，朝夕服两月余，诸症悉愈。（《外科枢要·卷三》）

一男子，患痔，脉浮鼓，午后发热作痛。以八珍汤加黄芪、柴胡、地骨皮，治之稍可。彼欲速效，用劫药蚀之，痛甚，绝食而殁。夫疮之溃敛，气血使然也。脉浮鼓，日晡痛，此气血虚也。丹溪云：疮口不合，用大剂参、芪、术、归、芎补之外，以附子饼灸之，更以补药作膏贴之。（《外科心法·卷五》）

李逵，因痔疮怯弱，以补中益气汤，少加芩、连、枳壳，治之稍愈。后因怒加甚，时仲冬，脉得洪大。予谓脉不应时，此乃肾水不足，火来乘之，药不能治。果殁于火旺之月。尝见患痔者，肾脉不足，俱难治。（《外科心法·卷五》）

平湖袁上舍患痔，外敷寒凉，内服消毒，攻溃于臀，脓水清稀，脉洪大而数，寒热作渴。余辞不治，后果殁。此足三阴亏损之症，失滋化源，以致真气益虚，邪气愈甚矣，不死何俟！（《外科枢要·卷三》）

上舍陆子藩，时仲冬，患痔作痛，右手浮大，左尺洪数。余曰：冬见夏脉，当壮水之主以镇阳光。彼以为迂，别服芩连之剂。越明年六月九日，复邀视之，痰涎上涌，日夜不寐，脉洪大而数，按之无力，左尺全无，足手肩膊逆冷。余曰：事急矣。彼云：但求少延数日，以待嗣子一见耳。勉用参、芪、归、术、炮姜之类，及六味丸料加肉桂，至本月丁酉日，果殁。五行之理，信然！（《外科枢要·卷三》）

侍御王雨湖长子患痔，作渴发热，尺脉洪数，按之无力。余曰：此肝肾阴精亏损，而虚火妄动，当滋化源。彼不信，后吐痰声嘶，面赤体瘦而殁。（《外科枢要·卷三》）

一男子，患痔漏，口干，胃脉弱。此中气不足，津液短少，不能上润而然。以黄芪六一汤、七味白术散治之。或曰：诸痛痒疮，皆属心火。遂服苦寒之药，大便不禁而殁。夫诸痛痒疮，皆属心火，言其常也。始热终寒，则反常矣，可泥此而不察乎？（《外科心法·卷四》）

◆ 脱肛

举人于时正，素有痔，每劳役便脱肛，肿痛出水，中气下陷也。用补中益气汤加茯苓、芍药十余剂，中气复而即愈。后复脱作痛，误服大黄丸，腹鸣恶食几危。余用前汤，加炮姜、芍药，诸症渐愈。后去姜，加熟地、五味，三十余剂而愈。（《外科枢要·卷三》）

一妇人脱肛，用补中益气、加味归脾各百余剂而愈。后因分娩复脱，仍以前药各二百余剂始愈。(《校注妇人良方·卷八》)

一男子，脾胃素弱，或因劳倦，或因入房，肛门即下，肿闷痛甚，用补中益气汤加麦门、五味兼六味丸而愈。后因过饮，下坠肿痛，误用降火消毒，虚症蜂起。余用前汤加炮姜、木香一剂，再用前汤，并加减八味丸，两月而安。(《外科枢要·卷三》)

◆ 肛痛

一男子（肛痛）溃后，便涩脉浮，按之则涩，以八珍汤加红花、桃仁、陈皮、杏仁治之而愈。(《外科发挥·卷八》)

一老人（肛痛）溃后，大便秘，小便赤涩，诊之脉浮数而涩，以八珍汤加黄柏、知母，治之而已。愈后，小便复数而赤，大便秘，口干目花，以加减八味丸、滋肾丸治之而愈。此症乃阴血虚、阳火盛，故用前药有效，而向投苦寒之剂，必致有误矣。(《外科发挥·卷八》)

一男子（肛痛）溃后，便秘而脉浮，以四君子汤加陈皮、杏仁、当归治之而愈。(《外科发挥·卷八》)

一妇人溃后（指肛痛，编者注），便秘而脉涩，以四物汤加红花、桃仁、黄芪治之而愈。(《外科发挥·卷八》)

一男子（肛）患痛，未作脓，焮痛烦躁，便秘脉实，以内疏黄连汤二剂，诸症悉退，以四物加芩、连四剂而消。(《外科发挥·卷八》)

藤千兵，年逾五十，臀患痛，脓熟不开，攻通大肛，脓从大便而出。予辞不能治，果毙。丹溪云：臀居小腹之后，阴中之阴也，道远位僻，血亦罕周。中年后尤虑患此。况脓成不刺，欲不亡，得乎？(《外科心法·卷四》)

一男子（肛痛）溃后便涩，肌肤作痒，予以气血虚不能营于腠理，用补剂治之。彼不信，乃服风药，以致不救。大抵疮疡始作，便秘脉数而涩者，宜降火凉血为主；溃后便秘脉涩者，宜补血气为主。妄投风药，祸在反掌。（《外科发挥·卷八》）

◆ 交肠

一妇人病愈后，小便出屎。此阴阳失于传送，名大小肠交也。先用五苓散二剂而愈，又用补中益气而安。（《校注妇人良方·卷八》）

◆ 阴挺

高兵部，连日饮酒，阴挺并囊湿痒，服滋阴等药不应。予谓前阴者，肝经脉络也。阴气从挺而出，素有湿，继以酒，为湿热合于下焦而然也。经云：下焦如渎。又云：在下者引而竭之。遂以龙胆泻肝汤及清震汤治之而愈。若服此药不应，宜补肝汤，或四生散治之。（《外科心法·卷五》）

◆ 阴茎肿痛

杜举人名京，年逾三十，阴囊湿痒，茎出白物如脓，举则急痛。此肝疝也，用龙胆泻肝汤而愈。有阴茎肿，或缩或挺或痒，亦以此药治之。（《外科心法·卷五》）

庶给士刘华甫，或茎中作痛，或窍出白津，或小便秘涩。先用小柴胡汤加山栀、泽泻、黄连、木通、胆草、茯苓二剂，以清肝火，导湿热，诸症渐愈。（《外科枢要·卷三》）

一小儿十五岁，患前症（指阴茎痛，编者注），杂用消毒之药，虚症悉具，二年余矣。询之，乃禀所致。用萆薢汤月余诸症

渐愈，又用补阴八珍、补中益气二汤而痊。（《外科枢要·卷三》）

州守姜节甫，患前症（指阴茎疼痛，编者注），脓水淋漓，作渴吐痰，午前恶寒，午后发热。余曰：午前恶寒，属阳气虚弱；午后发热，属阴血不足。不信，反服二陈、黄柏、知母之类，饮食益少，大便不实，又日晡热渴，小腹重坠，患处焮痛。恪用四物、黄柏、知母之类，饮食亦不思。余以脾气虚而下陷，先用补中益气汤，调养脾胃以升阳气，诸症渐愈。又用六味丸，滋补肾水以生肝血而痊。（《外科枢要·卷三》）

一男子玉茎肿痛，小便如淋，自汗甚苦，时或虽尿血不许，尺脉洪数，按之则涩。先用清心莲子饮加牛膝、山栀、黄柏、知母、柴胡，数剂少愈，更以滋肾丸一剂而痊。《玉机微义》云：如自汗小便少，不可以芍利之。既已自汗，则津液外亡，小便自少。若利之，则荣卫枯竭，无以制火，烦热愈甚。当俟热退汗止，小便自行也。兼此证乃阳明，经云：大忌利小便。（《外科发挥·卷七》）

一少年，玉茎挺长，肿而痿，皮塌常润，磨股难行，两胁气冲上，手足倦弱。先以小柴胡加黄连大剂行其湿热，少加黄柏降其逆上之气，肿渐收。茎中有坚块未消，以青皮为君，少佐以散风之药末服之，以丝瓜子汁调五倍子末傅愈。（《外科心法·卷二》）

一男子阴茎或肿，或作痛，或挺纵不收，用龙胆泻肝汤治之皆愈。（《外科发挥·卷七》）

靳阁老子，玉茎肿痛，服五苓散等药不应。予诊其脉，左关弦数，此肝经积热而成。以小柴胡汤送芦荟丸，一服势去三四，再服顿愈。（《外科心法·卷五》）

◆ 阴茎瘙痒

一儒者茎中作痒，发热倦怠，外皮浮肿，二年矣。用八珍加柴胡、山栀，及六味地黄丸而愈。有兼阴毛间生虫作痒者，用桃仁研烂涂之。（《外科枢要·卷三》）

一小儿十五岁……阴茎作痒，小便澄白，疮疥益燉，状如大风，用大芦荟、四味肥儿丸，诸症渐愈，又用大芜荑汤而痊。（《保婴撮要·卷四》）

一小儿十五岁……阴茎作痒，小便澄白。服蟠葱散，肛门肿痛；服大黄等药，肛门脱出，作痒不可忍；杂用降火之药，不应，下唇内生小白疮。余以为虫蚀肛门，用九味芦荟丸而愈。（《保婴撮要·卷八》）

◆ 阴茎结核

又一弱人，茎根结核，如大豆许，劳则肿痛。先以十全大补汤去桂，加车前子、麦门冬、酒制黄柏、知母，少愈，更服制甘草渐愈，仍以四物、车前之类而消。（《外科心法·卷五》）

◆ 阴茎溃烂

一儒者，阴茎腐烂，肿痛不止，日晡热甚，口干体倦，食少欲呕。此肝脾血虚也，先用六君子加柴胡、升麻，脾胃醒而诸症退；更以补中益气加炒山栀，肝火退而肿痛痊。（《外科枢要·卷三》）

◆ 囊痛

胡同知，陕西人，年逾五十，阴囊肿痛，得热愈甚，服蟠葱散等药不应，肝脉数。此囊痈也，乃肝经湿热所致。脓已成，急针之，以龙胆泻肝汤，脉证悉退。更以托里滋阴药，外搽杉木灰、紫苏末，月余而愈。此症虽溃尽而无害，患者审之。（《外科心法·卷五》）

一人患囊痈，脓熟肿胀，小便不利，几殆。急针之，脓水大泄，气通而愈。大抵用针之法，迎而夺之，顺而取之。（《外科心法·卷六》）

给事陆贞山，（患囊痈）肿赤胀痛，小便涩滞，寒热作渴。此肝肾阴虚，湿热下注也，当清肝火，除湿毒。遂用柴胡、炒龙胆、吴茱萸、炒黄连、当归、银花、皂角刺、赤芍药、防风、木通、甘草节，一剂肿痛渐退。少加防风、木通、川芎、茯苓作饮，下滋肾丸以补阴，其热肿俱退。但内有一条筋不消，此肝经血虚气损也，当滋肾水，用六味丸料去茯苓加五味二剂，再用补中益气加茯苓作饮，送滋肾丸，筋顿消而愈。（《外科枢要·卷三二》）

如卢武选封君年五十患此（指囊痈，编者注），疮口年余不敛，诊之微有湿热，乃以龙胆泻肝汤治之，湿热悉退。又以托里药及豆豉饼灸之而愈。次年复患，湿热颇盛，仍用前汤四剂而退，又以滋阴药而消。若溃后，虚而不补，少壮者成漏，老弱者不治。脓清作渴，脉大者，亦不治。（《外科发挥·卷七》）

一男子患（囊痈）而久不敛，以十全大补汤加五味子、麦门冬，灸以豆豉饼，月余而平。（《外科发挥·卷七》）

儒者陈时用，考试不利。一夕饮烧酒入房，妻不纳。翌日，阴囊肿胀焮痛，遣人求治。余以除湿热，清肝火之剂。城门夜闭，不及归服。翌早报云：夜来阴囊悉腐，玉茎下而贴囊者亦腐。此肝火挟酒毒而湿热炽盛也，仍以前药加参、芪、归、术，四剂腐肉尽脱，睾丸悬挂。用大补气血，并涂当归膏，囊茎全复而愈。

（《外科枢要·卷三》）

一男子患此（指囊痈，编者注），肿痛发热，以小柴胡汤加黄连、青皮，四剂少愈，更以加减龙胆泻肝汤而消。（《外科发挥·卷七》）

京兆朱二峰，阴囊胀痛，彼以为疝。余诊其脉数而滑，此囊痈也，因肝肾二经阴虚湿热所致，脓已成矣。服活命饮一剂而溃，更用补阴托里而敛。（《外科枢要·卷三》）

一小儿十六岁患此（指囊痈，编者注），脓清晡热，遗精盗汗。此察元气虚甚也，用大补汤、地黄丸料各二十余剂，元气稍复。又各三十余剂，汗止热退。犯房事，患处顿黯，昏愦吃逆，手足并冷。此脾气虚寒之恶症，用独参汤四剂而苏。用大补汤加干姜四分，阳气渐复。乃去干姜，又二十余剂而痊。（《保婴撮要·卷十四》）

一男子（患囊痈）焮肿痛甚，小便涩，发热脉数，以龙胆泻肝汤，倍用车前子、泽泻、木通、茯苓，四剂势去半。仍以前汤止加黄柏、金银花四剂，又减二三，便利如常，惟一处不消，此欲成脓也。再用前汤加金银花、白芷、皂角刺六剂，微肿痛，脉滑数，乃脓已成，令针之，肿痛悉退。投之滋阴托里药，及紫苏末敷之而愈。（《外科发挥·卷七》）

一男子（患囊痈）病势已甚，脉洪大可畏，用前汤（指龙胆泻肝汤，编者注）二剂，肿少退。以仙方活命饮，二剂痛少止。诊其脉滑数，乃脓已成，须针之，否则阴囊皆溃。彼疑余言，遂用他医，果大溃，睾丸即阴子也挂悬，复求治。诊其脉将静，以八珍汤加黄芪、黄柏、知母、山栀，更敷紫苏末，数日而愈。此证势虽可畏，多得保全，患者勿惧。（《外科发挥·卷七》）

一弱人（患囊痈）脓熟胀痛，大小便秘，急针之，脓出三碗许，即鼾睡，觉后神思少健。但针迟，虽敷解毒药，亦溃尽矣，故用托里药，三十余剂始痊。大抵此证，属阴道亏，湿热不利所致，故滋阴除湿药不可缺。常治肿痛小便秘涩者，用除湿为主，滋阴佐之；肿痛已退，便利已和者，除湿滋阴药相兼治之；欲其成脓，用托里药为主，滋阴佐之；候脓成，即针之，仍用托里滋阴；湿毒已尽者，专用托里；如脓清，或多，或敛迟者，用大补之剂，及豆豉饼或附子饼灸之。（《外科发挥·卷七》）

一男子（患囊痈）未作脓而肿痛，以加减龙胆泻肝汤二剂稍愈，更以四物汤加木通、知母、黄柏而愈。（《外科发挥·卷七》）

一弱人（患囊痈）肿痛，未成脓，小便赤涩，以制甘草、青皮、木通、黄柏、当归、麦门冬，四剂少愈，以清心莲子饮而消。（《外科发挥·卷七》）

知州王汝道，先晡热发热，肢体倦怠，入房则腿足酸软，足心热至腿膝，六脉洪数，两尺为甚。余以足三阴虚，欲滋补化源。彼反服苦寒降火之剂，后阴囊肿胀。用治疝之药，肿胀益甚，形气愈虚；服温补之剂，肿痛上攻，小便不利。两尺脉洪滑，按之虚甚。余曰：此囊痈也，因气血虚而不能溃也。用补中益气汤加山药、山茱萸、车前子、柴胡、山栀，一剂肿胀顿消。随用六味丸料加车前、牛膝、柴胡、山栀，一剂小便渐通。乃用活命饮，与前二药消息兼用，至二十余剂，囊裂出秽脓甚多。乃用托里消毒散，六剂脓秽清。又用托里散数剂，脓水渐少。更用补阴托里散及十全大补，五十余剂而痊。（《外科枢要·卷三》）

一男子（患囊痈）脓熟作胀，致小便不利。令急针之，以小柴胡汤加黄柏、白芷、金银花，四剂少愈。更以托里消毒散，数剂而愈。（《外科发挥·卷七》）

司厅张检斋阴囊肿痛，时发寒热，若小腹作痛，则茎出白津，

用小柴胡加山栀、胆草、茱萸、芎、归而愈。(《内科摘要·卷下》)

【注】《薛案辨疏》：阴囊肿痛，肝胆湿热下流也。寒热是肝胆现症，小腹是肝胆部分，玉茎是肝胆所主。小柴胡是入胆经，加山栀、胆草直清肝胆之火，加茱萸、芎、归入肝经，但无渗利湿热之剂，然白津自出，渗利所忌，只清其火而湿自去矣。夫白津出，浅者必以为虚而用补涩之剂，不知本在肝胆湿热，清散之而白津自止，故治病必求本。

一膏粱之客，阴囊肿胀，小便不利。此中焦积热，乘虚下注。先用龙胆泻肝汤加黄柏、知母、黄连、牛膝，四剂渐愈。后用补阴八珍汤加柴胡、山栀而愈。后不守禁忌，前症复作，仍用补阴八珍汤、补中益气汤、六味丸而痊。又因劳发热，自用四物、黄柏、知母之类，虚症悉具，疮口开大。余谓：五脏气血俱虚也。朝用补中益气，夕用六君子加当归，各五十余剂，疮口渐敛。又用六味丸，调补全愈。(《外科枢要·卷三》)

一男子醉而入房，阴囊肿胀大如斗，小腹胀闷，小水淋赤，发热口干，痰涎壅甚。此膀胱阴虚酒毒所乘也，用六味丸料加车前、牛膝作饮，下滋肾丸，诸症顿退。再加五味、麦门，二剂而愈。却以补中益气加麦门、五味，调理而康。若用淡渗，复损真阳，决致不起。(《外科枢要·卷三》)

柏道官，年六十余，阴囊已溃，痛不可忍，肾丸露出。与龙胆泻肝汤服之，及敷前末(指杉木灰、紫苏末，编者注)，不应。予意此湿气炽盛，先以槐花酒一碗，仍以前汤，少愈。更以托里加滋阴药，月余而平。设以前药不应，加之峻剂，未有不损中气，以致败者也。聘士陈时用、沈汝和患此，悉用前药而愈。(《外科心法·卷五》)

尚书鲍希传，足发热，服四物、黄柏、知母之类，年余患囊痛。唾痰作渴饮汤，其热至膝。更加芩、连、二陈，热痰益甚。谓余曰：何也？余曰：此足三阴亏损，水泛为痰，寒凉之剂伤胃而甚耳。遂先用补中益气，夕用六味丸，间佐以当归补血汤，半载乃愈。（《外科枢要·卷三》）

府庠李达卿……后又入房，阴囊阴茎作痛，别用淡渗之剂，阴囊内溃。余用补阴托里之剂，出脓甚多，喜肿消痛止。竟不善调养，以致大便不通，小便如淋，痰涎上涌。余曰：肾虚之症复作矣，诚为可虑。有保其可生者，用礞石滚痰丸、牛黄清心丸之类，吐痰愈加。余曰：非惟无以保其生，而反促其危矣。固辞不治，后果殁。（《外科枢要·卷三》）

◆ 水疝

一男子阴囊肿，状如水晶，时痛时痒，出水，小腹按之作水声，小便频数，脉迟缓。此醉后饮水，入房汗出，遇风寒湿毒，乘聚于囊为患，名水疝也。先以导水丸二服，腹水已去，小便如常。再饮胃苓散，倍用白术、茯苓，更用气针引去聚水而瘥。（《外科发挥·卷七》）

◆ 悬痈

黄吏部，谷道前患毒，焮痛寒热。此肝经湿热而致，名曰悬痈，属阴虚症。先以制甘草，二服顿退。再以四物加车前子、青皮、甘草节、酒制黄柏、知母，数服而消。（《外科心法·卷五》）

上舍刘克新，（悬痈）溃后作痛，发热口干，小便赤涩。自用清热消毒之药，不应。左尺洪数，余以为阳气盛而阴气虚也。先用四物汤加黄柏、知母等诸剂，泻其阳气，使阴自生，服数剂诸

症渐愈。后用补中益气汤、六味地黄丸，补脾肺，滋肾水，而疮口愈。(《外科枢要·卷三》)

通府张敬之患前症（指悬痈，编者注），久不愈，日晡热甚，作渴烦喘。或用四物汤、黄柏、知母之类，前症益甚，肢体倦，少食，大便不实，小便频数。谓余曰：何也？余曰：此脾虚之症，前药复伤而然。余遂用补中益气加茯苓、半夏，数剂饮食渐进，前症渐愈。更加麦门、五味，调理乃痊。经云：脾属太阴，为阴土，而主生血。故东垣先生云：脾虚元气下陷，发热烦渴，肢体倦怠等症，用补中益气汤，以升补阳气而生阴血。若误认为肾虚，辄用四物、黄柏、知母之类，反伤脾胃生气，是虚其虚矣。况黄柏、知母乃泻阳损阴之剂，若非膀胱阳火盛而不能生阴水以致发热者，不可用也。(《外科枢要·卷三》)

一老人（患悬痈）年余不敛，诊其脉，尚有湿热。以龙胆泻肝汤，二剂湿退。乃以托里药，及豆豉饼灸之而愈。(《外科发挥·卷七》)

一男子（患悬痈）久而不敛，脉大而无力，以十全大补汤加五味子、麦门冬，灸以豆豉饼，月余而愈。(《外科发挥·卷七》)

一男子（患悬痈）脓清不敛，内有一核，以十全大补汤加青皮、柴胡、制甘草，更以豆豉饼灸之，核消而敛。(《外科发挥·卷七》)

一男子（患悬痈）脓熟不溃，胀痛，小便不利，急针之，尿脓皆利。更以小柴胡汤加黄柏、白芷、金银花，四剂痛止。以托里消毒散，数剂而愈。常见患者多不肯用针，待其自破。殊不知紧要之地，若一有脓，宜急针之，使毒外发，不致内溃。故前人云：凡疮若不针烙，毒结无从而解，脓痛无从而泄。又云：宜开户以逐之。今之患者，反谓地部紧要，而不用针，何其相违之远

矣！（《外科发挥·卷七》）

一男子（患悬痈）肿痛，小便赤涩，以加减龙胆泻肝汤加制甘草，二剂稍愈。以参、芪、归、术、黄柏、知母、制甘草，四剂而溃。更加以四物汤、黄柏、知母、参、芪、制甘草而痊。（《外科发挥·卷七》）

一男子（患悬痈）肿痛未作脓，以加减龙胆泻肝汤二剂少愈，以四物汤加木通、知母、黄柏而消。（《外科发挥·卷七》）

一男子患此（指悬痈，编者注），焮痛发寒热，以小柴胡汤加制甘草，二剂少退，又制甘草四剂而消。大抵此症属阴虚，故不足人多患之。寒凉之剂，不可过用，恐伤胃气。惟制甘草一药，不损气血，不动脏腑，其功甚捷，最宜用之，不可忽也。（《外科发挥·卷七》）

一男子（悬痈）肿痛发热，以小柴胡汤加黄连、青皮，四剂稍愈，更以加减龙胆泻肝汤而消。（《外科发挥·卷七》）

一儒者患此（指悬痈，编者注），服坎离丸，及四物、黄柏、知母之类，不应。脉浮洪，按之细微。余以为足三阴虚，用托里散及补阴托里散渐愈。又用六味丸、补中益气汤，调补化源，半载而痊。大凡疮疡等症，若肾经阳气亢盛，致阴水不能化生，而患阴虚发热者，宜用坎离丸，取其苦寒，能泻水中之火，令阳气衰而水自生。若阳气衰弱，致阴水不能化生，而患阴虚发热者，宜用六味丸，取其酸温，能生火中之水，使阳气旺则阴自生。况此症属肾经精气亏损而患者十有八九，属肾经阳气亢盛而患者十无一二。然江南之人，患之多属脾经，阴血亏损，元气下陷，须用补中益气升补阳气，使阳生而阴长。若嗜欲过多，亏损真水者，宜用六味丸，补肾经元气以生精血，仍用补中益气汤，以培脾肺之生气而滋肾水。经云：阴虚者脾虚也。但多误以为肾经火症，

用黄柏、知母之类，复伤脾肺，绝其化源，反致不起。惜哉！（《外科枢要·卷三》）

一儒者小便赤涩，劳则足软肿痛发热，口干舌燥，食少体倦，日晡益甚。此气血虚而未能溃也，遂用八珍加麦门、山药，倍用制甘草，数剂诸症悉退。但患处肿痛，此脓内熟也。又五剂，脓自涌出。又五十余剂，而疮口将完。又因劳役且停药，寒热作渴，肿痛脓多，用补中益气汤加炒山栀，二剂少愈。又以八珍汤加麦门、五味百余剂，肿痛悉去。喜其慎起居，节饮食，常服补剂而安，但劳则出脓一二滴。后惑于他言，内用降火，外用追蚀，必其收敛，致患处大溃，几至不起，仍补而愈。（《外科枢要·卷三》）

又一患者（患悬痈），熟痛发热，以龙胆泻肝汤二剂，及制甘草四剂而溃，再用滋阴之剂而愈。若或脓未成，以葱炒热敷上，冷易之，隔蒜灸之，亦可。数日不消或不溃，或溃而不敛，以十全大补汤加柴胡梢为主，间服制甘草，并效。若不保守，必成漏矣。（《外科心法·卷五》）

赵州守患此症（指悬痈，编者注），肿多作痛，五月余矣。晡热口干，盗汗，食少体倦，气短，脉浮数而无力。此足三阴气血亏损，用补中益气加制甘草、麦门、五味三十余剂，食进势缓。又用六味丸料五十余剂，脓溃疮敛。后因脓作痛少食，胁痛发热，又用前药。赖其禀实，慎疾而愈。（《外科枢要·卷三》）

一男子（患悬痈）脓熟不溃，脉数无力，此气血俱虚也，欲治以滋阴益血气之剂，更针之，使脓毒外泄。彼不从，仍用降火毒药，致元气愈虚，后溃不敛，竟至不救。夫悬痈之症，原系肝肾二经，阴虚虽一于补，尤恐不治，况脓成而又克伐，不死何俟？常治初起肿痛，或小便赤涩，先以制甘草一二剂及隔蒜灸，更饮龙胆泻肝汤；若发热肿痛者，以小柴胡汤加车前、黄柏、芎、归；脓已成，即针之；已溃者，用八珍汤加制甘草、柴胡梢、炒黄柏、知母；小便涩而脉有力者，仍用龙胆泻肝汤加制甘草；小便涩而脉无力者，用清心莲子饮加制甘草；脓清不敛者，用大补之剂，间以豆豉饼灸之；久而不敛者，用附子饼灸之，并效。（《外科发挥·卷七》）

一男子，年逾五十，患悬痈脓清，肝肾脉弱。此不慎酒色，湿热壅滞也。然脓清脉弱，老年值此，何以收敛？况谷道前为任脉发源之地，肝经宗筋之所。予辞不可治，后果死。尝治此痈，惟涧水制甘草有效。已破者，兼以十全大补汤为要法。（《外科心法·卷五》）

◆ **便痈**（便毒）

府庠沈尼文，年二十，左拗患之（指便痈，编者注）。余以肝肾阴虚，先用托里药，溃而将愈。因入房，发热作渴，右边亦作痛，脓水清稀，虚症悉至，脉洪大而无力，势甚可畏。用十全大补加附子一钱，脉症顿退，再剂全退。后用大补汤，三十剂而愈。（《外科枢要·卷三》）

先君（指薛己父亲薛铠，编者注）气短，拗中若疬，小便不通，制四物汤加参芪煎，吞滋肾丸而愈。盖前证以虚为本，以病为末，益其本则末自去。设若不固元气，专攻其病，害滋深矣。（《外科心法·卷六》）

一妇人两拗肿痛，小腹痞胀，白带时下，寒热往来，小水淋沥。余作肝气滞而血病，用龙胆泻肝汤渐愈，又用加味逍遥散、六味地黄丸全愈。（《校注妇人良方·卷二十四》）

一妇人两拗肿痛，腹内一块，不时上攻，月经不调，小便不利。余以为肝脾气滞而血伤，以四君加芍、归、柴胡、山栀而愈。后因郁怒，前症复作，兼胸满腹胀盗汗。此肝木甚而伤脾土也，用加味归脾汤下芦荟丸而痊。(《校注妇人良方·卷二十四》)

一妇人拗中赤肿胀痛，此脓内作，用托里消毒散加柴胡数剂，溃而脓清寒热，乃气血复虚，用托里散而寒止，用十全大补百余剂而敛。(《校注妇人良方·卷二十四》)

一妇人拗中肿胀，小腹作痛，服下血之剂，其痛益甚，更吐泻少食。余以为肝脾复伤，用六君子汤加升麻、柴胡而愈。(《校注妇人良方·卷二十四》)

一妇人拗中作痛，小腹痞闷，小便不利，内热体倦，饮食少思。此肝火内动，脾胃受伤也，用加归味归脾汤、柴胡清肝散而安。(《校注妇人良方·卷二十四》)

一妇人腹拗肿痛，寒热口苦，或时带下。此肝经湿热不利也，用龙胆泻肝汤而肿痛消，用加味逍遥散而寒热退。(《校注妇人良方·卷二十四》)

一妇人腹拗肿痛，小水不利，或时胸乳作痛，胁腹作胀。此肝火气滞，用四物、柴胡、青皮、玄胡索、木香而愈。(《校注妇人良方·卷二十四》)

一妇人患前症（指便痈，编者注），胸胁胀闷，或小便不利，或时作痛，小便涩滞，服疏气豁痰等药益甚。余谓肝火气分之病，用龙胆泻肝汤以清肝热，又用加味逍遥散以生肝血，六味丸以滋肾水而愈。(《外科枢要·卷三》)

一妇人患前症（指便痈，编者注），内热作渴，饮食不甘，肢体倦怠，阴中作梗，小便赤涩。此脾经郁结，肝经湿热，用加味归脾汤而愈。后因怒复作，小腹胀痛，用小柴胡加山栀、芎、归痛止，又用加味逍遥散而愈。(《校注妇人良方·卷二十四》)

一妇人两拗作痛，寒热内热，小便赤涩，胸胁不利。此肝火动而脾气伤、用补中益气汤加茯苓，数剂少愈。又与加味归脾汤，诸症悉退。再用加味逍遥散而痊愈。(《外科枢要·卷三》)

一妇人小腹内，或作痛，或痞闷，两拗肿痛，内热寒热，胸膈不利，饮食不甘，形体日瘦。此肝气滞而伤脾气。朝用补中益气汤，夕用六味丸，渐愈，更用芦荟丸而痊愈。(《外科枢要·卷三》)

一老妇（患便痈）肿痛，脓未作，小便涩，肝脉数，以加减龙胆泻肝汤加山栀、黄柏，四剂而消。(《外科发挥·卷七》)

一男子（患便痈）服克伐之药，以求内消，致泻利少食。以二神丸先止其泻，以十全大补倍加白术、茯苓，数剂而消。大抵此证多患于劳逸之人，亦有内蕴热毒而生者，须辨虚实及成脓否，不可妄投药饵。尝见治此证者，概用大黄之类下之求内消，或脓成令脓从大便出，鲜有见其痊也。人多欲内消者，盖恐收口之难也。若补养血气，不旬日而收矣，何难之有？若脓既成，岂有可消之理？如再用克伐之剂，反为难治。(《外科发挥·卷七》)

一男子（患便痈）溃而肿不消，且不敛，诊之脉浮而涩，以豆豉饼灸之，更以十全大补汤，月余而愈。(《外科发挥·卷七》)

一男子（患便痈）溃而肿痛不止，此余毒未解，用活命饮一剂而痛止，再剂而肿消。(《外科枢要·卷三》)

一男子（患便痈）脓未成，大痛，服消毒托里内疏药，不应。诊之脉洪大。毒尚在，以仙方活命饮，一剂痛止，又一剂而消。(《外科发挥·卷七》)

一男子（患便痈）痛甚发热，用前饮（指仙方活命饮，编者注）一剂痛止，再以神效瓜蒌散加山栀、柴胡，二剂而消。(《外科枢要·卷三》)

一男子（患便痈）焮肿作痛，大小便秘，脉有力，以玉烛散二剂顿退，更以龙胆泻肝汤四剂而消。(《外科发挥·卷七》)

一男子（患便痈）已溃，而痛不止，小便秘涩。此肝火未解也，与小柴胡汤加黄柏、知母、芎、归，痛止便利，更以托里当归汤而疮敛。若毒未解，而痛不止者，须用活命饮。(《外科枢要·卷三》)

一男子（患便痈，编者注）肿而不溃，以参、芪、归、术、白芷、皂角刺、柴胡、甘草节，数剂而溃。以八珍汤加柴胡，数剂而愈。(《外科发挥·卷七》)

一男子（患便痈）肿而不溃，余谓此因阳气虚弱，用参、芪、归、术以补托元气，用白芷、皂角刺、柴胡、甘草节以排脓清肝，数剂而溃。以八珍加柴胡补其气血，数剂而愈。(《外科枢要·卷三》)

一男子（患便痈）肿痛，发寒热，以荆防败毒散二剂而止，以双解散二剂而消。(《外科发挥·卷七》)

一男子（患便痈，编者注）肿痛，日晡发热，以小柴胡汤加青皮、天花粉，四剂痛止热退，以神效瓜蒌散四剂而消。(《外科发挥·卷七》)

一男子不慎房劳，患此（指便痈，编者注）肿痛，以双解散一服通之，其痛即止。更以补中汤，数剂而脓成，针之。以八珍汤加五味子、麦门冬、柴胡，三十余剂而愈。大抵便痈者，血疝也，俗呼为便毒，言于不便处肿毒，故为便痈也。乃足厥阴肝之经络，及冲任督脉，亦属肝之旁络，是气血流通之道路。今壅而肿痛，此则热毒所致，宜先疏导其滞，更以托里之剂，此临证制宜之法也。(《外科发挥·卷七》)

一男子患此（指便痈，编者注），未作脓，小便秘涩，以八正

散三剂稍愈，以小柴胡汤加泽泻、山栀、木通，二剂而消。（《外科发挥·卷七》）

一男子（便痈）溃而痛不止，诸药不应，诊之脉大，按之则数，乃毒未解也，以仙方活命饮而止，又二剂而敛。（《外科发挥·卷七》）

一儒者（患便痈，编者注）肿痛便涩，用八正散二剂，清肝火，导湿热，而肿痛愈。再以小柴胡加芎、归、泽泻、山栀二剂，清肝火，补脾血，而小便利。（《外科枢要·卷三》）

一弱人，拗中作痛，小便淋沥。此因火燥，下焦无血，气不能降，而渗泄之令不行。用四物汤加黄柏、知母、茯苓、牛膝、木通十余帖，痛止便利。（《外科心法·卷六》）

一小儿十五岁，禀赋虚弱，因劳役过度患此（指便痈，编者注），寒热如疟，用补中益气汤将愈。惑于人言，误服大黄之药，吐泻大作，手足厥冷，寒热尤甚。余用六君子汤加姜、桂，诸症稍愈，但赤肿不消，此欲作脓也。又数剂后，朝用益气汤，夕用大补汤，五十余剂而痊。（《保婴撮要·卷十四》）

京台王文远，年逾四十，素劳苦，患便毒，发寒热。先以小柴胡汤加青皮，一服表症悉退。次以补中益气汤加穿山甲，二服肿去三四。更以托里之药五六服，脓成刺去，旬日而敛。（《外科心法·卷五》）

举人凌待之，湖州人，年逾四十，患便毒，克伐太过，饮食少思，大便不实，遗精脉微。东垣云：精滑不禁，大便自利，腰脚沉重，下虚也。仲景曰：微弱之脉，主气血俱虚也。先以六君子汤，加破故纸、肉豆蔻煎服，泻止食进。更以十全大补汤加行经药，十余剂而消。（《外科心法·卷五》）

胡判官患便毒，脓稀脉弱。以十全大补汤加白蔹、五味子、麦门，三十剂稍愈。更以参芪归术膏而平。因新婚复发，聚肿坚硬，手足并冷，脉弱皮寒，饮食少思。此虚极也，仍用前药加桂、附，三剂稍可。彼欲速，自用连翘消毒散，泻利不止，竟致不救。（《外科心法·卷五》）

一妇人患前症（指便痈，编者注），余谓此肝脾郁怒之症，不信。别服化痰利气之剂，胸腹胀闷。又服峻利疏导之剂，变脾虚发肿之症而殁。（《外科枢要·卷三》）

◆ 疝气

上舍俞鲁用素有疝，不能愈，用活络丹一丸，而疝亦得愈矣。（《外科发挥·卷三》）

一男子，年逾四十，阴囊肿痛，以热手熨之少缓，服五苓散不应，尺脉迟软。此下虚寒邪所袭而然，名曰寒疝，非疮毒也。予以蟠葱散治之少可，更以胡芦巴丸服之而平。（《外科心法·卷五》）

◆ 臁疮

陈湖陆懋诚，素因阴虚过饮入房，发热腿痛似臁疮。用发表之剂，两腿肿黯，热气如雾，欲发痉。脉皆洪数，两尺尤大。余曰：属足三阴虚，酒湿所乘，元气损而邪益甚耳。用十全大补加山药、山茱萸、附子一剂，脉症顿退。却去附子，又二剂，痊愈。（《外科枢要·卷三》）

鸿胪翟少溪，两臁生疮，渐至遍身，发热吐痰，口燥咽干，盗汗心烦，溺赤足热，日晡益甚，形体日瘦。此肾经虚火也，用六味丸，一月诸症悉退，三月元气平复。（《外科枢要·卷三》）

钦天薛循斋，六十有一，两臁患之，脓水淋漓，发热吐痰四年矣。此肾脏风症也，与六味丸、四生散而瘥。年余复作，延及遍身，日晡益甚，痰渴盗汗，唇舌生疮，两目昏赤，皆肾经虚火，而水泛为痰，用加减八味丸而愈。(《外科枢要·卷三》)

一妇人（臁疮）久不愈，色赤微热，日晡焮肿，形体虚弱，饮食少思，劳则喘渴，恶寒发热。此为脾虚下陷，用补中益气汤而愈。(《校注妇人良方·卷二十四》)

一妇人患（臁疮）将两月，焮肿赤痛，小便频数，饮食如常。此湿毒甚而气血虚，先用活命饮二剂去其湿毒，又用八珍汤调补气血而愈。(《校注妇人良方·卷二十四》)

一妇人患（臁疮）已三年，色黯肿硬，恶寒发热，饮食少思，形体消瘦，作渴饮汤，饮食稍多，或腹胀，或泄泻，或作呕，或作酸。此脾气虚寒也，用补中益气加干姜五分，五十余剂而愈。(《校注妇人良方·卷二十四》)

一妇人患此（指臁疮，编者注），因步履劳复，恶寒发热，倦怠懒食，而疮出血。此元气虚而不能摄血归经也，用补中益气汤而愈。(《校注妇人良方·卷二十四》)

一妇人患此（臁疮，编者注），焮痛，恶寒发热。此湿热乘于足三阳经分，用槟苏败毒散而寒热退，用仙方活命饮而焮痛止，再用补中益气汤而形气健。(《校注妇人良方·卷二十四》)

一妇人患前症（指臁疮，编者注），四畔微赤，作痛重坠，脓水淋漓，胸膈不利，饮食少思，内热口苦，夜间少寐。此郁结伤脾血也，用归脾汤解郁结生脾血，用补中益气加茯苓、半夏补脾气除湿热，寻愈。(《校注妇人良方·卷二十四》)

一妇人患之（指臁疮，编者注），因怒寒热头眩，或耳项脑胁胀痛，或小腹阴道闷坠，或小便频数下血。此属肝火血热，先用小柴胡加炒黑山栀、芎、归、车前，二剂诸症悉退。又用加味逍

遥而愈。后因饮食劳倦，前症复作，疮口出血，用补中益气汤而安。(《校注妇人良方·卷二十四》)

一妇人两臁生疮，渐至遍身，发热吐痰，口燥咽干，盗汗，心烦足热，小便赤涩，日晡益甚。此肾足三阴虚火也，用加味逍遥散、六味丸而愈。(《校注妇人良方·卷二十四》)

一妇人因大劳患臁疮，发疙瘩，搔碎成疮，日晡热甚，或口噤发搐，或头目眩晕。此肝脾气血虚而内热，以八珍散加柴胡、山栀治之，诸症少愈。复因怒，前症复作，经行不止，此肝脾血热，用加味逍遥散渐愈，又用八珍散加柴胡、山栀而痊。(《外科枢要·卷三》)

一男子，先于两臁，后及遍身生疮，似疥非疥，时或脓水淋漓，两腿为甚，肢体倦怠，作痒烦热，年余不愈。余作肾经虚火，用加减八味丸而愈。(《外科枢要·卷三》)

一男子左腿肿，肉色如故，寒热恶心，饮食少思。此脾气不足，而为外邪所感也。用六君加藿香、桔梗、川芎而寒热止，又用补中益气汤而肿痛消。(《外科枢要·卷三》)

一女子患臁疮，肿痛发热，脉洪大而虚。此血虚之恶症也，用当归补血汤，烦热悉止。用补中益气汤，佐以加味逍遥散及葱熨法而痊。(《保婴撮要·卷十五》)

仪真陈仪部司厅，年逾五十，两臁生疮，日久不愈，饮食失节，或劳苦，或服渗利消毒之剂愈盛，脾脉大而无力。此脾虚而无湿热也，以补中益气汤数剂少愈，更以六君子汤加苍术、升麻、神曲治之而愈。尝治下部生疮焮痛，或发寒热，或脚气肿痛，以人参败毒加槟榔、紫苏、苍术、黄柏并效。久不愈者，以四生散治之。愈后以补肾丸补之，庶不再发矣。(《外科心法·卷五》)

◆ **脱疽**

韩判官，亦有此患（指脱疽，编者注），色紫赤不痛，以隔蒜灸至五十余壮，尚不知痛，又明灸百壮方知。乃以败毒散加金银花、白芷，数剂而愈。(《外科心法·卷五》)

新都杨太仆，年愈四十，左足大指赤肿焮痛。此脾经积毒下注而然，名曰脱疽也。喜色赤而痛，以人参败毒散去人参、桔梗，加金银花、白芷、大黄，二剂。更以瓜蒌、金银花、甘草节，四剂顿退。再以十宣散去桔梗、官桂，加金银花、防己，数剂而愈。(《外科心法·卷五》)

一刍荛，左足指患一泡，麻木色赤，次日指黑，五日是足黑冷，不知疼痛，脉沉细。此脾胃受毒所致。以飞龙夺命丹一服，翌日令割去足上死黑肉，割后骨始痛可救，遂以十全大补汤治之而愈。盖肉死乃毒气盛，而拒截营气所致。况至阴之下，气血难达，经云风淫末疾，即此是也。向若攻伐之，则邪气愈盛，乘虚上侵，必不救。(《外科心法·卷五》)

一膏粱人，年逾五十，亦患此（指左足大指赤肿焮痛，编者注），色紫黑，脚焮痛。孙真人云：脱疽之症，急斩去之。毒延腹必不治，色黑不痛者亦不治。喜其饮食如故，动息自察，为疮疡之善证也，尚可治。遂以连翘消毒散六剂，更以金银花、甘草节、瓜蒌二十余剂，患指溃脱。再以当归、川芎、生地、连翘、金银花、白芷二十余剂而愈。次年忽发渴，予治以加减八味丸。不听，另服生津等药，愈盛。却服予前药而愈。(《外科心法·卷五》)

一膏粱之人，先作渴，足热，后足大趾赤痛，六脉洪数而无力，左尺为甚。余以为此足三阴虚，当滋化源为主。因服除湿败毒等剂，元气益虚，色黯延足。余乃朝用补中益气汤，夕用补阴八珍汤，各三十全剂，及桑枝灸，溃而脓清，作渴不止。遂朝以前汤送加减八味丸，夕用十全大补汤，三十余剂而痊。是时同患此症，服败毒之药者，俱不救。(《外科枢要·卷三》)

一男子（患脱疽）肿痛，色赤发热作渴，大小便秘结，其脉浮数，按之沉实。此足三阳经积热，内外俱受患也。先用隔蒜灸，及人参败毒散加银花、白芷、大黄而溃，更以活命饮而痊。(《外科枢要·卷三》)

一男子患前症（指脱疽，编者注），赤痛作渴。此足三阴虚，而火内动。用隔蒜灸、活命饮，三剂而溃。更服托里药，及加减八味丸，溃脱而愈。若早用前法，不至于此。(《外科枢要·卷三》)

一男子脚背患此（指脱疽，编者注），赤肿作痛，令隔蒜灸三十余壮，痛止。以仙方活命饮，四剂而溃。更以托里消毒药而愈。(《外科发挥·卷四》)

一男子足指患之（指脱疽，编者注），大痛，色赤而肿，令隔蒜灸至痛止。以人参败毒散去桔梗，加金银花、白芷、大黄而溃，更以仙方活命饮而痊。此证形势虽小，其恶甚大，须隔蒜灸之。不痛者，宜明灸之，庶得少杀其毒。此证因膏粱厚味，酒面炙煿，积毒所致；或不慎房劳，肾水枯竭；或服丹石补药，致有先渴而后患者，有先患而后渴者，皆肾水涸，不能制火故也。初发而色黑者，不治；赤者水未涸，尚可。若失解其毒，以致肉死色黑者，急斩去之，缓则黑延上，是必死。此患不问肿溃，惟隔蒜灸有效。亦有色赤作痛而自溃者，元气未脱易治。夫至阴之下，血气难到，毒易腐肉，药力又不易达。况所用皆攻痛之药，未免先于肠胃，又不能攻敌其毒，不若隔蒜灸，并割去，最为良法。故孙真人云：在指则截，在内则割。即此意也。(《外科发挥·卷四》)

一男子足指患之（指脱疽，编者注），焮痛色赤发热，隔蒜灸之，更以人参败毒散去桔梗，加金银花、白芷、大黄，二剂痛止。又十宣散去桔梗、官桂，加天花粉、金银花，数剂而痊。(《外科发挥·卷四》)

一男子足趾患之（指脱疽，编者注），肿焮痛赤，此三阳经虚，而外邪所乘也。用隔蒜灸、人参败毒散加银花、白芷、大黄，二剂而痛甚，又二剂而痛止。又与十宣散加天花粉、金银花，去桂，数剂而愈。(《外科枢要·卷三》)

有足趾患之者（指脱疽，编者注），色紫不痛，此三阳经热毒壅滞，隔蒜灸五十余壮，又明灸百壮，始痛。投活命饮四剂，更以托里药，溃脱而愈。(《外科枢要·卷三》)

一男子十六岁，间足肿黯，溃而露骨，体瘦盗汗，发热口干。用十全大补汤、六味地黄丸，各五十余剂而愈。不然，多变瘵症，或沥尽气血而亡。(《外科枢要·卷二》)

蓝上舍女，患嵌甲，伤指年余不愈，日出脓数滴。予谓足大指乃肝脾二经发源之所，宜灸患处，使瘀肉去，阳气至，疮口自合，否则不治。彼忽之，不早治，后变劳症而殁。盖至阴之下，血气难到。若女人患此，又多因扎缚致血脉不通，或被风邪所袭则无气血荣养，遂成死肉。惟当壮其脾胃，行其经络，生其血气则愈。其有成破伤风，以致牙关紧急，口眼㖞斜者，先以玉真散一二服，然后投以通经生血之剂。(《外科心法·卷五》)

一后生亦患此（指修伤次指，编者注），黑色不痛，其指已死，予欲斩去，速服补剂，恐黑上臂不治。彼不信，另服败毒药，手竟黑，遂不救。(《外科心法·卷五》)

一男子禀颇实，乏嗣，服附子等药，致作渴，左足大指患疽，色紫不痛，脉亦数而涩，亦死。大抵发背、脑疽、脱疽，肿痛色赤，水衰火旺之色，尚可治。若黑若紫，火极似水之象也，乃肾水已竭，精气固涸，决不治。《外科精要》云：凡病疽之人，多有既安之后，忽发渴疾而不救者，十有八九。疽疾将安，而渴疾已作，宜服加减八味丸。既安之后，而渴疾未见，宜先服之，以防其未然。若疾形已见，卒难救疗。凡痈疽愈后，宜服补药，若用峻补之药，则发热。又况痈疾人，安乐之后多传作渴疾，不可治疗，当预服加减八味丸，如能久服，永不生渴疾，气血亦壮。未发疽人，或先有渴证，尤宜服此药，渴疾既安，疽亦不作。（《外科发挥·卷五》）

一男子脚背患之（指脱疽，编者注），色黯而不肿痛，烦躁大渴，尺脉大而涩。此精已绝，不治，后果然。（《外科发挥·卷四》）

一男子修伤足指，色黑不痛而欲脱。余曰：此因阳气虚，不能运达于患处也，急去之，速服补剂以壮元气，否则死肉延足，必不救矣。不信。果黑烂上胫而死。大抵手足气血罕到之地，或生疮，或伤损，若戕其元气，邪气愈盛，溃烂延上必死，不溃而色黯者亦死。若骨断筋皮尚连者，急剪去之。（《正体类要·上卷》）

一男子足指患之（指脱疽，编者注），色黑不痛。令明灸三十余壮而痛，喜饮食如常。予谓：急割去之，速服补剂。彼不信，果延上，遂致不救。（《外科发挥·卷四》）

一女子十五岁，足拇指痒痛，敷败毒之药，势益甚而色黯。余谓脾经郁结所致，彼人略不经意，后朝寒暮热，饮食顿减，患处微肿，足胫渐细而殁。（《保婴撮要·卷十二》）

◆外伤

一男子，坠马伤头并臂，令葱捣烂，炒热罨患处，以热手熨

之，服没药降圣丹而愈。本草云：葱大治伤损。（《外科心法·卷六》）

一女子闪右臂，寅卯时发热作痛。余决其胆经血虚而火盛，先以四物合小柴胡汤，四剂而热退，更以四物汤加香附、陈皮、白术、茯苓各一剂，山栀五分，芩、连、甘草各三分，二十余剂，肿消而愈。（《保婴撮要·卷十六》）

陈州守子，闪右臂腕肿痛，用流气等药，发热作寒，饮食少思，口舌干燥，肿痛愈炽，形气益疲，余以助胃壮气为主，佐以外治之法而愈。（《保婴撮要·卷十二》）

杨进士伤手指，焮痛发热，服寒凉之药，致饮食顿减，患处不溃。余用托里养血之药，食进疮溃。后因劳，每日晡发热。此阴虚而内热也，以四物、软柴胡、地骨皮乃退，更用养血气之药而疮敛。（《正体类要·上卷》）

一妇人，修伤次指，成脓不溃，焮痛至手，误敷凉药，以致痛焮微呕少食，彼以为毒气内攻。诊其脉沉细。此痛伤胃气而然也，遂刺之，服六君子汤加藿香、当归，食进更服八珍汤，加黄芪、白芷、桔梗，月余而愈。（《外科心法·卷五》）

一男子，亦伤拇指，色紫不痛。服托里药，及灸五十余壮，作痛溃脓而愈。（《外科心法·卷五》）

一女子十五岁，伤手成疮，日出清脓少许，日晡发热。此元气虚也，先用五味异功散加当归、升麻，月余元气渐复，乃用加味逍遥散及八珍汤、异功散而愈。（《保婴撮要·卷十六》）

一人误伤去小指一节，牙关紧急，腰背反张，人事不知，用玉真散、青州白丸子各一服，未应，此亦药力不能及也。急用蒜捣烂，裹患指，以艾灸之，良久觉痛。仍以白丸子一服，及托里散数服而愈。夫积在肠胃，尚为难疗，况四肢受患，风邪所袭，

遏绝经络者。古人所制淋、渍、贴、炳、镰、刺等法，正为通经络导引气血也。（《外科心法·卷六》）

云间曹于容，为室人中风灌药，误咬去指半节，焮痛寒热，外敷大黄等药，内服清热败毒，患处不痛不溃，脓清寒热愈甚。余曰：此因凉药遏绝隧道而然也。遂敷玉龙膏以散寒气，更服六君子汤以壮脾胃。数日后患处微痛，肿处渐消，此阳气运达患处也。果出稠脓，不数日半指溃脱，更服托里药而敛。（《正体类要·上卷》）

州守王廷用伤指，即用帛裹之，瘀血内溃，焮肿至手。余谓：宜解患处，以出瘀血，更用推陈致新之剂。不信，乃敷凉药，痛虽稍止，次日复作，又敷之，数日后手心背俱溃出瘀秽脓水，尚服败毒之剂，气血益虚，色暗脓清，饮食少思，仍请余治，投以壮脾胃、生气血之剂，由是脓水渐稠而愈。（《正体类要·上卷》）

一儒者修左足伤其大指甲少许，不见血，不作痛，形体如故。后饮食劳倦，足重坠微肿痛，或昼睡或夜寐，其足如故，误服败毒之剂，寒热肿痛。盖脾起于足大指，此是脾气虚弱下陷，用十全大补汤而愈。（《内科摘要·卷上》）

【注】《薛案辨疏》：此症论脾气下陷，允宜用补中益气以升提之。今用十全大补者，一则因败毒之剂，气血两伤，必有寒凉之品，故以十全两补之，而肉桂可敌寒凉。一则虽有足重坠微肿之症，究竟昼眠夜寐，其足如故，即误服败毒之后，亦惟见寒热痛而已，别无他种下陷之症，则下陷之势原不甚剧，故只温补其气血，不必升提也。况足属至阴之分，自宜与阴药并用，而肉桂、川芎仍能领气血升腾，涌而上周遍身耳。

上舍王天爵，伤足焮肿，内热作渴，内服外敷，皆寒凉败毒，患处益肿而不溃，且恶寒少食，欲作呕吐。余曰：此气血俱虚，又因寒药凝结隧道，损伤胃气，以致前症耳。遂用香砂六君子、芎、归、炮姜，外症悉退。惟体倦晡热，饮食不甘，以补中益气汤加地骨皮、五味、麦门治之而愈。(《正体类要·上卷》)

一女子因怒仆，复伤患处出血，经行不止，臂面青赤，右关脉弦数。此肝脾二经火动，不能统摄其血也，先用小柴胡汤二剂，又用加味逍遥散二剂，血止而安。(《保婴撮要·卷十六》)

举人余时正金疮焮痛，出血不止，恶寒发热。用败毒等药愈甚，亡血过多，气无所附而然耳。遂以黄柏、知母、软柴胡、玄参、五味、麦门治之即愈。(《正体类要·上卷》)

梁阁老侄金疮肿痛，出血不止，寒热口干。此气虚血无所附，而血不归经也。用补中益气、五味、麦门主之，阳气复而愈。(《正体类要·上卷》)

有一患者（跌打损伤），服行气之剂，胸痞气促，食少体倦，色黯脓清。此形气俱虚之症也，先用六君、桔梗二剂，胸膈气和。后用补中益气去升麻，加茯苓、半夏、五味、麦门治之，元气渐复而愈。若用前剂，戕贼元气，多致不救。(《正体类要·上卷》)

梁阁老侄跌伤腿，外敷大黄等药，内服破血之剂，遂致内溃。余针出秽脓三碗许，虚证悉具，用大补之剂两月余，少能步履。因劳心，手撒眼闭，汗出如水。或欲用祛风之剂。余曰：此气血尚未充足而然也。急以艾炒热频熨肚脐并气海穴处，以人参四两，炮附子五两，煎灌，良久臂少动。又灌一剂，眼开能言，但气不能接续。乃以参、芪、归、术四味共一斤，附子五钱，水煎，徐徐服之而疮愈。(《正体类要·上卷》)

有一患者（跌打损伤），溃而不敛，以内有热毒，欲用寒凉之药。余曰：此血气俱虚，而不能敛耳，非归、茯、参、芪之类，培养脾土，则肌肉何由而生？岂可复用寒凉克伐之药重损气血哉？

169

遂用前药（指归脾汤、当归补血汤，编者注）治之而愈。（《正体类要·上卷》）

有一患者（指跌打损伤），瘀血已去，饮食少思，死肉不溃，又用托里之药，脓稍溃而清。此血气虚也，非大补不可。彼不从。余强用大补之剂，饮食进而死肉溃，但少寐。以归脾汤加山栀二剂而寐。因劳心，烦躁作渴，脉洪大，以当归补血汤二剂而安。（《正体类要·上卷》）

一妇人闪臂腕，肿大已三月，手臂日细，肌瘦恶寒，食少短气，脉息微细。属形病俱虚也，遂投补中益气加肉桂，引诸药以行至臂。再加贝母、香附，以解久病之郁。间服和血定痛丸，以葱熨之，肿消二三。因怒，患处仍胀，胸膈两胁微痛，以前汤更加木香、山栀、半夏、桔梗，服之少可。复因惊，不寐少食，盗汗，以归脾汤加五味、麦门，二十余剂而安，肿消三四，手臂渐肥。但经水过期而少，此心脾之血尚未充足而然也。乃用八珍加五味、麦门、丹皮、远志、香附、贝母、桔梗，四十余剂，诸症悉愈。后因怒发热谵语，经水如涌，此怒动肝火，以四物加柴胡，调理而康。（《正体类要·上卷》）

一女子年十七，闪右臂，微肿作痛，寅申时发热。余决其胆经血虚火盛，经水果先期而至。先以四物合小柴胡汤，四剂热退。更以加味四物汤，加香附、地骨皮、山栀各五分，芩、连、炙草各三分，二十余剂其肿亦消。乃去黄连、山栀，又五十余剂，经水调而元气充矣。（《正体类要·上卷》）

一膏粱之人跌腿，青肿作痛，服辛热之药，反发热作喘，患处益痛，口干唇揭。余曰：膏粱之人，内多积热，夏服辛热之剂，益其胃火而使然也。频饮童便，以清胃散加山栀、黄芩，治之顿止，患处以葱熨之，肿即消散。（《正体类要·上卷》）

少宗伯刘五清，膝伤一块，微痛少食。用六君子汤，倍加当归、黄芪，其痛渐止，月余瘀血内涸而不溃，公以为痊。余曰：此阳气虚极，须调补。不从。至来春，头晕，痰涎壅塞，服清气化痰，病势愈盛，脉洪大而微细。欲以参、芪、归、术、附子之类补之。不信。至秋初，因怒昏愦而厥。（《正体类要·上卷》）

一男子闪伤右腿，壅肿作痛。余谓：急砭去滞血，以补元气，庶无后患。不信。乃外敷大黄等药，内服流气饮。后涌出秽脓数碗许，其脓不止。乃复请治，视其腿细而脉大，作渴发热，辞不治，后果殁。（《正体类要·上卷》）

有一患者（跌打损伤），腹胀喘促，作渴寒热，臀腿糜烂，与死肉相和，如皮囊盛糊。用童便煎四物、桃仁、红花、柴胡、黄芪、麦门、花粉，服之顿退。彼用黑羊皮贴之益甚。后砭去脓血甚多，气息奄奄，唇口微动，牙关紧急，患处色黯。或欲用破伤风药。余曰：此气血虚而变症也。用参、芪、芍、归、白术，并独参汤入乳汁，元气复而诸症愈，及用十全大补汤调理而安。此症若脓瘀内焮者，宜针之。若溃后口噤遗尿，而类破伤风等症者，乃气血虚极也，急用大补之剂。若素多痰，患风症者，宜清痰降火。若因怒而见风症者，宜清肝降火。若人不慎房劳，而忽患前症，此由肾水不足，心火炽甚，宜滋阴补气血为主。若误作风症，治之即死。（《正体类要·上卷》）

吴给事坠马伤首，出血过多，发热烦躁，肉𥆧筋惕。或欲投破伤风药。余曰：此血虚火动所致，当峻补其血为善。遂用圣愈汤二剂即安，又养气血而疮痊。（《正体类要·上卷》）

张进士季秋坠马，亡血过多，出汗烦躁，翌日其汗血止，热躁益甚，口噤手颤。此阴血虚，阳火乘之，而汗出为寒气收敛腠理，故汗不得出，火不得泄，怫郁内甚，而益增他症也。余用四

物、参、芪、软柴胡、五味、麦门，治之而痊。（《正体类要·上卷》）

一男子损臂，出血过多，又下之，致烦热不止，瘀肉不腐，以圣愈汤四剂少安，以八珍汤加五味子、麦门冬而安，更以六君子汤加芎、归、黄芪数剂而溃，又二十余剂而敛。大抵此证，须分所患轻重，有无瘀血，及元气虚实，不可概下，盖恐有伤气血，难以溃敛。常治先以童便和酒饮之，或加红花、苏木，其功甚捷。若概用攻利之剂，鲜不有误。凡疮愈之迟速，在血气之虚实故也。（《外科发挥·卷八》）

一妇人磕臂出血，骨痛热渴，烦闷头晕，日晡益甚。此阴虚内热之症，用八珍加丹皮、麦门、五味、骨碎补、肉桂及地黄丸治之悉愈。却去桂，加牛膝、续断，二十余剂而疮愈。（《正体类要·上卷》）

李进士季夏伤手，出血不止，发热作渴，两胁作胀，按之即止，此血虚也。用八珍加软柴胡、天花粉治之顿愈，更用养气血之药调理而痊。（《正体类要·上卷》）

一男子孟夏折腿，出血过多，其初眩晕眼花，后则昏愦。此阴血伤损，阳火炽甚；制金不能平木，木旺生风所致。急灌童便，更用人参、当归各五钱，荆芥、川芎、柴胡、芍药、白术各二钱，山栀、黄芩、桔梗各一钱，甘草五分，服之随爽。又用四物、参、芪各三钱，生地、柴胡各一钱，四剂烦躁悉去。（《正体类要·上卷》）

一妇人孟冬伤足，亡血头汗，内热作渴，短气烦躁，不时昏愦，其脉洪大，按之微弱。此阴血虚于下，孤阳炎于上，故发厥而头出汗也。以四物合小柴胡汤一剂汗即止。以四物去川芎，加参、芪、麦、五味、炙草，少用肉桂，四剂诸症悉去。又三十余

剂，血气复而愈。（《正体类要·上卷》）

大尹刘国信金疮出血，发热烦躁。属阴虚为患，用圣愈汤治之，虚火息而血归经矣。（《正体类要·上卷》）

有一患者，（跌打损伤）愈后腿作痛。余意脓血过多，疮虽愈，肝经血气尚未充实，而湿热乘虚也。遂以八珍加牛膝、木瓜、苍术、黄柏、防己、炙草以祛湿热，养阴血，痛渐止。乃去防己、黄柏，服之遂瘳。（《正体类要·上卷》）

一小儿十五岁，伤腿内溃，针出秽脓，虚症悉具，用大补之剂渐愈。后因劳动，手撒眼闭，汗出如雨。急炒热艾频熨脐腹及气海穴，更用人参四两，炮附子五钱，作一剂水煎，徐徐灌服。良久臂能少动，再剂眼开而能言，惟气不接续。乃用参、芪、归、术四味共八两，附子三钱，水煎，连进二服，气少复。乃减附子，又三剂元气渐复。后用独参汤，多服而痊。（《保婴撮要·卷十六》）

窗友黄汝道，环跳穴处闪伤，瘀血肿痛，发热作渴。遂硬去瘀血。知其下焦素有虚火，用八珍加黄柏、知母、牛膝、骨碎补，四剂顿止。用十全大补汤少加黄柏、知母、麦门、五味，三十余剂而敛。（《正体类要·上卷》）

戴给事坠马，腿肿痛而色黯，食少倦怠。此元气虚弱，不能运散瘀血而然耳。遂用补中益气去升麻、柴胡，加木瓜、茯苓、芍药、白术，治之而痊。（《正体类要·上卷》）

一男子跌伤，腹痛作渴，食梨子二枚，益甚，大便不通，血欲逆上，用当归承气汤加桃仁，瘀血下而瘥。此因元气不足，瘀血得寒而聚凝也。故产妇金疮者，不宜食此。（《正体类要·上卷》）

一男子孟秋坠梯，腹停瘀血，用大黄等药，其血不下，反加胸膈胀痛，喘促短气。余用肉桂、木香末各三钱，热酒调服，即下黑血及前所服之药而苏。此因寒药凝滞而不行，故用辛温之剂散之。（《正体类要·上卷》）

一男子青肿作痛，以萝卜汁调栀子末敷之，以四物汤加柴胡、黄芩、天花粉、穿山甲二剂少愈，更以托里散加生地黄、柴胡、红花数剂而溃，再以托里健脾药而愈。（《外科发挥·卷八》）

一男子坠马，腹有瘀血，服药下之，致发热、盗汗、自汗，脉浮涩。余以为重剂过伤气血所致，投以十全大补汤益甚，时或谵语。此药力未及而然也，以前药加炮附子五分，服之即睡，觉来顿安，再剂而痊。（《正体类要·上卷》）

一小儿足伤作痛，肉色不变，伤在骨也。频用炒葱熨之，五更用和血定痛丸，日间用健脾胃、生气血之剂，数日后服地黄丸，三月余而痊。（《正体类要·上卷》）

有一患者（跌打损伤），发热烦躁，用四物、黄芩、红花、软柴、山栀、花粉，烦热已清，瘀血深蓄，欲针出之，不从。忽牙关紧急，患处刺痛，始针去脓血即安。用托里养血，新肉渐长。忽患处瘙痒，此风热也，用祛风消毒之剂而痊。（《正体类要·上卷》）

有一患者（跌打损伤），烦躁面赤，口干作渴，脉洪大，按之如无。余曰：此血虚发躁也。遂以当归补血汤二剂即止。后日晡发热，更以四物加柴胡、牡丹、地骨、黄柏、知母治之，热退而疮敛。东垣云：发热恶寒，大渴不止，其脉大而无力者，非白虎汤症，此血虚发躁也，宜用当归补血汤治之。裴先生云：肌热躁热，目赤面红，其脉洪大而虚，此血虚也，若误用白虎汤，轻则危，重则毙。（《正体类要·上卷》）

有一患者（跌打损伤），寒热口干，用四物、参、芪、白术、

软柴、炒芩、麦门、五味，四剂少退，余欲砭去瘀血，不从。后
怔忡不寐，饮食少思，牙关牵紧，头目疼痛，恶寒发热，此脓内
焮也，遂砭去之即安。以八珍、枣仁、麦门、五味二十剂，前症
渐愈。又用前药及独参汤，瘀肉渐溃。后因劳又少寐盗汗，以归
脾汤、麦门、五味、远志而痊。后牙关胀闷，面目焮赤，又似破
伤风，仍以为虚，用八珍等药亦安。（《正体类要·上卷》）

有一患者（跌打损伤），患处胀痛，悲哀忿怒。此厥阴之火，
为七情激之而然耳。遂砭去瘀血，以小柴胡汤加山栀、黄连、桔
梗而安。后用生肝血、养脾气之药，疮溃而敛。（薛立斋《正体类
要·上卷》）

有一患者（跌打损伤），患处胀痛，发热欲呕，两胁热胀，肝
脉洪大。余曰：肝火之症也，但令饮童便，并小柴胡汤加黄连、山
栀、归梢、红花，诸症果退。此症若左关脉浮而无力，以手按其
腹，反不胀者，此血虚而肝胀也，当以四物、参、芩、青皮、甘
草之类治之。若左关脉洪而有力，胸胁胀痛者，按之亦痛，此怒
气伤肝之症也，以小柴胡、芎、归、青皮、芍药、桔梗、枳壳主
之。盖此症不必论其受责之轻重，问其患处去血之曾否，但被人
扭按甚重，努力恚怒，以伤其气血，瘀血归肝，多致前症，甚则
胸胁胀满，气逆不通，或血溢口鼻，卒至不救。（《正体类要·上
卷》）

有一患者（跌打损伤），两胁胀闷，欲咳不咳，口觉血腥，遍
身臀腿胀痛，倦怠不食，烦渴脉大。此血脱烦躁也，与童便酒及
砭患处，出死血糜肉甚多。忽发热烦躁汗出，投以独参汤三剂少
止，又用补气血、清肝火之药数剂，饮食稍进。后用独参汤间服，
诸症悉退，饮食顿加，但不能多寐。以归脾汤加山栀、竹茹，四
剂而熟睡。因劳心遂烦渴自汗，脉大无力，以当归补血汤二剂而

安。又以十全大补去川芎加麦门、五味、牡丹、地骨、麻黄根、炒浮麦，数剂而汗止，死肉且溃。又二十余剂而新肉生。(《正体类要·上卷》)

有一患者（跌打损伤），去其患处瘀血，用四物、柴胡、红花治之，焮痛顿止，但寒热口干，饮食少思。用四物、白术、茯苓、柴胡、黄芪、花粉，四剂寒热即退。用六君、芎、归、藿香，而饮食进。腐肉虽溃，脓水清稀，以前药倍用参、芪、归、术、茯苓，二十余剂腐肉俱溃，脓水渐稠。误服下药一钟，连泻四次，患处色黯。喜其脉不洪数，乃以十全大补倍加肉桂、麦门、五味数剂，肉色红活，新肉渐生。喜在壮年，易于调理，又月余而愈，否则不救。凡杖疮跌扑之症，患处如有瘀血，止宜砭去，服壮元气之剂。盖其气已损，切不可再用行气下血之药，复损脾胃，则运气愈难行达于下，而反为败症，怯弱者多致夭枉。(《正体类要·上卷》)

有一患者（跌打损伤），伤处揉散，惟肿痛不消。余曰：此瘀血在内，宜急砭之。不从。余以萝卜自然汁调山栀末敷之，破处以当归膏贴之，更服活血之剂而瘥。数年之后，但遇天阴，仍作痒痛，始知不砭之失。(《正体类要·上卷》)

有一患者（跌打损伤），痛甚发热，呕吐少食，胸膈痞满。用行气破血之剂益甚，口干作渴，大便不调，患处色黯。余曰：此痛伤胃气所致。遂以四君、当归、炒芩、软柴、藿香，二剂诸症渐愈。又用大补之剂，溃之而瘥。(《正体类要·上卷》)

有一患者（跌打损伤），头额出汗，热渴气短，烦躁骨痛，瘀肉不溃，遂割去之，出鲜血，服芩、连之药益甚，其脉洪大而微。此气血俱虚，邪火炽盛所致，以四物加参、芪、术、炙草，少用柴胡、炒芩，二剂头汗顿止。又加麦门、五味、肉桂，二剂诸症悉退。后用参、芪、归、术、炒芍、熟地、麦门、五味十余剂，瘀血溃而脓水稠矣，但新肉不生，以前药倍用白术而敛。（《正体类要·上卷》）

有一患者（跌打损伤），臀腿黑肿而反不破，但胀痛重坠，皆以为内无瘀血，惟敷凉药，可以止痛。余诊其尺脉涩而结。此因体肥肉厚，瘀血蓄深，刺去即愈，否则内溃，有烂筋伤骨之患。余入针四寸，漂黑血数升，肿痛遂止。是日发热恶寒，烦渴头痛，此气血俱虚而然也，以十全大补之剂遂瘥。（《正体类要·上卷》）

有一患者（跌打损伤），臀腿胀痛，发热烦躁，刺去死血，胀痛少宽，热躁愈甚，此血脱邪火旺而然也。急用独参汤补之，少愈。又以健脾胃养气血药治之，腐肉渐溃遂愈。大抵此症宜预调补，以顾收敛，切不可伐其气血，不行补益，以至不能收敛矣。（《正体类要·上卷》）

有一患者（跌打损伤），瘀血流注，腰膂两足俱黑。随饮童便酒，砭出瘀血糜肉，投以小柴胡汤去半夏加山栀、芩、连、骨碎补以清肝火，用八珍、茯苓以壮脾胃，死肉溃而新肉生。后疮复溃，得静调治，后余而痊。（《正体类要·上卷》）

有一患者（跌打损伤），瘀血内胀，焮痛发热，口干作渴，饮食不甘，四肢倦怠。余曰：此肝火炽盛，脾土受制，故患前症。喜其禀实年壮，第用降火清肝活血之剂而愈。（《正体类要·上卷》）

有一患者（跌打损伤），瘀血失砭，胀痛烦渴。纵饮凉童便，渴胀顿止。以萝卜细捣涂之，瘀血渐散。已而患处作痒，仍涂之痒止。后口干作渴，小腹引阴茎作痛，小便如淋，时出白津。此肝经郁火也，遂以小柴胡汤加大黄、黄连、山栀饮之，诸症悉退，再用养血等药而安。夫小腹引阴茎作痛等症，往往误认为寒症，

投以热剂，则诸窍出血，或二便不通，以及危殆，轻亦损其目矣。（《正体类要·上卷》）

有一患者（跌打损伤），肿痛发热，作渴汗出。余曰：此阴血受伤也。先砭去恶秽，以通壅塞，后用四物、柴胡、黄芩、山栀、丹皮、骨碎补以清肝火而愈。（《正体类要·上卷》）

有一患者（跌打损伤），仲秋夜归坠马，腹内作痛，饮酒数杯，翌早大便，自下瘀血即安。此元气充实，挟酒势而行散也。（《正体类要·上卷》）

有一患者（跌打损伤）肿痛，敷寒凉之药欲内消瘀血，反致臀腿俱冷，瘀血，并胸腹痞闷。余急去所敷之药，以热童便酒洗患处，服六君、木香、当归，敷回阳膏，臀腿渐温。又以前药去木香，加川芎、藿香、肉桂，四剂瘀血解，乃刺之。更以壮脾胃，养气血得痊。盖气血得温则行，得寒则凝，寒极生热，变化为脓，腐溃深大，血气既败，肌肉无由而生，欲望其生难矣。（《正体类要·上卷》）

郑吏部有湿痰，孟冬坠马，服辛热破血之药，遍身作痛，发热口干，脉大而滑，此热剂激动痰火为患耳。治以清燥汤去人参、当归、黄芪，加黄芩、山栀、半夏、黄柏，热痛顿去，患处少愈。用二陈、羌活、桔梗、苍术、黄柏、姜制生地、当归遂痊。（《正体类要·上卷》）

州守陈克明子，闪右臂腕，肿痛肉色不变，久服流气等药，加寒热少食，舌干作渴。余曰：伤损等症，肿不消，色不变，此运气虚而不能愈，当助脾胃、壮气血为主。遂从余法治之，不二月形气渐充，肿热渐消，半载诸症悉退，体如常。（《正体类要·上卷》）

陈侍御坠马，腿痛作呕，服下药一剂，胸腹胀痛，按之即止，惟倦怠少气。诊其脉微细而涩。余曰：非决血也，乃痛伤气血，复因药损脾气而然耳。投养脾胃、生气血之药而愈。(《正体类要·上卷》)

有一患者（跌打损伤），瘀血流注，阴囊溃而成漏，脓水清稀，所服皆寒凉之剂。诊其肝脉短涩，余脉浮而无力。此肝木受肺金克制，又元气虚，不能收敛，遂用壮脾胃生气血之方，元气少复。后终殁于金旺之日。(《正体类要·上卷》)

◆ 杖疮

文刑部用晦，伏阙谏南寻受杖，瘀血已散，坏肉不溃。用托里之药稍溃而脓清，此血气虚也，非大剂参芪不能补。文君亦善医，以为恐腹满。予强之，饮食稍思。遂加大补剂，饮食日进，肉溃脓稠而愈。(《外科心法·卷六》)

尝治江翰林，姚、王、郑三吏部，李、陈、姜三礼部，南、吴二刑部，皆与文同事者，先散其瘀血，渐用排脓托里之药，俱愈。大叫号则伤气，痛忍则伤血，此气血之虚明矣。况脾主肌肉，脾气受伤，饮食必减。血一冰则肌肉不旺，故必理脾，脾健肉自生。若非参、术、归、芪之类培养脾土，则肌肉何由以生？然又须分病人虚实，及有无瘀血停积。盖打扑坠堕，皮肉不破，肚腹作痛者，必有瘀血在内，宜以复元活血汤攻之。老弱者，四物汤加红花、桃仁、穿山甲补而行之。若血去多而烦躁，此血虚也，名曰亡血，以独参汤补之。有打扑坠堕稍轻，别无痛血等症，但是疼痛不止者，惟和血气、调经脉，其痛自止，更以养气血、健脾胃，无有不效。亦有痛伤胃气作呕或不饮食者，以四君子汤加藿香、砂仁、当归治之。若有瘀血，不先消散，而加补剂，则成实实之祸。设无瘀血，而妄行攻利，则致虚虚之祸。(《外科心

法·卷六》)

一男子杖疮，瘀血不腐，以大补之剂渐腐，更以托里健脾药而敛。(《外科发挥·卷八》)

夏凤，北京人，因杖疮，臀膝通溃，脓瘀未出，时发昏愦，此脓毒内作而然也。急与开之，昏愦愈盛。此虚也，以八珍汤一服少可。数服，死肉自腐，顿取之。令用猪蹄汤洗净，以神效当归膏涂贴，再以十全大补汤，两月而愈。若更投破血之药，则危矣。大抵杖疮一症，皆瘀血为患，宜速治疗，浅者砭之，深者针之，更以活血流气药和之，内溃者开之，有腐肉取之，以壮胃生血药托之，可保无虞。有伤筋骨而作痛者，以没药降圣丹治之。若牙关紧急，或腰背反张者，以玉真散治之，并效。(《外科心法·卷六》)

有一患者，受（杖）刑太重，外皮伤破，瘀血如注，内肉糜烂黯肿，上胤胸背，下至足指，昏愦不食。随以黑羊皮热贴患处，灌以童便、酒、薄粥，更以清肝活血、调气健脾之剂，神思稍苏，始言遍身强痛。又用大剂养血补气之药，肿消食进。时仲冬瘀血凝结，不能溃脓，又用大补之剂，壮其阳气，其脓方熟，遂砭去，洞见其骨，涂以当归膏，及服前药（指归脾汤，编者注）百余剂，肌肉渐生。(《正体类要·上卷》)

◆ **汤火伤**

一妇为汤伤胸大溃，两月不敛，脉洪大而无力，口干发热，日晡益甚。此阴血虚火，毒乘之而为患耳。用四物汤加柴胡、丹皮，热退身凉。更用逍遥散加陈皮以养阴血、壮脾胃，腐肉去而新肉生。(《正体类要·上卷》)

一男子火伤两臂燋痛，大小便不利。此火毒传于下焦，用生地黄、当归、芍药、黄连、木通、山栀、赤茯苓、甘草，一剂二便清利，其痛亦止。乃以四物、参、芪、白芷、甘草而坏肉去，又数剂而新肉生。（《正体类要·上卷》）

一男子因醉被汤伤腿，溃烂发热，作渴饮水，脉洪数而有力。此火毒为患，用生地、当归、芩、连、木通、葛根、甘草，十余剂诸症渐退。却用参、芪、白术、芎、归、炙甘草、芍药、白芷、木瓜，新肉将完。因劳，忽寒热，此气血虚而发热也，仍用参、芪之药加五味子、酸枣仁而安，又月余而疮痊。（《正体类要·上卷》）

◆ 烟熏神昏

一女子被烟熏，痰气上壅，不省人事，用萝卜汁灌之而苏。但体倦欲睡，仍令嚼萝卜汁，乃服六君子汤加桔梗、山栀而安。伤轻者萝卜捣汁，饮之亦可。（《保婴撮要·卷十四》）

◆ 冻伤

一女年数岁，严寒上京，两足受冻不仁，用汤泡渍，至春十指俱烂，牵连未落。余用托里之剂，助其阳气，自溃脱，得保其生。此因寒邪遏绝，运气不至，又加热汤泡渍，故死而不痛也。余尝见人之严寒而出，冻伤其耳目不知痛，若以手触之，其耳即落。当以暖暖处良久，或热手熨之无恙。若以火烘汤泡，其耳即死，至春必溃脱落矣。北方寒气损人若此，可不察之？（《正体类要·上卷》）

◆ 虫伤

陈镒，居庸关人，蝎螫手，疼痛彻心，顷刻焮痛至腋，寒热拘急，头痛恶心。此邪正二气相搏而然。以飞龙夺命丹涂患处及服止痛之药，俱不应。乃以隔蒜灸法灸之，遂愈。(《外科心法·卷六》)

予母及予皆尝被螫，如前（指隔蒜灸法，编者注）灸之，痛即止。(《外科心法·卷六》)

予母又尝为蜈蚣伤指，亦用前法（指隔蒜灸法，编者注）而愈。(《外科心法·卷六》)

◆ 漆疮

张生，患漆疮作呕，由中气弱，漆毒侵之，予以六君子汤加砂仁、藿香、酒炒芍药治之。彼不信，另服连翘消毒散，呕果盛。复邀治，仍以前药，外以麻油调铁锈末，涂之而愈。(《外科心法·卷三》)

◆ 犬狼咬伤

王生，被斗犬伤腿，顷间焮痛，至于翌日，牙关紧急，以玉真散治之不应，亦隔蒜灸三十余壮而苏，仍以玉真散及托里消毒药而愈。(《外科心法·卷六》)

一男子被犬伤，痛甚恶心，令急吮去恶血，隔蒜灸患处，数壮痛即止，更贴太乙膏，服玉真散而愈。(《外科发挥·卷八》)

有一猎户，腿被狼咬，痛甚，治以乳香定痛散不应。予思至阴之下，气血凝结，药力难达，令隔蒜灸至五十余壮，疼痛悉去。仍以托里药，及膏药贴之而愈。(《外科心法·卷六》)

一男子风犬所伤，牙关紧急，不省人事。急针患处出毒血，更隔蒜灸，良久而醒。用太乙膏封贴，用玉真散二服，稍愈。更以解毒散二服而痊。若患重者，须先以苏合香丸灌之，后进汤药。

《针灸经》云：外丘穴，治疯犬，即疯犬所伤，发寒热，速灸三壮，更灸患处，立愈。春末夏初，狂犬咬人，须过百日得安，终身禁犬肉、蚕蛹，食此则发不可救也。宜先去恶血，灸咬处十壮，明日以后灸一壮，百日乃止。忌酒七日，捣并汁饮一二盏。（《外科发挥·卷八》）

◆ **破伤风**

一妇人臀痈将愈，患破伤风，发热搐搦，脉浮数，予以当归地黄汤治之。彼不信，乃服发散败毒药，果甚，始信而服之，至数剂而痊。（《外科发挥·卷八》）

一男子风入杖疮，牙关紧急，以玉真散一服少愈，再服而安。（《外科发挥·卷八》）

一男子风袭疮口，牙关紧急，腰背反张，以玉真散一服而愈，仍以托里药而敛。（《外科发挥·卷一》）

有一患者，仲夏误伤手，腰背反张，牙关紧急，脉浮而散。此表症也，遂用羌活防风汤一剂即解。此症若在秋冬腠理致密之时，须用麻黄之类以发汗。此乃暴伤，气血不损之治法也。（《正体类要·上卷》）

有一患者，杖处略破而患此（指破伤风，编者注），脉洪大而实。此里症也，用大芎黄汤一剂，大便微行一次，悉退。若投表药必死，宜急分表里虚实而治之，庶无误矣。（《正体类要·上卷》）

◆ **肠痈**

进士边云庄，腹痛恶寒，脉浮数。余曰：浮数之脉，而反恶寒，疮疽之症也。不信。数日后复请视之，左尺洪数。余曰：内有脓矣。仍不信。至小腹痛胀，连及两臀，始悟。余曰：脓溃臀矣，气血俱虚，何以收敛？急用活命饮一钟，臀溃一孔，出脓斗许，气息奄奄。用大补药一剂，神思方醒。每去后，粪从疮出，痛不可当，小腹间如有物上挺，即发痉不省人事，烦躁，脉大，举按皆实。省而诊之，脉洪大，按之如无，以十全大补，倍用参、芪至四斤，更加附子二枚，煎膏服而痉止。又用十全大补汤，五十余剂而疮敛。(《外科枢要·卷二》)

金台院金宪，年逾五十，腹内隐痛，小便如淋，皮肤错纵，而脉滑数。此肠痈也，脉滑数则脓已成。遂以广东牛皮胶，酒溶化，送太乙膏，下脓升许。更以排脓托里药及蜡矾丸而愈。(《外科心法·卷四》)

通府张廷用患之（指肠痈，编者注），两月余矣。时出白脓，体倦恶寒。此邪气去而中气虚，余用托里散兼益气汤而徐徐呷之。又令以猪肚肺煮烂，取其汤调米粉煮，时呷半盏，后渐调理而痊。(《外科枢要·卷二》)

一妇人脓成胀痛，小便不利，脉洪数。此脓毒内溃也，服太乙膏三钱，脓下甚多。更以瓜蒌散、蜡矾丸及托里散而安。如用云母膏尤妙。(《外科枢要·卷二》)

秀水卜封君善饮，腹痛便泄，服分利化痰等剂不应。其脉滑数，皮肤错甲。余谓此酒毒致肠痈而溃败也，辞不治。不信，仍服前剂，果便脓而殁。(《明医杂著·卷之二》)

鸿胪苏龙溪，小腹内肿胀作痛，大小便秘结，作渴饮冷，脉洪数而实。用黄连解毒二剂，肿痛顿止，二便调和，用活命饮而全愈。(《外科枢要·卷一》)

五官科医案

◆ 目赤

给事张禹功目赤不明，服祛风散热药，反畏明重听，脉大而虚。此因劳心过度，饮食失节，以补中益气加茯神、枣仁、山药、山茱、五味顿愈。又劳役复甚，用十全大补兼以前药渐愈，却用补中益气加前药而痊。东垣云：诸经脉络，皆走于面而行空窍，其清气散于目而为精，走于耳而为听。若心烦事冗，饮食失节，脾胃亏损，心火太甚，百脉沸腾，邪害孔窍而失明矣。况脾为诸阴之首，目为血脉之宗，脾虚则五脏之精气皆为失所，若不理脾胃，不养神血，乃治标而不治本也。（《内科摘要·卷下》）

【注】《薛案辨疏》：目赤不明，而服祛风散热之药，似亦有所宜也。即继以畏明重听，亦肝肾之阴血虚而有火也，竟以补中益气升补脾肺气分之剂，而加以补心酸收之品于本症，似不相合，且劳复而遽，用十全大补于本症，又相去甚远，投之而痊者，凭于脉耳。

一男子，眼赤痒痛，时或羞明下泪，耳内作痒，服诸药不应，气血日虚，饮食日减，而痒愈盛。此肝肾风热上攻也。以四生散酒调，四服而愈。（《外科心法·卷五》）

一小儿十五岁，因大劳，目赤作痛，发热作渴，脉洪大而虚。用八珍汤加炒黑山栀，一剂诸症顿退，又用补中益气汤而痊。后因梦遗，目仍赤痛，用六味地黄丸料加五味子，二剂而痛止，又三十余剂而复明。（《保婴撮要·卷四》）

◆ 目涩

一儒者，日晡两目紧涩，不能瞻视，此元气下陷，用补中益气倍加参、芪，数剂痊愈。（《内科摘要·卷上》）

【注】《薛案辨疏》：日晡紧涩不能瞻视，未尝非肾水虚症，当用明目地黄丸，而况在日晡阴分乎？先生独断以元气下陷，而用补中益气倍加参、芪者，岂以九窍不利为肠胃所生之病。而日晡为元气下陷于阴分之故而然乎？抑别有脉色可据而然乎？其必有左手空洪或虚弱之脉，面色皎白或萎黄之色，以及食少体倦之症故耳。不然是其饮食劳倦与素勤苦，脾肾素虚者也。

一男子患症同前，服黄柏、知母之类，目疾益甚，更加便血。此脾气虚不能统血，肝气虚不能藏血，用补中益气、六味地黄以补肝脾，生肾水，诸症渐愈。（《内科摘要·卷上》）

【注】《薛案辨疏》：患症同前，属于阴虚则有之矣，非肾经实火也，而何以服知、柏乎？寒凉进治时，目疾益甚，更加便血者，以伤肝脾之气，气虚而血流于下，故用补中益气升补其元气而血自止，更用六味丸滋补其元阴而血自生。元气升而元阴旺，则目疾自愈。又何论于眼科诸法乎？

◆ 目痛

一儒者两目作痛，服降火祛风之药，两目如绯，热倦殊甚。余用十全大补汤数剂，诸症悉退，服补中益气兼六味丸而愈。复因劳役，午后目涩体倦，服十全大补而痊。（《内科摘要·卷下》）

【注】《薛案辨疏》：此案何以用十全大补耶？盖服降火祛风之药，其脾肺元气已伤，致两目如绯，则肝肾之阴火复炽。故热殊甚者，虚火之炽也。倦殊甚者，元气之伤也。非十全大补两补气

血以引火归源，何能得效？且复用补中以补脾肺，六味以补肝肾而后愈。孰谓目赤小恙，惟风火为主耶？或曰既以十全大补而诸症悉退，何不即以此方而全愈？必欲易之者何也？曰十全大补虽能两补气血，引火归源，而升降之法未备也。盖火既归源而尚倦殊甚者，脾气原虚，不得不用补中升补脾气；尚有热殊甚者，肾阴素亏，不得不用六味降补肾阴。此又非十全所能，故究竟复进之，以顶针对症之方也。然不用补中、六味于前者，以两目如绯之时，虚火正炽，升提在所难投，虚火未归，滋阴又属无益，此前后所不可紊也。噫！微矣！可以知用药之机矣。至于复因劳役之后，补中一定之方也。仍用十全大补者，盖仍前而来。原属脾肺肝肾各虚之候，而今之午后目涩，非仍前肝肾之阴原虚乎？午后体倦，非仍前脾肺之气原虚乎？故仍用两补，而不单用升补也。虽然目涩而用肉桂，我知后人之不敢也，而况两目如绯时乎？非降火祛风之后，我亦何敢也哉？

◆ 眼翻胬肉

一男子（眼病）已愈，惟一眼翻出胬肉如菌，三月不愈，乃伤风寒也。以生猪脂调藜芦末涂之即愈。亦有胬肉出三寸许者，尤宜用此药也。乌梅涂之亦效，但缓。硫黄亦可。（《外科发挥·卷二》）

◆ 失明

一男子年二十，素嗜酒色，两目赤痛，或作或止，两尺洪大，按之微弱。余谓少年得此，目当失明。翌早索途而行，不辨天日，众皆惊异。余与六味地黄丸料加麦门、五味，一剂顿明。（《内科摘要·卷下》）

【注】《薛案辨疏》：此案致病之由，既以素嗜酒色，而脉之象又见两尺洪大，按之微弱，其为肾虚火泛也明矣。用金水相生之法，无待言矣。独以脉论，可用引火归源之法，而不用者，大都上无火症，下无寒症也。虽然即有虚火上炎，得酸收亦能敛而归源矣。但翌早失明，何变之暴也？一剂顿明，何应之速也？因知病暴者，其效速。而病缓者，其效迟，若渐渐至于失明者，何能一剂而应耶？

◆ 耳鸣

少司马黎仰之南银台时，因怒耳鸣，吐痰作呕不食，寒热胁痛，用小柴胡合四物加山栀、茯神、陈皮而痊。(《内科摘要·卷下》)

【注】《薛案辨疏》：以大概观之，肝经火也。然要知虽有怒伤肝之说，而其怒火之所发者，每从少阳胆经而来，少阳为相火故耳。古人所以治怒火，悉用小柴胡汤是也。然或有伤肝及脏之血者，故合四物补之，更乘所胜，而累及脾胃之气者，故用茯苓、陈皮，同人参、甘草合四君补之。曰何以知其伤于肝也？以寒热胁痛知之。何以知其累及脾胃也？以吐痰不食知之。何以不用白术？白术闭气，非怒气所宜也。何以更加山栀？清三焦肝火所宜也。

少宰李蒲汀耳如蝉鸣，服四物汤，耳鸣益甚。此元气亏损之症，五更服六味地黄丸，食前服补中益气汤顿愈。此症若血虚而有火，用八珍加山栀、柴胡。气虚而有火，四君加山栀、柴胡。若因怒就聋或鸣，实用小柴胡加芍、归、山栀，虚用补中益气加山栀。午前甚，用四物加白术、茯苓，久须用补中益气；午后甚，用地黄丸。(《内科摘要·卷下》)

【注】《薛案辨疏》：耳如蝉鸣，固属肾之症。而四物之剂，以之补水，亦不甚相远，何至服之而鸣益甚耶？足以见补水补血，大相径庭，而不可混也。且人徒知耳鸣为肾阴不足，而不知其有元气亏损者甚多也。经云头痛耳鸣，九窍不利，肠胃所主之病。盖肠为肺之腑，胃为脾之腑，腑与脏同气，而脾肺非元气所主之地乎？经文炳炳，人自不读耳。夫头象天，耳口鼻之系于头者，犹日月星辰之系于天也，而所以不轻不坠，运行普照者，一气之充升也，人同乎天亦犹是也。此补中益气所以治头痛耳鸣，九窍不利之症者，充升其不升之气耳。然不可忘情于肾，以肾为元气之根，而耳实为肾窍。故此案于五更服六味地黄丸，所以壮肾于一阳初动之时，且抑其虚火上炎之势。于食前服补中益气汤，所以补元气于阳明正旺之时，且助其升腾易上之势。此欲升先降，补阳根阴之法也。若读其诸法，而此症之灵变尽矣。

一妇人因劳耳鸣，头痛体倦，用补中益气加麦门、五味而痊。三年后得子，因饮食劳倦，前症益甚，月经不调，晡热内热，自汗盗汗，用六味地黄丸、补中益气汤顿愈。经云：头痛耳鸣，九窍不利，肠胃之所生也。故脾胃一虚，耳目九窍皆为之病。（《校注妇人良方·卷四》）

一妇人耳鸣内热，经行不调，肢体倦怠，饮食无味。余以为肝脾虚热，用四君加柴胡、山栀、丹皮、甘草而愈。（《女科摄要·卷上》）

◆耳痛

一妇人耳内不时胀痛，内热口干，劳则头晕，吐痰下带。此肝脾气虚也，朝用补中益气，夕用加味逍遥散而痊。（《校注妇人良方·卷二十四》）

一妇人耳内外或作痛，或赤肿，或寒热，月经旬日而止，潮热内热，自汗盗汗。余以为肝脾气血俱虚而有热，用归脾汤、六味丸而愈。（《校注妇人良方·卷二十四》）

一妇人耳内外肿痛，胸胁不利，寒热往来，小便不调。此肝经湿热也，用龙胆泻肝汤四剂，诸症顿退，用加味逍遥散而全愈。又因怒复作，用柴胡清肝散而痊。（《校注妇人良方·卷二十四》）

一妇人耳内肿痛，寒热口苦，耳内出水，焮连颈项，饮食少思，此肝火甚而伤脾也。用小柴胡汤加山栀、牡丹皮稍愈，用加味逍遥散及八珍汤加柴胡、山栀、丹皮，调补肝脾而痊愈。（《外科枢要·卷二》）

一妇人耳内作痛，或肿翳，寒热发热，面色素青黄，经行则变赤。余以为怒气伤肝，郁结伤脾，用加味归脾汤、加味逍遥散而愈。（《外科枢要·卷二》）

一妇人经行后，因怒气劳役，发热寒热，耳内作痛。余以经行为血虚，用八珍汤加柴胡；怒气为肝火，用加味逍遥散；劳役为气伤，用补中益气汤加山栀而愈。（《外科枢要·卷二》）

一妇人性急，或耳内作痛，或耳外赤肿，发热胁胀，日晡益甚。余以为怒气伤肝，气血俱虚，朝用加味逍遥散加黄柏、桔梗，夕用归脾汤送地黄丸而愈。（《校注妇人良方·卷二十四》）

一寡妇耳内外作痛，不时寒热，脉上鱼际。此血盛之症，用小柴胡加生地以抑其血而愈。（《校注妇人良方·卷二十四》）

太卿魏庄渠，癸卯仲冬，耳内作痛，左尺洪大而涩。余曰：此肾水枯竭，不能生肝木，当滋化源。彼不信，仍杂用直补之剂。余谓其婿陆时若曰：庄渠不能生肾水，来春必不能起。至明年季春十八日，复请治，昏愦不语，顺耳之分已有脓矣，且卵缩便数，方信余言，求治。辞不克，用六味丸料一钟，阴茎舒出，小便十减六七，神思顿醒。余曰：若砭脓出，庶延数日，为立嗣之计。否则脓从耳出，死立待矣。或谓不砭可生者，余因辞归。翌日，果耳内出脓，至二十一日己未火日而卒。（《外科枢要·卷二》）

◆ **脓耳**

一男子，耳内出脓，或痛或痒，服聪耳益气汤不应，服防风通圣散愈甚。予以补肾丸治之而愈。（《外科心法·卷四》）

举人毛石峰子，年二十，耳内出水或作痛，年余矣。脉洪数，左尺益甚。此属肝肾二经虚热也，用加减八味丸料，一剂而愈。（《外科枢要·卷二》）

一妇人耳内肿痛出水，寒热口苦，燉连颈项，饮食少思。此肝火甚也，用小柴胡汤加山栀、牡丹皮稍愈，用加味逍遥散渐愈，用八珍汤加柴胡、丹皮、山栀，调补肝脾而全愈。（《校注妇人良方·卷二十四》）

一儒者因怒，耳内作痛出水，或用祛风之剂，筋挛作痛，肢体如束。此肝火伤血也，用六味丸料，数服而愈。（《外科枢要·卷二》）

一男子每入房，耳内或作痒，或出水，常以银簪探入，甚喜阴凉。此属肾经虚热也，用加减八味丸而愈。（《外科枢要·卷二》）

举人毛石峰子，年二十，耳内出水或作痛，年余矣。脉洪数，左尺益甚。此属肝肾二经虚热也，用加减八味丸料，一剂而愈。（《外科枢要·卷二》）

一妇人耳内肿痛出水，寒热口苦，燉连颈项，饮食少思。此肝火甚也，用小柴胡汤加山栀、牡丹皮稍愈，用加味逍遥散渐愈，用八珍汤加柴胡、丹皮、山栀调补肝脾而全愈。（《校注妇人良

191

方·卷二十四》）

一儒者因怒，耳内作痛出水，或用祛风之剂，筋挛作痛，肢体如束。此肝火伤血也，用六味丸料，数服而愈。（《外科枢要·卷二》）

一男子每入房，耳内或作痒，或出水，常以银簪探入，甚喜阴凉。此属肾经虚热也，用加减八味丸而愈。（《外科枢要·卷二》）

◆虫入耳

又有百户张锦，谓予曰：耳内生疮，不时作痛，痛而欲死，痛止如故。诊其脉皆安静，予谓非疮也。话间痛忽作，予度其有虫入耳，令回急取猫尿滴耳，果出一臭虫，遂不复痛。或用麻油滴之，则虫死难出。或有炒脂麻枕之，则虫亦出，但俱不及猫尿之速也。（《外科心法·卷六》）

◆鼻息肉

一女子鼻中及下部，常出息肉，及用毒药蚀之，各挺出一条三寸许，先与龙胆草汤为主，以加味逍遥散为佐而愈。（《保婴撮要·卷十三》）

◆鼻渊

一男子面白，鼻流清涕，不闻馨秽三年矣，用补中益气加麦门、山栀而愈。（《内科摘要·卷下》）

【注】《薛案辨疏》：经曰肺气通于鼻，肺和则鼻能知香臭矣。是不闻香臭，皆属于肺也。立斋案云，塞鼻之症，有因饥饱劳役所伤、脾胃发生之气不能上升，邪害孔窍，故不利而不闻香臭者，

宜养脾胃使阳气上行，则鼻通矣。是不闻香臭，有属脾胃者矣。经曰肺热甚，出浊涕。河间云肺热甚则涕。是鼻之出涕，皆属肺热也。而立斋述东垣云，胆热移于脑，则辛颏鼻渊，治之以防风汤，大抵胃气不和之所致者多矣。若此案之用补中益气加麦冬、山栀者，乃脾胃气虚而有肺经伏热也。何以见之？盖面白是脾胃气虚，三年是肺经伏火。

一妇人，脑左肿痛，左鼻出脓，年余不愈，时或掉眩，如坐舟车，正许叔微所谓肝虚风邪袭之而然也。以川芎一两，当归三钱，羌活、旋覆花、细辛、蔓荆子、防风、石膏、藁本、荆芥穗、半夏曲、干地黄、甘草半两，乃制一料，每服一两，姜水煎服而愈。（《外科心法·卷五》）

一妇人，脑左肿痛，左鼻出脓，年余不愈，时或掉眩，如坐舟车，正许叔微所谓肝虚风邪袭之而然也。以川芎一两，当归三钱，羌活、旋覆花、细辛、蔓荆子、防风、石膏、藁本、荆芥穗、半夏曲、干地黄、甘草半两，乃制一料，每服一两，姜水煎服而愈。（《外科心法·卷五》）

◆ 口臭

一男子口臭，牙龈赤烂，腿膝痿软，或用黄柏等药益甚，时或口咸，此肾经虚热，余用六味丸悉痊。（《口齿类要·口疮》）

◆ 口舌破无皮状

儒者费怀德，发热，口舌状如无皮，用寒凉降火药，面赤发热，作呕少食，痰涎自出，此脾胃复伤虚寒而作也，用附子理中汤以温补脾胃，用八味丸补命门火，乃愈。（《口齿类要·口疮》）

延评曲妆为，口内如无皮状，或咽喉作痛，喜热饮食，此中

气真寒，而外虚热也，用加减八味丸而愈。(《口齿类要·口疮》)

一男子，年三十余，口舌常破，如无皮状，或咽喉作痛，服清咽利膈散愈甚。予以理中汤治之而愈。(《薛己外科心法·卷四》)

◆ **唇裂（唇肿）**

一妇人愈后唇肿皱裂，食少肌瘦，晡热益甚，月水过期，半年渐闭，时发渴躁，专于通经降火，发渴愈甚，唇胀出血。此脾经虚热而血愈耗也，治以四物汤加参、苓、芪、术、升麻、丹皮、柴胡、山栀，外症渐愈。又用八珍汤加丹皮、柴胡，五十余剂月水调而诸症痊。(《疬疡机要·上卷》)

一妇人唇裂内热，二年矣。每作服寒凉之剂，时出血水，益增他症，余用加味清胃散而愈。后因怒，唇口肿胀，寒热而呕，用小柴胡加山栀、茯苓、桔梗，诸症顿愈，复用加味逍遥散而康。(《口齿类要·茧唇》)

儒者杨国华，因怒，唇口两耳肿痛，寒热。余谓怒生热，热生风，用柴胡山栀散，数剂而愈。(《口齿类要·茧唇》)

一妇人怀抱久郁，或时胃口嘈辣，胸膈不利，月水不调而衰少，日晡发热，食少体倦。唇肿年余矣。余用归脾汤加姜汁、炒黄连、山栀，少佐吴茱萸，嘈辣顿去，饮食少进。乃去黄连，加贝母、远志，胸膈通利，饮食如常。又用加味逍遥散、归脾汤，间服百余剂，月水调而唇方愈。(《口齿类要·茧唇》)

一妇人善怒，下唇微肿，内热体倦。用化痰药，食少作呕，大便不实，唇出血水；用理气消导，胸膈痞满，头目不清，唇肿经闭；用清胃行血，肢体愈倦，发热烦躁，涎水涌出。余曰：此七情损伤肝脾，误行攻伐所致。遂用济生归脾汤，食进便实。用加味逍遥散，肿消热退。用补中益气汤，脾健涎止。后因怒，寒热耳痛，胸膈胀闷，唇㖞肿甚。此怒动肝火，而伤阴血，用四物合小柴胡加山栀顿愈。（《口齿类要·茧唇》）

一男子素善怒，唇肿胀，服清胃等药，时出血水，形体骨立。余用补中益气加半夏、茯苓、桔梗，月余唇肿渐消，元气渐复。又以四物加柴胡、炒栀、丹皮、升麻、甘草数剂，乃去栀加参、术而痊。（《口齿类要·茧唇》）

◆ 口疮

工部徐检斋，口舌生疮，喜冷饮食，或咽喉作痛，大便秘结。此实热也，用清凉饮治之而愈。（《口齿类要·舌症》）

进士刘华甫，口舌生疮，午前热甚，脉数而有力，用清心莲子饮稍愈，更以四物二连汤全愈。后因劳役，日晡发热，脉数而无力，用四物加参、术、柴胡少痊，但体倦口干，再用补中益气汤而愈。（《口齿类要·口疮》）

秋官赵君言，口舌生疮，劳则体倦，发热恶寒。此内伤气血之症，用补中益气加五味、麦门而愈。（《口齿类要·口疮》）

儒者刘允功形体魁伟，冬日饮水，自喜壮实。余曰：此阴虚也。不信，一日口舌生疮，或用寒凉之剂，肢体倦怠，发热恶寒。余用六味地黄、补中益气而愈。（《内科摘要·卷下》）

【注】《薛案辨疏》：凡阴虚之人，不甚倦怠，火盛为之也。此时元气不虚，即补其阴足矣。若误服寒凉，以致肢体倦怠，则元气又虚矣。故既投六味又服补中，虽有子母相生之义，然以肢体倦怠而用之也。不然何不合生脉散乎？

武库刘君，口舌生疮，口干饮汤。乃胃气虚而不能化生津液也，用七味白术散而痊。（《口齿类要·口疮》）

一男子唇舌生疮，口苦作呕，小便淋涩。此肝脾火动，以小柴胡加山栀、酸枣仁、远志、麦门，诸症渐愈。但晡热体倦，用四物、柴胡、山栀而愈。又加白术、茯苓、炙草而安。(《口齿类要·口疮》)

一男子患之（指口舌生疮，编者注），劳而愈甚，以前药加附子三片，二剂即愈。丹溪云：口疮服凉药不愈者，此中焦气不足，虚火泛上无制，用理中汤，甚则加附子。(《外科发挥·卷六》)

一男子口舌生疮，服凉药愈甚，治以理中汤而愈。(《外科发挥·卷六》)

一男子口舌生疮，脉浮而缓，饮补中益气汤加炮姜，更以桂末含之即愈。(《外科发挥·卷六》)

一男子口舌生疮，饮食不甘，劳而愈甚，以理中汤治之顿愈。(《外科发挥·卷六》)

一人胃弱痰盛，口舌生疮，彼服滚痰丸愈盛，反泻不止，恶心困倦。此胃气被伤也。予以香砂六君子汤，数剂少可。再以补中益气汤加茯苓、半夏，二十余剂而愈。夫胃气不足，饮食不化，亦能为痰。补中益气，乃治痰之法也。苟虚证而用峻利之剂，鲜不危哉。(《外科心法·卷三》)

周上舍，脾胃虚，服养胃汤、枳术丸，初有效而久反虚，口舌生疮，劳则愈盛，服败毒药则呕吐。此中气虚寒也，以理中汤治之，少愈。更以补中益气汤加半夏、茯苓，月余而平。夫养胃汤，香燥之剂也。若饮食停滞，或寒滞中州，服则燥开胃气，宿滞消化，少为近理。使久服则津液愈燥，胃气愈虚。况胃气本虚而用之，岂不反甚其病哉？亦有房劳过度，真阳衰惫，或元禀不足，不能上蒸，中州不运，致食不进者，以补真丸治之。若丹田之火上蒸脾土，脾土温和，中焦自治，饮食自进。又云：食饮不进，胸膈痞塞，或食而不消，大腑溏泄，此皆真火衰，不进蒸运脾土而然也。若肾气壮，则丹田之火上蒸脾土，即无此病矣。（《外科心法·卷三》）

宪副姜时川，癸卯冬，右手寸口浮数而有痰，口内若有疮然。余曰：此胃火传于肺也，当薄滋味、慎起居以御之。甲辰秋，尺脉洪数而无力。余曰：此肺金不能生肾水，无根之火上炎也。宜静调养，滋化源以治之。彼云：今喉耳不时燥痛，肢体不时发热。果是无根之火，损无疑矣。后会刘占峡云：姜公之病，已如尊料。遂拉同往视，喉果肿溃，脉愈洪大。又误以为疮毒，而投苦寒之剂，卒于仲冬二十八日，乃药之促其亡也，否则尚能延至仲夏。（《外科枢要·卷二》）

◆上腭溃烂

一男子上腭肿硬，年余方溃，内热作渴，肢体消瘦，六脉洪大，左手尤甚。用补中益气汤、六味丸，出腐骨一块。仍服前药，诸症悉去，疮口亦敛。（《外科枢要·卷二》）

男子咽间先患，及于身，服轻粉之剂，稍愈。已而复发，仍服之，亦稍愈。后大发，上腭溃蚀，与鼻相通，臂腿数枚，其状如桃，大溃，年余不敛，神思倦怠，饮食少思，虚证悉具，投以萆薢汤为主，以健脾胃之剂兼服之，月余而安。（《外科发挥·卷六》）

◆舌糜

地官李孟卿子新婚，口舌糜烂，日晡益甚，用八珍汤加五味、麦门而口疮愈，更用加减八味丸而元气实。（《口齿类要·口疮》）

先兄口舌糜烂，痰涎上塞，饮食如常，遇大风欲仆地，用补中益气汤及八味丸即愈。间药数日仍作，每劳苦则痰盛目赤，漱以冷水，舌稍愈，顷间舌益甚，用附子片噙之即愈，服前二药诸症方痊。（《口齿类要·舌症》）

一男子口糜烂，脉数无力，此血虚而有火，用四物加茯苓、白术，少用黄柏、知母，治之而痊。（《口齿类要·口疮》）

一男子口舌糜烂，服凉药愈甚，脉数而无力，以四物加酒炒黄柏、知母、玄参，一剂顿退，四剂而痊。（《外科发挥·卷六》）

一老人冬月口舌生疮，作渴，心脉大而实，尺脉大而虚。予谓：乃下消证也，患在肾，须加减八味丸补之，否则后发疽难疗。彼以为迂，仍服三黄等药降火，次年夏令，果患疽而殁。东垣曰：膈消者，以白虎加人参汤治之。中消者，善食而瘦，自汗，大便硬，小便数。《脉决》云：口干饶饮水，多食亦肌虚，成消中者，调胃承气汤、三黄丸治之。下消者，烦躁引饮，耳轮焦干，小便如膏。又云：焦烦水易亏，此肾消也，六味地黄丸加五味子、肉桂即加减八味丸治之。《总录》所谓未传能食者，必发脑疽、背疮；不能食者，必传中满鼓胀。皆谓不治之证，洁古老人分而治之。能食而渴者，白虎加人参汤；不能食而渴者，钱氏白术散，倍加葛根治之。上中既平，不复传下消矣。前人用药，厥有旨哉！或曰：未传疮疽者何也？此火邪盛也，其疮痛甚而不溃，或赤水者是也。经云：有形而不痛，阳之类也，急攻其阳，勿攻其阴，治在下焦，元气得强者生，失强者死。（《外科发挥·卷五》）

一男子日饮水数碗，冬月亦然，彼恃壮切喜。后口舌生疮，欲治以前丸。彼以为谬，乃服生津液药，渴不能止，发背疽而殁。（《外科发挥·卷五》）

◆ **舌痛**

一妇人善怒，舌痛烦热，用降火化痰等药，前症益甚，两胁作胀。服流气饮，肚腹亦胀，经行不止。此肝虚不能藏血，脾虚不能统血，用加味归脾加麦门、五味而愈。若因暴怒，而患前症，用小柴胡加丹皮、山栀；血虚者，用八珍加参、术、柴胡、山栀、丹皮；虚甚须加炮姜。（《口齿类要·舌症》）

一膏粱之人患舌痛，敷服皆消毒之药，舌肿势急。余刺舌尖及两傍，出紫血杯许，肿消一二。更服犀角地黄汤一剂，翌早复肿胀，仍刺出紫血杯许，亦消一二。仍服前汤，良久舌大肿，又刺出黑血二杯许，肿渐消。忽寒热作呕，头痛作晕，脉洪浮而数，此邪虽去而真气愈伤，与补中益气倍用参、芪、归、术，四剂而安，又数剂而愈。（《口齿类要·舌症》）

一男子不慎酒色，冬喜饮冷，舌常作痛，小便频数，舌裂痰盛。此肾水枯涸，阴火无制，名下消，用加减八味丸而愈。若寸脉洪数有力，多饮少食，大便如常，口舌生疮，大渴引饮者，名上消，是心移热于肺，用白虎汤加人参治之。若关脉洪数有力，喜饮冷，小便黄，大便硬而自汗者，名中消，调胃承气汤下之。（《口齿类要·舌症》）

仲侍御多思虑，舌作痛，用苦寒降火药，发热便血，盗汗口干，肢体日瘦。此脾气亏损，血虚之热，用加味归脾汤而愈。（《口齿类要·舌症》）

◆ **舌肿**

秋官郑过饮，舌本强肿，言语不清，此脾虚湿热，用补中益气加神曲、麦芽、干葛、泽泻而愈。（《口齿类要·舌症》）

一妇人……次年三月，其舌肿大，遍身患紫疔如葡萄，不计其数，手足尤多，各刺出黑血，服夺命丹七粒，出臭汗，疮热益甚，便秘二日。与大黄、芩、连各三钱，升麻、白芷、山栀、薄荷、连翘各二钱，生草一钱，水煎三五沸服，大小便出臭血甚多，下体稍退。乃磨入犀角汁再服，舌本及齿缝出臭血，诸毒乃消。更与犀角地黄汤而愈。（《口齿类要·舌症》）

◆ 齿缝胀

膳部钟复斋，每劳心则齿缝胀而不能咀嚼。此元气虚弱，先用补中益气汤而瘥，更用十全大补汤，虽劳不作。（《口齿类要·口疮》）

丁酉五十一岁，齿缝中如有物塞，作胀不安，甚则口舌有如疮然，日晡益甚，若睡良久，或服前药（指补中益气汤加麦冬、五味子、酒炒黑黄柏，编者注）始安。至辛丑时五十有五，昼间齿缝中作胀，服补中益气一剂，夜间得寐。至壬寅有内艰之变，日间虽服前剂，夜间齿缝亦胀，每至午前诸齿并肢体方得稍健，午后仍胀。观此可知，血气日衰，治法不同。（《内科摘要·卷上》）

◆ 牙蛀不生

儒者柴济美善饮，牙蛀不生，或时作痛，用桃仁承气汤二剂，又以清胃散加山栀、葛根，外搽升麻散，其牙复出。（《口齿类要·口疮》）

◆ 牙痛

表兄颜金宪牙痛，右寸后半指脉洪而有力。余曰：此大肠积热，当用寒凉之剂。自泥年高，服补阴之药，呻吟彻夜。余与同舟赴京，煎凉膈散加荆、防、石膏，与服一钟即愈。（《口齿类要·口疮》）

大尹余时正素善饮，齿常浮痛，腹痛作泻。此酒积伤脾，食后用清胃散，食前解醒汤而愈。（《口齿类要·口疮》）

大宗伯毛公，齿痛，胃脉无力。用补中益气汤，加生地黄、牡丹皮，治之而愈。（《外科心法·卷四》）

党吏部齿根肿痛，焮连腮颊，此胃经风热，用犀角升麻汤即愈。（《口齿类要·口疮》）

郭职方善饮，齿痛腮颊焮肿，此胃经湿热，用清胃散加干葛、荆、防而愈。（《口齿类要·口疮》）

貌云叔父芝岩先生，齿根浮肿，痛不可忍，命貌求治于立翁先生。翁曰：齿痛眼浮而不动，属于坤土，乃足阳明脉所贯络也，因胃有湿热故尔。用清胃散加山栀、玄参进一服，应手而瘥。貌谨记其梗概，以附医录，将碑后之学医者有所准则。云：嘉靖丁未仲秋，晚眷生郁貌顿首拜书。（《口齿类要·口疮》）

廷尉张中梁齿动，或用清胃散，肢体倦怠，饮食少思，牙齿作痛。余曰：此脾肾亏损。用安肾丸、补中益气汤兼服，外用羌活散而愈。或牙根溃烂，如喜寒恶热者，乃胃血伤也，用清胃散。若恶寒喜热者，胃气伤也，用补中益气汤。（《口齿类要·口疮》）

王吏部患齿痛，或用祛风等剂，更加寒热体倦，懒食欲呕，彼以为火盛。余曰：病因元气不足，前药复伤。遂用补中益气加茯苓、半夏，元气复而诸症愈。（《口齿类要·口疮》）

王侍御齿摇眼露，喜冷饮食，此胃经湿热，先用承气汤以退火，又用清胃散以调理而齿固。继用六味丸以补肾水，羌活散以祛外邪而寻愈。（《口齿类要·口疮》）

杨考功齿动作渴，属脾胃虚弱，阴火炽甚，用补中益气加酒炒黑黄柏四剂，又服加减八味丸，诸症顿愈，又用补中益气汤而痊愈。(《口齿类要·口疮》)

一妇人发热齿痛，日晡益甚，月水不调。此脾经血虚所致，用逍遥散加升麻寻愈。后因怒复痛，仍以前药加川芎而痊。(《口齿类要·口疮》)

一妇人胃中嘈辣，甚则热痛，后患齿痛，此胃火生痰也，用二陈加芩、连下越鞠丸而瘳。(《口齿类要·口疮》)

一妇人因怒，牙痛寒热。用小柴胡加芍、归、芩、术、山栀而疼痛止，用加味逍遥散而寒热退。(《口齿类要·口疮》)

一妇人因怒齿痛，寒热作呕，用清胃等药益甚，此肝火伤胃，寒药复伤，用六君子加芍药、柴胡、山栀而愈。(《口齿类要·口疮》)

一老人齿痛，午后即发，至晚尤甚，胃脉数而实，以凉膈散加荆芥、防风、石膏，一剂而瘳。(《外科发挥·卷六》)

一男子患齿痛，服清胃散不应，服凉膈散愈盛。予用补肾丸治之而愈。(《外科心法·卷四》)

一男子晡热内热，牙痛龈溃，常取小虫。此足三阴虚火，足阳明经湿热，先用桃仁承气汤二剂，又用六味地黄丸而愈。(《口齿类要·口疮》)

一男子齿浮作痛，耳面黧色，口干作渴，日晡则剧，此脾虚弱也，用补中益气汤、加减八味丸而愈。(《口齿类要·口疮》)

一男子齿痛，而胃脉数而有力，以清胃散加石膏、荆芥、防风，二剂而痊。(《外科发挥·卷六》)

一男子齿痛，脉浮无力，以补中益气汤加黄连、生地黄、石膏治之，不复作。(《外科发挥·卷六》)

一男子齿痛，脉数实便秘，用防风通圣散即愈。(《外科发挥·卷六》)

一男子齿痛甚，胃脉数实，以承气汤一剂即止。(《外科发挥·卷六》)

一男子患齿痛，饮食难化，大便不实，此脾肾不足，用还少丹而愈。(《口齿类要·口疮》)

一男子每足发热，牙即浮痛，此足三阴虚火，用加减八味丸，而不复作。(《口齿类要·口疮》)

郑吏部仲冬牙痛连脑，此肾经风寒所犯，用羌活附子汤一服即愈。此症不问冬夏，肾虚者多患之，急用此药可瘳，缓则不救。(《口齿类要·口疮》)

宗伯毛三江，胃经虚热，齿牙作痛，用补中益气加熟地、丹皮、茯苓、芍药寻愈。(《口齿类要·口疮》)

◆ 喉痹

地官胡诚甫，咽喉燥痛，此肾经膀胱虚热，用四物加黄柏、知母、玄参，四剂少愈。更以人参固本丸，一剂不复发。(《口齿类要·喉痛》)

杜举人，咽喉肿痛，口舌生疮。先以清咽消毒散二服，更以玄参升麻汤而愈。(《外科心法·卷四》)

嘉靖辛丑仲秋，大方凭几执笔就书，咽喉间偶有痰涎，遂左顾吐之，以未及合而颈骨如摧，莫能转视，至夜增剧，潜发盗汗，手足麻冷，卧起必藉人扶持，稍动则痛连心腹，苦楚万状，不可胜数，如是者三四日。得立斋先生视之，曰：此怒动肝火，胆得火而筋挛缩。以六味地黄丸料加山栀、柴胡，以清肝火，生胆血。一剂未竟日，而谈笑举动，一一如常矣，接见宾从，俱以为前日之病者周也。先生之神妙，类多若此。惜乎不肖疏怠蹇拙，不能尽述。姑以其亲试者，笔之以为明验耳。吴门晚学生沈大方履文再顿首谨书。（《口齿类要·喉痛》）

蒲田吏侍御，患喉闭，以防风通圣散治之，肿不能咽。予谓此症，须针乃可。奈牙关已闭，遂刺少商穴出血，口即开。更以胆矾吹患处，吐痰二碗许，仍投前药而愈。尝见患此疾者，畏针不刺，多毙。少商穴在手大指内侧，去爪甲如韭叶许。（《外科心法·卷四》）

秋官叶，素阴虚，因怒忽喉肿，寒热头痛，项强目直，小便自出，此皆肝火之症。肝主筋膜，火主肿胀，火旺则血涸筋挛，自系紧急，颈项如拔，阴挺瘘痹，则小便自遗。遂刺患处出毒血，用四物、柴胡、山栀、玄参、甘草而苏。再用六味丸料，以生肝血，滋肾水，诸症悉愈。（《口齿类要·喉痹诸症》）

儒者王文远，咽喉肿痛，口舌生疮，劳则愈甚。余为脾肺气虚，膀胱有热，以补中益气加玄参、酒炒黑黄柏、知母稍愈，乃去黄柏、知母，加山茱、山药乃瘥。（《口齿类要·喉痛》）

太守叶，咽喉肿痛，痰涎不利，手足发热，喜冷饮食，用清咽利膈汤二剂。不应，刺少商穴，喉少宽，痰从鼻出如胶，患处出紫血稍宽，至七日咳出秽脓而愈。（《口齿类要·喉痹诸症》）

廷评张汝翰，患喉痛，日晡益甚，此气血虚而有热，用八珍汤而愈。（《口齿类要·喉痹诸症》）

通府李朝用，咽喉肿痛，口舌生疮，此上焦风热，先用荆防败毒散二剂，喉痛渐愈。又以玄参升麻汤，口舌遂愈。（《口齿类要·喉痛》）

一妇人咽喉肿痛，大小便秘，以防风通圣散一剂，诸证悉退。又荆防败毒散，三剂而安。常治此证，轻则荆防败毒散、吹喉散，

重则用金钥匙，及刺患处出血最效，否则不救。针少商二穴亦可，不若刺患处之为神速耳。（《外科发挥·卷六》）

一妇人咽间作痛，两月后始溃，突而不敛，遍身筋骨亦痛，诸药不应。先以萆薢汤，数剂而敛。更以四物汤倍用草萆薢、黄芪二十余剂，诸证悉退。（《外科发挥·卷六》）

一老人咽喉痛，小便数而赤，日晡尤甚。此膀胱阴虚，当滋化源，以补中益气加酒炒黑黄柏、知母二味，四剂咽痛稍可。乃去二味，加以山茱、山药、麦门、五味，顿愈。（《口齿类要·喉痛》）

一老人咽痛，日晡尤甚，以补中益气汤加酒炒黄柏、知母，数剂而愈。（《外科发挥·卷六》）

一男嗌痈肿痛，脉浮数，更沉实。饮防风通圣散一剂，泻一次，势顿退。又荆防败毒散，二剂而消。（《外科发挥·卷六》）

一男子，咽喉作痛，午后尤甚。以四物汤加酒炒黄柏、知母、桔梗，治之而愈。（《外科心法·卷四》）

一男子素善饮，咽喉作痛，内热作渴，小便不利，饮食如常。此膀胱积热，用四苓散加茵陈、大黄，四剂诸症渐退，又用清心莲子饮而安。（《口齿类要·喉痛》）

一男子咽喉肿闭，痰涎壅甚，以胆矾吹咽中，吐痰碗许。更以清咽利膈汤，四剂而安。（《外科发挥·卷六》）

一男子咽喉肿痛，脉数而实，以凉膈散，一剂而痛止。以荆防败毒散加牛蒡子，二剂而肿退。以荆防败毒散二剂，又以甘、桔、荆、防、玄参、牛蒡子，四剂而平。（《外科发挥·卷六》）

一男子咽喉肿痛，药不能下，针患处出紫血少愈，以破棺丹噙化，更用清咽利膈散而愈。（《口齿类要·喉痛》）

一男子咽喉肿痛，予欲针之，以泄其毒。彼畏针，止服药，

然药既熟，已不能下矣。始急针患处，出毒血，更饮清咽消毒药而愈。(《外科发挥·卷六》)

一男子咽喉作痛，痰涎上壅，予欲治以荆防败毒散加连翘、山栀、牛蒡子，彼自服甘寒降火之药，反加发热，咽愈肿痛。急刺少商二穴，仍以前药加麻黄汗之，诸证并退。惟咽间一紫处仍痛，此欲作脓，以前药去麻黄一剂，脓溃而愈。凡咽痛之疾，治之早或势轻者，宜用荆防败毒散以散之，治之迟或势重者，须刺少商穴。瘀血已结，必刺患处，亦有刺少商，咽虽利而未全消者，必成脓也，然脓去即安。若有大便秘结者，虽经针刺去血，必欲以防风通圣散攻之。甘寒之剂非虚火不宜用。(《外科发挥·卷六》)

一男子咽痛，午后益甚，脉数无力，以四物汤加黄柏、知母、荆、防，四剂而愈。仍以前药去荆、防，加玄参、甘、桔数剂，后不再发。(《外科发挥·卷六》)

一男子咽痛而脉数，以荆防败毒散加芩、连二剂稍愈，乃去芩、连，又二剂而愈。(《外科发挥·卷六》)

一儒者脚发热则咽喉作痛，内热口干，痰涎上涌。此肾经亏损，火不归经，用补中益气加麦门、五味及加减八味丸而痊愈。(《口齿类要·喉痛》)

一儒者年逾五十，咽喉痛服凉药，或过劳痛愈甚。此中气虚热，以补中益气加炒黑芩、连四剂而愈，乃去芩、连，又数剂痊愈。(《口齿类要·喉痛》)

一儒者三场毕，忽咽喉肿闭，不省人事，喘促痰涌，汗出如水，肢体痿软，脉浮大而数。此饮食劳役，无根虚火上炎，用补中益气加肉桂，一剂顿苏。(《口齿类要·喉痹诸症》)

一弱人咽痛，服凉药，或遇劳愈甚，以补中益气汤加芩、连，

四剂而愈。乃去芩、连，又数剂，不再发。常治午后痛，去芩、连，加知母、黄柏、玄参，亦效。(《外科发挥·卷六》)

一星士，劳而入房，喉痛渐闭，痰涎上涌，四肢乍热。此阴虚阳气飞扬，用补中益气加附子煎灌而愈。(《口齿类要·喉痛》)

义士顾克明，咽喉作痛，至夜发热，此肝肾阴虚之热，用四物加酒炒黑黄柏、知母、麦门、五味，治之而愈。因劳咽喉肿闭，刺患处出血，用桔梗汤，吐痰而消。至仲夏干咳声嘶，作渴发热，日晡足热，用滋肾丸、加减八味丸，间服三月余，喜其年富，谨疾得愈。(《口齿类要·喉痹诸症》)

于县尹喉闭肿痛，寒热，脉洪数。此少阴心火、少阳相火二经为病，其症最恶，惟刺患处出血为上。因彼畏针，先以凉膈散服之，药从鼻出。急乃愿刺，则牙关已紧，不可针。遂刺少商二穴，以手勒去黑血，口即开，仍刺喉间，治以前药，及金钥匙吹之，顿退。又以人参败毒散加芩、连、玄参、牛蒡子，四剂而平。经曰：火郁发之。谓发汗出血，乃发汗之一端也。河间云：治喉闭之火，与救火同，不容少息。常见喉闭不去血，喉风不去痰，以至不救者，多矣。每治咽喉肿痛，或生疮毒，以荆防败毒散加芩、连，重者用防风通圣散，并效。(《外科心法·卷四》)

职方卢抑斋，咽喉肿痛，两目蒙昧，小便赤涩，此膀胱湿热，用四苓散加黄柏、黄连、知母、茵陈、防己治之而顿愈，又用六味地黄丸而痊。(《口齿类要·喉痛》)

云间吴上舍年逾五十，咽喉肿痛，或针出血，神思虽清，尺脉洪数而无伦次，按之微细如无。余曰：有形而无痛，阳之类也，当峻补其阴，今反伤阴血必死。已而果殁。盖此症乃肾气亏损，无根之火炎上为患，惟加减八味丸料煎服，使火归源，庶几可救。(《口齿类要·喉痛》)

庚辰年，少司马杨夫人，伤寒误服附子药一钟，即时咽喉赤肿，急邀余治。余谓仲景先生云：伤寒证桂枝下咽，阳盛则毙，何况附子乎？辞不治。是日果死。（《外科心法·卷三》）

◆ **乳蛾**

一男子乳蛾肿痛，脉浮数，尚未成脓，针去恶血，饮荆防败毒散，二剂而消。（《外科发挥·卷六》）

一男子乳蛾肿痛，饮食不入，疮色白，其脓已成，针之，脓出即安。（《外科发挥·卷六》）

◆ **音哑**

一男子痘后患喑，恶寒体倦，劳则头晕。余谓：元气虚而不能上升。不信，乃服清痰降火之药而殁。（《保婴撮要·卷二十》）

◆ **失音**

一膏粱之人，素不慎起居，忽失音不能语，神思昏愦，痰涎上涌。余谓河间云：夫瘖属肾经虚寒，其气厥不至。《医学纲目》云：少阴气至则啮舌，少阳气至则啮颊。今失音，肾气不能上接清阳之气也。不信，仍用风药，后啮舌，始信余言。先用地黄饮子，及六味地黄丸而愈。（《明医杂著·卷之四》）

◆ **不语**

一妇人忽然不语半年矣，诸药不应，两尺浮数。先用六味丸料加肉桂，数剂稍愈。乃以地黄饮子，三十余剂而痊。（《校注妇人良方·卷三》）

其他医案

◆ 肝火血热

一妇人因怒，寒热头眩，或耳项胸胁胀痛，或小腹阴道闷坠，或小便频数下血。此属肝火血热，先用小柴胡汤加炒黑山栀、川芎、当归、车前，二剂诸症顿退。又用加味逍遥散，补其阴血而愈。后因饮食劳倦，前症复作，疮口出血，用补中益气汤治之而愈。(《女科撮要·卷上》)

◆ 阴虚火旺

一男子素不慎房劳，其发忽落，或发热恶寒，或吐痰头晕，或口干作渴，或小便如淋，两足发热，或冷至胫。属足三阴亏损而阴火内炽，朝用十全大补汤，夕用六味丸料加炒黑黄柏、枸杞子治之，诸症退而发渐生。(《疬疡机要·上卷》)

◆ 药伤胃气

一男子因负重，饮食失节，胸间作痛。误认为疮毒，服大黄等药，右腿股肿，肉色如故，头痛恶寒，喘渴发热，脉洪大而无力。此劳伤元气，药伤胃气而然耳。用补中益气汤四剂，又用十全大补汤数剂，喜其年少而得愈。(《外科枢要·卷二》)

◆ 鬼击

一男子，被鬼击，身有青痕作痛，以金银花煎汤，饮之即愈。

本草谓此药大治五种飞尸，此其验也。(《外科心法·卷六》)

◆ 先天无皮肤

一小儿，生下遍身无皮色赤，原母索食膏粱之物。以寒水石一两，炒焦黄柏二两，净黄土四两，俱为细末，时敷遍身，母服清胃散加漏芦，五日赤少淡。却用黄土五两，炒焦黄柏一两敷之，母服加味逍遥散，又三日赤顿淡，水顿少。又三日，但敷黄土一味，母服八珍汤加牡丹皮、柴胡而愈。(《保婴撮要·卷十一》)

附录　方剂组成

A /

安肾丸：补骨脂、川楝子、胡芦巴、茴香、续断各三两，桃仁、杏仁、山药、茯苓各二两，为末，蜜丸桐子大。每服五十丸，空心盐汤下。主治肾虚牙痛腰疼。

B /

八味丸，即金匮肾气丸：熟地黄八钱，山茱萸、山药各四钱，茯苓、牡丹皮、泽泻各三钱，肉桂、附子各一两。主治命门火衰，不能生土，以致脾胃虚寒，饮食少思，或脐腹疼痛，或多溲溺。

八珍汤：人参、白术、白茯苓、当归、川芎、白芍药、熟地黄各一钱，炙甘草五分，姜枣为引，水煎服。主治气血俱虚，口舌生疮，或齿龈肿溃，恶寒发热，或烦躁作渴，胸胁作胀，或便血吐血，盗汗自汗等症。

八正散：大黄、瞿麦、萹蓄、栀子、木通各二钱，滑石二两，甘草一钱，水煎服。主治下疳便毒，小便淋沥，脉症俱实者。

白芷升麻汤：白芷、升麻、桔梗各一钱，炒黄芪、炒黄芩各二钱，生黄芩五分，红花、炙甘草各五分，水酒半钟煎，食后温服。主治手阳明经分臂上生疮。

柏子丸：柏子仁四两，牛膝、卷柏各五钱，泽兰叶、续断各一钱，熟地黄一两五钱，为末，炼蜜丸如梧子大。每服三十丸，空心米饮下。

败毒散：柴胡、前胡、川芎、枳壳、羌活、独活、茯苓、桔梗、人参各一两，甘草半两，每服二钱，生姜、薄荷水煎。主治伤风瘟疫风湿，头目昏眩，四肢作痛，憎寒壮热，项强睛疼，或恶寒咳嗽，鼻塞声重。

薄荷丹：薄荷、皂角、连翘、三棱、何首乌、蔓荆子各一两，豆豉二两五钱，荆芥穗一两，为末，醋糊为丸，如梧子大。每服三十丸，食后滚汤下，日二服。病虽愈，须常服之。主治风热瘰疬，久服其毒自小便宜出。若未作脓者，自消。

必效散：南硼砂二钱五分，轻粉一钱，斑蝥四十个（糯米同炒熟，去头翅），麝香五分，巴豆五粒（去壳、心、膜），槟榔一个，为细末，每服一钱，五更用滚汤调下。如小水涩滞或微痛，此病毒欲下也，进益元散一服，其毒即下。主治瘰疬，未成脓者自消，已溃者自敛。

槟苏败毒散：即人参败毒散加槟榔、紫苏。

补气泻荣汤：升麻、连翘各五分，苏木、当归、黄连、黄芪、全蝎、地龙各五分，生地黄、荆芥各四分，人参二分，甘草一分半，桔梗、梧桐泪各一分，麝香少许，桃仁三个，虻虫三个，白豆蔻二分，水蛭三个。上先将白豆蔻、麝香、水蛭、虻虫各另为末和匀，却将前药用水二钟煎至一钟，去渣，入桐泪，前末再煎，至七分，空心热服。主治疬风。

补肾丸：巴戟、山药、补骨脂、小茴香、牡丹皮各五钱，肉苁蓉一两，枸杞子一两，青盐二钱半，为末，蜜丸梧子大。每服五十丸，空心盐汤下。

补阴八珍汤：当归、川芎、熟地、芍药、人参、白术、茯苓、甘草、黄柏（酒炒黑）、酒炒知母各七分，水煎服。主治元气虚弱，不能溃敛，或内热晡热，肌体消瘦，瘰疬等疮属足三阴虚者。

补中益气汤：黄芪一钱，炙甘草五分，人参三分，橘皮三分，升麻二分，当归身二分，柴胡三分，白术二分，水二盏，煎一盏，空心热服。

C /

柴胡清肝散：柴胡一钱五分，黄芩一钱，人参一钱，栀子一钱五分，川芎一钱，连翘、桔梗八分，甘草五分，水煎服。主治鬓疽及肝胆三焦风热怒火之症，或项胸作痛，或疮毒发热。

柴胡饮：柴胡、人参、黄芩、芍药、甘草、当归、煨大黄各二钱半，姜水煎服。主治肌热积热，或汗后余热，脉洪实弦数。

冲和膏：紫荆皮五两，独活二两，赤芍药二两，白芷一两，菖蒲一两，为末，葱头煎汤，调搽。主治一切疮肿，不甚焮热，积日不消。

疮科流气饮：炒桔梗、人参、当归、肉桂、甘草、厚朴、黄芪、防风、紫苏、芍药、乌药、枳壳各七分，槟榔、木香、川芎、白芷各五分，作一剂，水二钟，煎八分，食远服。主治流注及一切恚怒，气结肿作痛，或胸膈痞闷，或风寒湿毒，搏于经络，致气血不和，结成肿块，肉色不变，或漫肿木闷无头。

聪耳益气汤：黄芪一钱，炙甘草五分，人参三分，当归二分，橘皮二分，升麻二分，柴胡三分，白术二分，菖蒲、防风、荆芥，作一服，水煎，空心服。

D /

大防风汤：炮附子一钱，白术、羌活、人参各二钱，川芎一钱五分，防风二钱，炙甘草一钱，牛膝一钱，当归二钱，黄芪二钱，白芍药二钱，杜仲三钱，熟地黄二钱，水二钟，生姜三片，煎八分，空心服。愈后尤宜谨调摄，更服还少丹。

大黄汤：芒硝、大黄各一钱，牡丹皮、瓜蒌仁、桃仁各三钱，作一剂，水二钟，煎八分，食前或空心温服。主治肠痈，小腹坚肿如掌而热，按之则痛，肉色如故，或燃赤微肿，小便频数，汗出憎寒，脉迟紧，未成脓。

大芫荑汤：又名栀子茯苓汤。栀子三分，黄柏、炙甘草各二分，芫荑五分，黄连、麻黄根一分，羌活二分，柴胡三分，防风一分，白术、茯苓各五分，当归四分，水煎服。主治痘疮上攻，口齿成疳，发热作渴，大便不调，发黄脱落，面黑便清，鼻下生疮，乳食呕吐等。

大芎黄汤：川芎、羌活、黄芩、大黄各一两，每服五钱，水煎温服，以脏腑通和为度。主治破伤风在内，急宜服此汤疏导之。

当归补血汤：炙黄芪一两，归二钱，水煎服。主治口舌生疮，血气俱虚，热渴引饮，目赤面红，其脉洪大而虚，重按全无。

当归川芎散：当归、川芎、柴胡、白术、芍药各一钱，炒栀子一钱二分，牡丹皮、茯苓各八分，蔓荆子、甘草各五分。若肝气不平，寒热，加地骨皮；肝气实，加柴胡、黄芩；气血虚，加参、芪、归、地；脾虚饮食少思，加苓、术；脾虚胸膈不利，加参、芪；痰滞胸膈不利，加术、半；肝气不顺，胸膈不利，或小腹痞满，或时攻痛，加青皮；肝血不足，胸膈不利，或小腹痞满，或时作痛，加熟地；肝血虚寒，小腹时痛，加肉桂；日晡发热，加归、地。水煎服。主治手足少阳经血虚疮症；或风热耳内痒痛，生疮出水；或头目不清，寒热少食；或妇女经水不调，胸膈不利，胁腹痞痛。

当归地黄汤：当归、地黄、芍药、川芎、藁本、防风、白芷各一钱，细辛五分，水二钟，煎一钟服。主治破伤风，气血俱虚，发热头痛。此养气血，祛风邪。

当归膏：当归一两，麻油四两，怀生地黄一两，黄蜡一两（如白蜡止用五钱），先用当归、生地黄，入油煎黑去渣，入蜡熔化，候温搅匀即成膏。用涂患处，将纸盖之，搽至肉色渐白，其毒始尽，生肌最速。功效去腐生新，生肌。

当归六黄汤：当归、熟地黄、生地黄、黄芪、黄连、黄芩、黄柏各一钱，水煎服。主治阴虚内热盗汗。

当归龙荟丸：当归、炒龙胆草、炒栀仁、炒黄连、炒黄芩各一两，炒大黄、芦荟、青黛各五钱，木香二钱五分，麝香五分（另研），为末，用神曲糊丸桐子大。每服二十丸，姜汤下。主治肝经实火，胸胁胀痛，或大便秘结，小便涩滞，凡属肝经实火者宜用之。

当归拈痛汤：羌活五钱，人参、苦参、升麻、葛根、苍术各二钱，炙甘草、黄芩、茵陈各五钱，防风、当归、知母、泽泻、猪苓各三钱，白术一钱半，作四剂，水二钟，煎一钟，空心并临睡服之。主治湿热下注，腿脚生疮，或脓水不绝，或赤肿，或痒痛，或四肢遍身重痛。

当归饮：当归、白芍药、川芎、生地黄、白蒺藜、黄芪各一钱，防风、荆芥、何首乌、甘草各五分，水煎服。主治血热瘾疹痒痛，脓水淋漓，发热等症。

当归饮子：当归、川芎、白芍药、生地黄、防风、蒺藜、荆芥各一钱五分，何首乌、黄芪、甘草各五分，水二钟，煎八分，食远服。主治血燥作痒，及风热疮疥盛痒或作痛。

当归郁李仁汤：当归、郁李仁、泽泻、生地黄、煨大黄、枳壳、苍术、秦艽各一钱，麻子仁一钱五分，皂角仁一钱（另为细末），水二钟，煎八分，入皂角末，空心服。主治痔漏，大便结硬，大肠下坠出血，若痛不能忍者。

导水丸：大黄、黄芩二钱，牵牛子、煅滑石各四两，为末，糊丸梧子大。每服五十丸，临卧，温水下。主治便痈初起肿痛，及下疳大小便秘，又治杨梅疮初起，湿盛之际，宜先用此丸数服。

地骨皮散：人参、地骨皮、柴胡、黄芪、生地黄各一钱半，茯苓、炒知母、煅石膏各一钱，水二钟，煎八分，食远服。主治骨蒸潮热，自汗，咳吐腥秽稠痰。

定痛托里散：炒粟壳二钱，当归、炒白芍药、川芎各钱半，乳香、没药、肉桂各一钱，水二钟，煎八分服。主治疮疡血虚疼痛。

豆豉饼：用豆豉为末，唾津和作饼，如钱大，厚如三文，置患处，以艾壮灸之。饼干再用唾津和之，如疮大，用水调，覆患处，以艾铺上烧之。

独活寄生汤：独活二钱，茯苓、杜仲、当归、防风、芍药、人参、细辛、肉桂、川芎、秦艽、牛膝、桑寄生各一钱，炙甘草五分，生地黄一钱，水二钟，姜三片，煎二钟，食前服。主治肝肾虚弱，风湿内攻，两胫缓纵，挛痛痹，足膝挛重。

夺命丹：蟾酥、轻粉各半钱，朱砂三钱，枯矾、煅寒水石、铜绿各一钱，蜗牛（别研）二十一个，没药、乳香、麝香各一钱，将蟾酥用酒浸化，和丸如绿豆大。每服二丸，温酒下，葱汤亦可。主治疔疮、发背、肿毒，恶证不痛，或麻木，或呕吐，重者昏愦。此药服之可使不起发者即发，不痛者即痛，痛甚者即止，昏愦者即苏，呕吐者即解，未成者即消，已成者即溃，有回生之功，乃恶证之中至宝也。另外在《校注妇人良方·卷十八》中有同名夺命丹，但组成不同。①炮附子半两，牡丹皮一两，干漆一钱（炒烟尽），大黄末一两，为末，醋煎大黄成膏，丸桐子大，温酒吞五七丸。主治瘀血入衣胞，胀满难下。②没药、血竭等分，为末，每服二钱，热童便、热酒下。主治血晕腹痛。

E /

二陈汤：陈皮、茯苓各一钱五分，半夏一钱，甘草五分，水一钟，姜三片，煎六分，食远服。和中理气，健脾胃，消痰进饮食。主治妊娠失调，脾胃不和，呕吐痰涎，或饮食不思。若因脾胃虚弱用六君子，因气滞用紫苏饮。

二神丸：补骨脂四两，肉豆蔻二两，为末，大枣四十九枚，生姜四两，同煮，枣烂去姜，取枣肉研膏，入药，丸如梧子大。每服五十丸，盐汤下。一方不用姜。

二圣散：大黄五钱，皂角刺（烧灰）三钱，为末，每服二钱，白汤调下。主治疠疮。

F /

方脉流气饮：紫苏、青皮、当归、芍药、乌药、茯苓、桔梗、半夏、川芎、黄芪、枳实、防风、陈皮、炙甘草各一钱，作一剂，水二钟，生姜三片，大枣一枚，煎八分，食远服。主治瘰疬流注，及郁结聚结肿块，或走注疼痛，或心胸痞闷，咽塞不利，胁腹膨胀，呕吐不食，上气喘急，咳嗽痰盛，面目或四肢浮肿，大小便秘。

防风通气汤：羌活、独活各二钱，防风、炙甘草、藁本各一钱，川芎五钱，蔓荆子三钱，分二帖，水煎服。

防风通圣散：芍药、芒硝、滑石、川芎、当归、桔梗、石膏、荆芥、麻黄各四分半，薄荷、大黄、栀子、白术、连翘、甘草、防风、黄芩各八分，生姜，煎服。

飞龙夺命丹：蟾蜍、轻粉、枯白矾、寒水石、铜绿、乳香、没药、麝香、朱砂各六钱，蜗牛四十个（另研），各为末，入蟾蛴、蜗牛，或加酒少许糊丸绿豆大。每服一二丸，温酒或葱汤下，重者外用隔蒜灸法。主治疮毒发背脑疽等症。

附子饼：炮附子研末，以唾津和为饼，置疮口上，将艾壮于饼上灸干，每日灸数壮，但令微热，勿至热痛。如饼灸干，用唾津再和灸之，以疮口活润为度。主治溃疡，气虚不能收敛，或风邪所袭，气血不能运于疮口，以致不能收敛者。

复元通气散：木香、炒茴香、青皮、穿山甲（酥灸）、陈皮、白芷、甘草、漏芦、贝母各等分，为末和匀，每服三钱，温酒调下。主治乳痈便毒肿痛，及一切气滞肿毒，如打扑伤损闪肭作痛及疝气尤效。

G /

葛根牛蒡子汤：葛根、贯众、甘草、豆豉、牛蒡子（半生半炒，研碎）各等分，每服三五钱，水煎。主治时毒肿痛，消毒解热。

葛花解醒汤：白豆蔻、砂仁、葛花各半两，木香五分，青皮三钱，陈皮、白茯苓、猪苓、人参各一钱半，白术、神曲、泽泻、干姜各二钱，为末。每服五钱，白汤调，得微汗酒病去。主治酒积，上下分消。

归脾汤：人参、白术、茯苓、黄芪、龙眼肉、酸枣仁各二钱，远志一钱，木香、炙甘草各五分，当归一钱，姜、枣为引，水煎服。主治思虑伤脾，不能摄血，致血妄行；或健忘怔忡，惊悸盗汗；或心脾作痛，嗜卧少食，大便不调；或肢体重痛，月经不调，赤白带下；或思虑伤脾而患疟痢。

H /

海藻散坚丸：海藻、昆布各二两，小麦四两，柴胡二两，龙胆草一两，为末，炼蜜丸桐子大。每服二三十丸，临卧白汤送下，嚼化咽之尤好。主治肝经瘰瘤。

何首乌散：何首乌、防风、蒺藜、枳壳、胡麻子、天麻、僵蚕、芫蔚子各等分，每服五钱，茵陈汤调下。

黑丸子，又名和血定痛丸：百草霜、芍药各二两，赤小豆一两六钱，白蔹一两六钱，白及、当归各四钱，川乌二钱，骨碎补八钱，南星三钱，牛膝六钱，为末，酒糊丸桐子大。每服三十丸，盐汤温酒任下。风疾哽吃，煨葱一茎，温酒下。孕妇勿服。主治风寒袭于经络，肿痛或不痛；或打扑跌坠，筋骨疼痛，瘀血不散，遂成肿毒；及风湿四肢疼痛，或手足缓弱，行步不前；并妇人血风劳损。本方在《外科发挥》与《外科枢要》中的剂量略有不同。

胡芦巴丸：胡芦巴一斤，茴香十二两，吴茱萸十两，川楝子一斤二两，巴戟天、炮川乌头各六两，上为末，酒糊如梧桐子大。每服十五丸，空心温酒下，小儿茴香汤下。

胡麻散：胡麻一两二钱，苦参、荆芥穗、何首乌各八钱，威灵仙、防风、菖蒲、牛蒡子、菊花、蔓荆子、白蒺藜、甘草各六钱，每服三钱，酒调。主治风热瘾疹疹痒，或兼赤晕寒热，形病俱实者。

槐花酒：槐花四五两，炒微黄，乘热入酒二钟，煎十余滚，去渣热服。未成者二三服，已成者一二服。胃寒者勿服。

还少丹：肉苁蓉、远志、茴香、巴戟天、枸杞子、山药、牛膝、熟地黄、石菖蒲、杜仲、五味子、茯苓、楮实子、山茱萸各等分，用枣肉同蜜丸，如梧子大。每服五十丸，空心酒下。

换肌消毒散：一名草薢汤。土茯苓五钱，当归、白芷、皂角刺、薏苡仁各一钱半，白鲜皮、木瓜、木通、金银花各一钱，甘草五分，水煎服。主治时疮，不拘初起溃烂。

换金正气散：厚朴、藿香、半夏、苍术、陈皮、甘草各等分，上姜、枣、水煎服。主治脾气虚弱，寒邪相搏，痰停胸膈，寒热往来，霍乱吐泻，少食。

黄连解毒汤：黄芩、黄柏、黄连、栀子各一钱半，每服六钱，水煎，温服。主治疮疡，烦躁饮冷，脉洪数，或发狂言。

黄连丸：黄连、吴茱萸各等分，用汤漉过，罨一二日，同炒拣出，各另为末，米糊为丸，如梧子大。每服二三钱。主治大肠有热下血。

黄连消毒饮（散）：黄连、羌活、黄柏、黄芩、生地黄、知母、独活、防风、当归、连翘各一钱，黄芪二钱，苏木、藁本、防己、桔梗、陈皮、泽泻、人参、甘草各五分，水二钟，生姜三片，煎八分，食后服。主治脑疽或背疽，肿势外散，疼痛发欤，或不痛麻木。并配合隔蒜灸。

黄芪建中汤：黄芪、肉桂各三两，炙甘草二两，白芍药六两，每服一两，生姜、大枣水煎服。

黄芪六一汤：炙黄芪六钱，炙甘草一钱，水煎，食远服。

黄芪人参汤：黄芪二钱，人参、炒白术、麦门冬、当归、苍术米各一钱，炒甘草、陈皮、升麻、炒神曲各五分，炒黄柏三分，五味子九粒，水二钟，姜三片，大枣一枚，煎八分，食远服。主治溃疡虚热，无睡少食，或秽气所触作痛。

回阳玉龙膏：草乌二钱，南星一两，干姜一两，白芷一两，赤芍药一两，肉桂五钱，为末，葱汤调涂，热酒亦可。主治跌扑所伤，为敷凉药或人元气虚寒，肿不消散，或不溃敛；及痈肿坚硬，肉色不变，久而不溃，溃而不敛；或筋挛骨痛，一切冷症并效。

J /

济阴地黄丸：五味子、熟地黄、麦门冬、当归、肉苁蓉、山茱萸、山药、枸杞子、菊花、巴戟天各等分，为末，炼蜜丸，桐子大。每服七八十丸，空心食前白汤送下。主治阴虚火燥，唇裂如茧。

加减八味丸：地黄二两，山药、山茱萸各一两，肉桂半两，牡丹皮、泽泻、茯苓各八钱，五味子一两半，为末，炼蜜丸如梧子大。每服六十丸，五更初未言语前，用温酒或盐汤吞下。

加减龙胆泻肝汤：龙胆草、泽泻各一钱，车前子、木通、生地黄、当归、栀子、黄芩、甘草各五分，水二钟，煎八分，食前服。如湿甚加黄连，大便秘加炒大黄。主治肝经湿热，玉茎患疮；或便毒悬痈肿痛，小便赤涩，或溃烂不愈；阴囊肿痛，或溃烂作痛，小便涩滞；或睾丸悬挂。

加味地黄丸：山药、山茱萸、牡丹皮、泽泻、茯苓、熟地黄、柴胡、五味子各等分，将熟地黄捣碎，酒拌湿杵膏，入前末和匀，加炼蜜为丸，桐子大。每服百丸，空心白汤送下。不应，用加减八味丸。主治肝肾阴虚疮症，或耳内痒痛出水，或眼昏痰气喘嗽，或作渴发热，小便赤涩等症。

加味归脾汤：人参、黄芪、茯神各二两，甘草、白术各一两，木香五分，远志、酸枣仁、龙眼肉、当归、牡丹皮、栀子各一钱，水煎服。主治小儿因乳母忧思郁怒，胸胁作痛；或肝脾经分患疮疡之症；或寒热惊悸无寐；或便血盗汗，疮口不敛等症。《女科撮要·卷下》《校注妇人良方·卷二十四》中的加味归脾汤为归脾汤加柴胡、栀子。

加味清胃散：清胃散加柴胡、栀子。

加味十全大补汤：人参、肉桂、地黄、川芎、白芍药、茯苓、白术、黄芪、甘草、当归、乌药、香附各等分，每剂一两，生姜、大枣水煎，空心温服。

加味四斤丸：虎胫骨一两（酥炙）（代用品），没药（研）、乳香（研）各五钱，川乌一两（炮，去皮），肉苁蓉、川牛膝一两五钱，木瓜一斤（去穰蒸），天麻一两。余为末，将木瓜、肉苁蓉捣膏，加酒糊和，顿熟杵丸梧桐子大。每服七八十丸，空心温酒或盐汤任下。主治肝肾二经气血不足，足膝酸痛，步履不随，如受风寒湿毒以致脚气者，最宜服之。

加味四物汤：当归、熟地黄各三钱，芍药、川芎各一钱，牡丹皮、柴胡、栀子，水煎服。主治血虚发热，口舌生疮；或牙龈肿溃；或日晡发热，烦躁不安；或因怒而致。

加味逍遥散：当归、芍药、茯苓、白术、柴胡各一钱，牡丹皮、栀子、炙甘草各五分，煎服。主治肝脾血虚发热，或潮热晡热，或自汗盗汗，或头痛目涩，或怔仲不宁，或颊赤口干；或月经不调，肚腹作痛；或小腹重坠，水道涩痛；或肿痛出脓，内热作渴等症。

加味小柴胡汤：柴胡二钱五分，黄芩、人参、生地黄、甘草各一钱，半夏六分，作一剂，水一钟半，姜三片，煎八分，食远服。主治妇女热入血室，寒热如疟，昼则安静，夜则发热妄语。《校注妇人良方》中的加味小柴胡汤为小柴胡汤加牡丹皮、栀子。

加减小续命汤：麻黄、人参、黄芪、芍药、甘草、杏仁、防己、肉桂各一两半，炮附子五钱，川芎、防风各一两五钱，每服一两，加生姜水煎服。

椒仁丸：花椒仁、甘遂、续随子（研）、炮附子、郁李仁、牵牛子、五灵脂（研）、当归、吴茱萸、延胡索各五钱，芫花一钱，石膏、青十枚（去头、翅、足，同糯米炒黄去米），斑蝥十个（用米炒黄，去米不用），胆矾、人言各一钱，为末，面糊为丸，如豌豆大。每服一丸，橘皮汤下。主治先因经水断绝，后至四肢浮肿，小便不通，血化为水。

解毒散：黄连、黄丹、松香各五钱，轻粉、雄黄各一钱，为末，用麻油调搽。

金黄散：滑石、甘草各等分，为末，和匀放患处。如泡挑去水数之，加黄柏尤好。消毒止痛，主治天泡疮。

金钥匙：焰硝一两五钱，硼砂五钱，冰片一字，白僵蚕一钱，炒雄黄二钱，各另为末，为竹管吹入喉中，立愈，有涎吐出。内服荆防败毒散。

金银花散：金银花、黄芪、当归、甘草各等分，为细末，每服一钱，滚汤调，入酒少许服。

荆防败毒散：川芎、茯苓、枳壳、前胡、柴胡、羌活、独活、荆芥、防风各一钱，每服一两，水煎服。

九味芦荟丸，又名大芦荟丸：胡黄连、芦荟、黄连、木香、芜荑、青皮、雷丸、鹤虱各二两，麝香一钱，为末，蒸饼糊丸，桐子大。每服一钱，空心米汤下。主治肝火下疳溃烂，或作痛壅肿；或治小儿疳膨食积，口鼻生疮，牙龈蚀烂等疮；并虫蚀肛门痒痛。

九味羌活汤：羌活、防风、苍术各半钱，川芎、白芷、生地黄、细辛、甘草各一钱，湿加苍术，渴加石膏三钱，知母一钱。水煎服，覆盖取微汗。主治风热郁遏，疮痒作痛，或遍身作痛，或拘急不利；又治头痛，恶寒脊强，脉浮紧；又治非冬时天有暴寒，人中之头痛寒热，宜用此以代麻黄汤。

桔梗汤：桔梗、贝母、当归、瓜蒌仁、枳壳、薏苡仁、桑白皮、甘草、防己各一钱，黄芪、百合各一钱半，五味子、葶苈子、地骨皮、知母、杏仁各五分，作一剂，水一钟半，生姜三片，煎七分。不拘时，温服。咳加百药煎；热加黄芩；大便不利，加煨大黄少许；小便涩甚，加木通、车前子；烦躁加白茅根；咳而痛甚，加人参、白芷。主治咳而胸满隐痛，两胠肿满，咽干口燥，烦闷多渴，时出浊唾腥臭。

L /

藜芦膏：用藜芦一味为末，以生猪脂和，研如膏，涂患处，周日易之。主治一切疮疽，胬肉突出。

理中汤：人参、白术、炮干姜各等分，炙甘草减半，每服三钱，水煎热服。或研末，白汤调下。主治脾胃虚寒，胸膈痞满；或心腹疼痛，痰逆呕吐，饮食减少，气短羸困；或霍乱吐利，手足厥冷，不喜饮水者。

理中丸：人参、炒白术、炮干姜、炙甘草各一钱，为末，米糊丸弹子大。每服一丸，嚼细白汤下。主治脾胃虚寒，呕吐泄泻，饮食少思，肚腹膨胀。

连翘消毒散：连翘一两，山栀子、大黄、薄荷叶、黄芩各五钱，甘草一两半，芒硝一钱，每服一两，水煎温服。

连翘饮：蔓荆子、生甘草、连翘各三钱，柴胡五钱，黄芩五分，生地黄、当归、红葵花、人参各三分，黄芪五分，升麻一钱，防风、羌活各二分，水煎服。主治目中溜火，恶日与火，瘾涩小角紧，久视昏花，迎风有泪。

凉膈散：大黄、朴硝、甘草各一两，连翘四两，山栀、黄芩、薄荷叶各一两，为末，每服五七钱，水煎服。如未应，当加之。主治实热，口舌生疮，牙齿作痛，或喉舌肿痛，便溺秘赤，或狂言妄语，大便秘结。

六君子汤：人参、白术、茯苓各二钱，半夏、陈皮各一钱，甘草（炙）五分，生姜、大枣水煎服。主治脾胃虚弱，或寒凉克伐，肿痛不消，或不溃敛，宜服此汤，以壮营气，诸症自愈。

六味地黄丸：熟地黄八钱，山茱萸、山药各四钱，茯苓、牡丹皮、泽泻各三钱，为末，蜜丸桐子大。每服四五十或七八十丸，滚汤下或空心盐汤下。此壮水制火之剂，用于肾虚发热作渴，小便淋秘，痰壅失喑，咳嗽吐血，头目眩晕，眼花耳聋，咽喉燥痛，口舌疮裂，齿不坚固，腰腿痿软，五脏亏损，自汗盗汗，便血诸血。

六味肥儿丸：黄连、陈皮、川楝子、神曲、麦芽各一两，芜荑半两，为末，糊丸麻子大。每服一二十丸，空心米饮吞下。消疳，化虫，退热。主治脾疳，饮食少思，肌肉消瘦，肚大颈细，发稀成穗，项间结核，发热作渴，精神怠倦，大便酸臭，嗜食泥土，或口鼻头疮，肚腹青筋，啮下痢便白。

龙胆泻肝汤：柴胡、泽泻各一钱，车前子、木通各五分，生地黄、当归、草龙胆各三钱，水煎，食前服。

芦荟丸：皂角、青黛、芦荟、朱砂（另研）各一钱，哈蟆（同皂角烧存性）一两，麝香一钱，上为末，蒸饼糊丸，如麻子大。每服二十丸，空心米汤下。主治肝疳口舌生疮，牙龈腐烂，或遍身生疮等。

M /

没药降圣丹：煅自然铜一两，炮川乌、骨碎补、白芍药、没药、当归、乳香、生地黄、川芎、苏木各一两，为末，生姜汁与蜜和丸，每一两作四丸。每服一丸，水酒各半盏，煎至八分，空心热服。

N /

内补黄芪汤：盐水拌炒黄芪、麦门冬、酒拌熟地黄、人参、茯苓各一钱，炙甘草三分，白芍药、远志、川芎、肉桂、酒拌当归各五分，水二钟，生姜三片，大枣一枚。煎八分，食远服。主治溃疡作痛，倦怠少食，无睡自汗，口干或发热，久不愈。

内塞散：附子（用童便数碗浸三日，切作四块，再浸数日，炮，童便一日一换）一两，肉桂（去皮）、赤小豆、甘草（炙）、黄芪（盐水浸炒）、当归（酒拌）茯苓、白芷、桔梗（炒）、川芎、人参、远志（去心）、厚朴（姜制）各一两，防风（四钱），为末，每服二钱，空心温酒下。或酒糊为丸，盐汤下，亦可。或炼蜜为丸服亦可。治阴虚阳气腠袭患肿，或溃而不敛，或风寒袭于患处，致气血不能运至，久不愈，遂成漏证。

内塞散：炮附子、肉桂、赤小豆、炙甘草、黄芪、当归、茯苓、白芷、桔梗、川芎、人参、远志、厚朴各一两，防风四钱，为末，每服二钱，空心温酒下。

内疏黄连汤：又名黄连内疏汤。黄连、栀子、芍药、当归、薄荷各一钱，连翘、黄芩、甘草各一钱，大黄二钱，槟榔、桔梗各一钱，为末，每服五钱，水煎服。

内托复煎散：地骨皮、炒黄芩、茯苓、炒白芍药、人参、炒黄芪、炒白术、肉桂、炙甘草、炒防己、当归各一钱，防风二钱，切碎，先以苍术一升，水五升煎，去术入药，再煎至二升，终日饮之。主治疮疡肿㿉，脉浮。

内托黄芪柴胡汤：黄芪二钱，柴胡、土瓜根各一钱，羌活五分，连翘一钱五分，肉桂、生地黄各三分，当归八分，黄柏五分，作一剂，水酒各一钟，煎八分，空心热服。主治湿热，腿内近膝股患痛，或附骨痛，初起肿痛，此太阴厥阴之分位也。脉细而弦，按之洪缓有力。

内托黄芪酒煎汤：黄芪二钱，柴胡一钱半，连翘、肉桂各一钱，黄柏五分，大力子一钱，当归二钱，升麻七分，甘草五分，作一剂，水酒各一钟，煎八分，食前服。主治寒湿腿外侧少阳经分患痛，或附骨痛，坚硬漫肿作痛，或侵足阳明经。

内托羌活汤：羌活、黄柏各一钱，防风、藁本、当归各五分，肉桂、连翘、炙甘草、苍术、陈皮各三分，黄芪八分，上作二剂，水一杯煎，空心服。主治尻肾生痈，坚硬肿痛。

P /

蟠葱丸：肉桂、炮干姜各二两，苍术、炙甘草各半斤，砂仁、陈皮、槟榔各四两，莪术、三棱、茯苓、青皮各六两，延胡索二两，为末，每五钱，葱汤空心调服。

破棺丹：大黄（半生半熟）二两五钱，芒硝、甘草各二两，为末，炼蜜为丸，如弹子大。每服一丸，食后，童便酒化下，白汤化服亦可。主治疮疡热极，汗多大渴，便秘谵语，或发狂结阳之证。

破棺丹：大黄二两五钱，半生半熟，芒硝、甘草各二两，为末，炼蜜丸，如弹子大。每服一丸，童便、酒化下，白汤亦可。主治疮疡热极汗多，大渴便秘，谵语发狂。

Q /

七味白术散：白术、茯苓、人参各半两，炙甘草一两半，木香二钱半，藿香半两，葛根一两，为末，每服五钱，白汤调下。

羌活当归散：羌活、当归、川芎、黄连、牛蒡子、防风、荆芥、甘草、黄芩、连翘、白芷、升麻各一钱，酒拌晒干，水煎。主治风毒血热，头面生疮，或赤肿，或成块，或瘾疹瘙痒，脓水淋漓。

羌活防风汤：羌活、防风、炙甘草、川芎、藁本、当归、芍药各四两，地榆、细辛各二两，每服五钱，水煎热服。主治破伤风，初病邪在表者，急服此药以解之。

羌活附子汤：麻黄、炮附子各三分，羌活、苍术各五分，黄芪一分，防风、甘草、升麻、白僵蚕、黄柏、白芷各二分，有寒嗽加佛耳草，水煎服。主治冬月大寒犯脑，令人脑齿连痛，名曰脑风，为害甚速，非此莫能救。

羌活散：羌活、茯苓、薏苡仁各等分，每服三五钱，水煎，入竹沥一匙服。主治风热传脾，唇口眴皱，或头痛目眩，或四肢浮肿如风状。

秦艽苍术汤：秦艽、苍术、皂角仁（烧存性）、桃仁各一钱半，黄柏、泽泻、当归、防风各一钱，槟榔五分，炒大黄量入，水二钟，煎八分，空心服。主治肠风痔漏，大小便秘涩。

秦艽地黄汤：秦艽、生地黄、当归、川芎、羌活、防风、荆芥、甘草、白芷、升麻、白芍药、大力子、蔓荆子各一钱，水煎服。主治风热血燥，筋骨作痛。

秦艽防风汤：秦艽、防风、当归、白术各四钱半，黄柏、陈皮、柴胡、煨大黄、泽泻各一钱，红花、桃仁（研）、升麻、甘草各五分，水二钟，煎八分，空心服。主治痔漏结燥，每大便作痛。

青州白丸子：白附子二两，半夏姜制、南星各二两，炮川乌半两，用糯米糊丸，如绿豆大。每服二十丸，生姜汤下；瘫痪，温酒下；小儿惊风，薄荷汤下。

清肝益荣汤：柴胡、栀子各五分，龙胆草五分，当归、川芎、芍药各一钱，熟地黄、白术、木瓜、茯苓、薏苡仁各五分，甘草三分，水煎服。主治肝胆经风热血燥，筋挛结核，或作瘰子。

清凉饮：炒大黄、赤芍药、当归、甘草各二钱，水煎服。主治疮疡烦躁饮冷，焮痛脉实，大便秘结，小便赤涩。

清热消毒散：黄连（炒）、栀子、连翘、当归各一钱，川芎、芍药、生地黄各一钱半，金银花二钱，甘草一钱，水煎服。主治一切痈疽，阳症肿痛，发热作渴。

清胃散：升麻二钱，生地黄、牡丹皮、黄连、当归各一钱，水煎服。主治膏粱积热，胃火血燥，唇口肿痛，齿龈溃烂，焮痛连头面，或恶寒发热。

清胃汤：升麻、白芷、防风、白芍药、葛根、甘草、当归、川芎、羌活、麻黄、紫浮萍、木贼草各等分，每服五七钱，水煎。主治热毒在表。

清心莲子饮：黄芩、麦门冬、地骨皮、车前子、甘草各一钱半，莲子、茯苓、黄芪、柴胡、人参各一钱。每服五钱，水煎服。主治热在气分，口干作渴，小便白浊，夜安昼热；或治口舌生疮，咽干烦躁作渴，小便赤淋。

清咽利膈散：金银花、防风、荆芥、薄荷、桔梗、黄芩、黄连各一钱半，山栀、连翘各二钱半，玄参、大黄、芒硝、牛蒡子、甘草各七分，水煎，食后服。主治积热咽喉肿痛，痰涎壅盛，或胸膈不利，烦躁饮冷，大便秘结。

清咽消毒散：即荆防败毒散加芩、连、硝、黄。主治咽喉疮肿，痰涎壅盛，或口舌生疮，大便秘结。

清燥汤：白术、黄芪、黄连各一钱，苍术一钱半，茯苓、当归、陈皮各一钱，生地黄、人参各七分，神曲、猪苓、麦门冬、黄柏、甘草、泽泻各半钱，柴胡、升麻各三分，水煎服。

清震汤：升麻、柴胡、苍术、黄芩各半钱，炙甘草二分，藁本二分，当归身二分，麻黄根、防风、猪苓各二分，羌活、酒黄柏各一钱，红花五分，泽泻四分，水煎，临睡服。

R /

人参败毒散：人参、羌活、独活、前胡、柴胡、桔梗、枳壳、茯苓、川芎、甘草各一钱，作一剂，用水二钟，煎八分，食远服。主治一切疮疡焮痛，发寒热，或拘急头痛，脉数有力者。

人参固本丸：生地黄、熟地黄、天门冬、麦门冬各一两，人参五钱，人参为末，余药捣膏，加炼蜜少许，丸梧子大。每服五十丸，空心盐汤或温酒下。中寒人不可服。主治肺气燥热作渴，或小便短少赤色，及肺气虚热，小便涩滞如淋，此虚而有火之圣药也。

人参黄芪汤：人参、麦门冬、陈皮、白术、苍术各五分，黄芪一钱，炒黄柏四分，升麻、当归各五分，水煎服。主治溃疡饮食少思，无睡发热。

人参荆芥散：荆芥穗、人参、肉桂、生地黄、北柴胡、鳖甲（醋炙）、枳壳、酸枣仁、羚羊角（细锉）、白术各二钱四分，川芎、当归、防风、甘草（炙）各一钱六分，分二帖，水、姜煎服。

人参消风散：人参三钱，荆芥穗、炙甘草、陈皮各五钱，僵蚕、茯苓、防风、川芎、藿香、蝉蜕各三钱，厚朴三钱，羌活三钱，每服一二钱，水煎服。主治赤白游风，或风热隐疹瘙痒，或寒热作痛。

人参养荣汤：白芍药三两，当归、陈皮、黄芪、肉桂、人参、白术、炙甘草各一两，熟地黄、五味子、茯苓各七钱半，远志半两，每服一两，加姜枣水煎。遗精加龙骨，咳嗽加阿胶。

人参养胃汤：半夏、姜制厚朴、橘红各八分，藿香、草果、茯苓、人参各五分，炙甘草三分，苍术一钱，生姜七片，乌梅一个，水煎服。主治外感风寒，内伤饮食，寒热头疼，或作疟疾。

如圣饼：乳香、没药、木香、血竭、当归各等分，麝香减半，上为末，用酒糊和饼二个，乘热熨之，毒疮加蟾酥。主治流注及一切疮疡不能消散，或溃而不敛。

乳香定痛散：乳香、没药各二钱，煅寒水石、滑石各四钱，冰片一分，为细末，搽患处，痛即止。此方乳没性温，佐以寒剂制之，故寒热之痛，皆有效也。主治疮疡疼痛不可忍。

乳香定痛丸：乳香、没药（各另研）、羌活、五灵脂、独活各三钱，川芎、当归、绿豆粉、肉桂、白芷、白胶香各半两，为末，炼蜜丸如弹子大。每服一丸，细嚼，薄荷汤送下。手足损痛，不能举动，加草乌，用五钱，盐汤下。

S /

散肿溃坚汤：柴胡四分，升麻二分，龙胆草（酒炒）五分，连翘三分，黄芩（酒炒）八分半，甘草（炙）三分，桔梗五分，昆布五分，当归尾（酒拌）、白芍（炒）各二分，黄柏（酒炒）五分，知母（酒炒）五分，葛根、黄连、三棱（酒拌，微炒）、广木香各三分，栝蒌根五分，作一剂，水二钟，煎八分，食后服。治马刀疮，坚硬如石，或在耳下，或至缺盆，或在肩上，或至胁下，皆手足少阳经证；及瘰疬发于颏，或至颊车，坚而不溃，乃足阳明经中证，或已破流脓水。

散肿溃坚丸：知母、黄柏、天花粉、昆布、桔梗各半两，莪术、三棱、连翘各三钱，升麻六钱，黄连、白芍药、葛根各三钱，草龙胆一两，柴胡四钱，当归三钱，甘草三钱，黄芩二钱（一半酒洗一半生），为末，蜜丸如梧子大。每服五十丸，滚汤下。

芍药汤：芍药四钱，当归、黄连、黄芩、肉桂各二钱，槟榔一钱二分，炙甘草一钱，木香八分，大黄一钱二分，分二帖，水煎服。如后重加大黄，脏毒加黄柏。

蛇床子散：蛇床子、独活、苦参、防风、荆芥、枯矾、铜绿各一两，各另为末，麻油调搽。主治一切风癣疥癞。

射干连翘散：射干、连翘、玄参、赤芍药、木香、升麻、前胡、山栀、当归、炙甘草各七分，炒大黄二钱，水二钟，煎八分，食后服。主治寒热瘰疬。

参苓白术散：人参、茯苓、姜汁拌炒白扁豆、炒白术、莲子、炒砂仁、炒薏苡仁、炒桔梗、山药、炙甘草各二两，为末，每服二三钱，用菖蒲汤下，或作丸。主治脾胃不和，饮食少进，或呕吐泄泻。病后宜此调理。

神功散：炒黄柏、炮川乌各等分，为末，唾津调敷。

神效瓜蒌散：大瓜蒌二个，甘草、当归各五钱，没药、乳香各一钱（另研），作二剂，用酒三碗，煎至二碗，分三次饮，更以渣罨患处，一切痈疽肿毒并效。如数剂不消不痛，宜以补气血之剂兼服之。主治乳痈乳劳，已成化脓为水，未成即消。主治乳之方甚多，独此方神效，瘰疬疮毒尤效。

神异膏：露蜂房一两，蛇蜕半两，玄参半两，黄芪三分，黄丹五两，杏仁一两，麻油一斤，洗净乱发如鸡子大。先以玄参、杏仁、黄芪入油煎至将黑色后，入蜂房、蛇蜕、乱发，再煎至黑色，滤去渣，徐徐下黄丹，慢火煎，以柳枝不住搅，滴水中不散，成膏。

升麻汤：升麻三分，茯苓、人参、防风、犀角、羌活、肉桂各二钱，每服四钱，水煎，下泻青丸。主治风热身如虫行，或唇反纵裂。

生地黄丸：生地黄一两，秦艽、黄芩、柴胡各五钱，赤芍药一两，为细末，入地黄膏，加炼蜜少许，丸梧子大。每服三十丸，乌梅煎汤下，日二三服。

圣愈汤：熟地黄、生地黄、川芎、人参、当归身、黄芪各一钱，水煎服。

十全大补汤：人参、肉桂、地黄、川芎、白芍药、茯苓、白术、黄芪、甘草、当归各等分，每服一两，生姜、大枣水煎，空心温服。

十宣散：人参、当归、黄芪、桔梗、炙甘草、白芷、川芎各一钱，厚朴、防风、肉桂各五分，水煎服。主治疮疡脉缓涩，体倦恶寒，或脉浮紧细，用之以散风助阳气也。

双解散：肉桂、大黄、白芍药、泽泻、牵牛子、桃仁、干姜各五分，水煎服。主治便痈内蕴热毒，外挟风邪；或交感失宜，精血交错，以致痈肿，大小便秘结。先用此药通解，更用调补之。

四君子汤：人参、茯苓、白术各二钱，炙甘草五分，姜水煎服。主治脾胃虚弱，饮食少进；或肢体肿胀，肚腹作痛；或大便不实，体瘦而黄；或胸膈虚痞，痰嗽吞酸。

四苓散：泽泻、猪苓、白术、茯苓各等分，为细末，每服一二钱，热汤调下。

四七气汤：制半夏五两，人参、肉桂各一两，甘草半两，每服三钱，姜枣水煎。主治七气所伤，痰涎结聚，心腹作痛，不能饮食。

四神丸：肉豆蔻、五味子各一两，补骨脂四两，炒吴茱萸一两，为末，水二碗，姜八两，红枣一百枚，煮熟取枣肉，和末，丸桐子大。每服五七十丸，空心食前白汤下。主治脾肾虚弱，大便不实，饮食少思；或小腹作痛；或产后泄泻，肚腹作痛，不思饮食。

四生散：白附子、黄芪、独活、沙苑蒺藜各等分，为末，每服二钱。猪腰子一个，批开，入药，湿纸包裹，煨熟，细嚼，盐汤下。

四生丸：地龙、白附子、五灵脂、草乌、僵蚕各等分，为末，米糊丸，如梧子大。每服二十丸，茶酒任下。或作末，酒调服，亦可。主治血内骨节疼痛，不能举动，或行步不前，或浑身瘙痒，或麻痹。

四味肥儿丸：黄连、芜荑、神曲、炒麦芽各等分，为末，水糊丸桐子大，每服一二十丸，空心白滚汤送下。主治肝脾不和，患疮疡久不愈，或兼疳症，腹胀作泻；或食积脾疳，发热瘦怯，遍身生疮。

四物二连汤：当归、熟地黄、白芍药、川芎、炒黄连、胡黄连各一钱，水煎服。主治血热口舌生疮，或夜发寒热。

四物汤：当归、熟地黄各二钱，芍药、川芎各一钱，用水煎服。主治血虚发热烦躁，或晡热作渴，头目不清。

T /

太乙膏：玄参、白芷、当归、肉桂、大黄、赤芍药、生地黄各一两，切碎，用麻油二斤，煎至黑，滤去渣，入黄丹十二两，再煎，滴水中成珠为度。

桃仁承气汤：桃仁五分，大黄一钱，甘草三分，肉桂五分，芒硝三钱，水煎服。主治血结胸中，手不可近，或中焦蓄血，寒热胸满，漱水不欲咽，善忘昏迷，其人如狂。

通天再造散：郁金五钱，大黄（煨）、皂角刺（炒黑）各一两，白牵牛六钱（半生半炒），上为末，每服五钱，日未出时面东，以无灰酒调下。主治厉风恶疾。

通气散：玄胡索一两五钱，猪牙皂角、川芎各一两，羊踯躅二钱五分，上为细末，以纸捻蘸少许，入鼻内，取嚏为效。

托里当归汤：当归、黄芪、人参、熟地黄、川芎、芍药各一钱，柴胡、甘草各五分，水二钟，煎八分，水煎，食远服。主治溃疡，瘰疬流注乳痈，疮疡气血俱虚发热，疮口不敛；或晡热内热，寒热往来；或妇人诸疮，经候不调，小便频数，大便不实等症。久服能收敛疮疡。

托里荣卫汤：黄芪、红花各一钱，桂枝七分，炒苍术、柴胡、连翘、羌活、防风、当归、炙甘草、黄芩、人参各一钱，酒水煎服。主治疮疡外无焮肿，内便调和，乃邪在经络，宜用此药。

托里散：人参、黄芪各二钱，白术、陈皮、当归、熟地黄、茯苓、芍药各一钱半，水煎服。主治疮疡因气血虚，不能起发腐溃收敛及恶寒发热者，宜用此补托。其属六淫七情，或诸经错杂之邪而为患者，当各审其因，而参以主治之剂；其属胃气虚弱者，当以六君子汤为主。

托里温经汤：麻黄、升麻、防风、葛根、白芷、当归、苍术、人参、芍药、甘草各一钱，作一剂，水二钟，煎一钟服。卧于暖处，得汗乃散。主治寒覆皮毛，郁遏经络，不得伸越，热伏荣中聚结，赤肿作痛，恶寒发热，或痛引肢体。若头面肿痛焮甚，更宜砭之。

托里温中汤：丁香、沉香、茴香、益智仁、陈皮、木香、羌活、炙甘草、炮干姜各一钱，附子二钱，同生姜煎服。

托里消毒散：人参、黄芪（盐水拌）、炒当归（酒拌）、川芎、芍药炒、白术（炒）、茯苓各一钱，金银花、白芷各七分，炙甘草五分，连翘五分，水煎服。主治胃气虚弱，或因克伐，不能溃散，服之未成即消，已成即溃，腐肉自去，新肉自生。

托里养荣汤：人参、炙黄芪、当归、川芎、炒芍药、炒白术各一钱，炒五味子、麦门冬、甘草各五分熟地黄，水二钟，姜三片，枣一枚，煎八分，食远服。主治瘰疬流注及一切不足之证。不作脓，或不溃，或溃后发热，或恶寒，肌肉消瘦，饮食少思，睡眠不宁，盗汗不止。

W /

胃苓散：白术、茯苓、泽泻、厚朴、猪苓、陈皮、甘草各等分，肉桂少许，为末，每服二钱，姜水、灯心、陈皮煎汤调下。主治肠胃受湿，呕吐泄泻。

乌金膏：巴豆去壳炒焦，研如膏，点肿处则解毒，涂瘀肉上能自化。加乳香少许亦可。解一切疮毒，及腐化瘀肉，最能推陈致新。

五积散：苍术二钱半，桔梗一钱二分，陈皮六分，白芷三分，炙甘草、当归、川芎、芍药、半夏茯苓各三分，麻黄六分、炮干姜四分，枳壳六分，肉桂一钱，厚朴四分，作一剂，水二钟，生姜三片，大枣一枚，煎一钟服。主治风寒湿毒，客于经络，致筋挛骨痛，或腰脚酸疼，或拘急，或身重痛。

五利大黄汤：大黄、黄芩、升麻各二钱，芒硝、栀子各一钱二分，作一剂，水一钟半，煎六分，空心热服。主治时毒焮肿赤痛，烦渴便秘，脉实数。

五苓散：泽泻、猪苓、肉桂、白术、茯苓各等分，为细末，每服一二钱，热汤调下。主治下部湿热疮毒，小便赤少。

五香连翘汤：沉香、木香、麝香、连翘、射干、升麻、丁香、独活、桑寄生、炙甘草各一钱，大黄、木通、乳香各一钱五分，每服五钱，水一钟，煎八分，温服，取利。主治诸疮初觉，一二日便厥逆，咽喉塞，寒热。《校注妇人良方·卷二十》的五香连翘汤组成为：木香、丁香、沉香、乳香、麝香、升麻、独活、桑寄生、连翘、木通各二两。

五香汤：丁香、木香、沉香、乳香各一两，麝香三钱，为粗末，每服三钱，水一盏半，煎至八分，去渣，空心稍热服。呕者去麝香加藿香一两，渴者加人参一两。

X /

犀角地黄汤：犀角、生地黄、白芍药、黄芩、牡丹皮、黄连各一钱，水煎，入犀角末服。若因怒而患，加柴胡、栀子。主治火盛，血妄行，或吐衄，或下血。

犀角升麻汤：水牛角、升麻、防风、羌活各一钱，白附子五分，川芎、白芷、黄芩各七分，甘草五分，水煎服。主治阳明经风热牙疼，或唇颊肿痛，或手足少阳经风热，连耳作痛。

仙方活命饮：穿山甲（用蛤粉炒黄色）、甘草、防风、没药、赤芍药、白芷、当归尾、乳香各一钱，天花粉、贝母各八分，金银花、陈皮各三钱，皂角炒黄一钱，用酒一碗，同入瓶内，纸糊瓶口，弗令泄气，漫火煎数沸，去渣。分病在上下，食前后服之。能饮酒者，再饮三二杯尤好。主治一切疮疡，未作脓者内消，已成脓者即溃。又排脓止痛，消毒之圣药也。

香砂六君子汤：人参、白术、茯苓、半夏、陈皮各一钱，藿香八分，甘草六分，砂仁八分，生姜水煎。主治口舌生疮，服凉药过多，以致食少作呕，或中气虚热所致。

逍遥散：当归、芍药、茯苓、白术、柴胡各一钱，甘草七分，水二钟，煎八分，食远服。主治妇人血虚，五心烦热，肢体疼痛，头目昏重，心忪颊赤，口燥咽干，发热盗汗，食少嗜卧；及血热相搏，月水不调，脐腹胀痛，寒热如疟；及治室女血弱，荣卫不调，痰嗽潮热，肌体羸瘦，渐成骨蒸。

消风散：茯苓、川芎、羌活、荆芥、防风、藿香、白僵蚕、蝉蜕、甘草、厚朴、陈皮，为末，每服半钱，茶清或薄荷汤调下，荆芥汤亦可。主治诸风上攻，头目昏眩，项背拘急，肢体烦疼，肌肉颤动，耳若蝉鸣，鼻塞多嚏，皮肤顽麻，瘙痒瘾疹，目涩昏困。

小柴胡汤：柴胡二钱，黄芩一钱，人参、半夏各七分，甘草炙，五分；上姜水煎服。主治肝胆经症，风热瘰疬结核，或肿痛色赤，或寒热往来，或日晡发热，或潮湿身热，默默不欲饮食，或怒火口苦，耳聋咳嗽，或吐酸食苦水，皆用此药。

泻青丸：当归、川芎、栀子、炒龙胆草、炒大黄、羌活、防风各等分，为末，蜜丸桐子大。每服二三十丸，白汤下。主治肝经风热，头目昏眩，肌肉眴动；或牙关紧急，痰涎壅盛；或颈项、胁肋、小腹、阴囊、腿股作痛，凡属肝经有余之症用之。

玄参升麻汤：玄参、升麻、炙甘草等分，为末，每服二三钱，水煎服。主治癍疹已发未发，或身如锦纹，甚则语言烦躁，喉闭肿痛。

Y /

异功散：人参、茯苓、白术、甘草、陈皮各等分，每服三五钱，姜枣水煎。主治脾胃虚弱，饮食少思，久咳不已，或腹满少食，或面肿气逆。

抑肝散：柴胡、甘草各五分，川芎八分，当归、白术、茯苓、钩藤钩各一钱，水煎，子母同服。如蜜丸，名抑青丸。主治肝经虚热发搐，或痰热咬牙，或惊悸寒热，或木乘土而呕吐痰涎，腹胀少食，睡卧不安。

易老祛风丸：黄芪、枳壳、防风、芍药、甘草、地骨皮、枸杞子、熟地黄、生地黄杵膏，各另为末，入二黄膏，加炼蜜丸桐子大。每服七八十丸，白汤下。主治疥癞风疮。

益气聪明汤：黄芪、炙甘草、人参各五钱，升麻、葛根、黄柏各二钱，芍药一钱、蔓荆子一钱七分，每服五钱，水煎，临卧及五更服。脾胃虚去黄柏。主治脾胃伤损，眼目昏暗，或饮食劳役，脾胃不足，致内障耳鸣。

益气养荣汤：人参、茯苓、陈皮、贝母、香附子、当归、川芎、黄芪、熟地黄、芍药各一钱，炙甘草、桔梗各五分，白术二钱，柴胡六分，姜水煎服。主治怀抱抑郁，或气血损伤，四肢颈项等处患肿，不问软硬，赤白肿痛，或溃而不敛。

阴阳散：炒紫荆皮五两，炒独活一两，炒赤芍药二两，白芷二两，菖蒲二两，为末，葱酒调搽。主治疮属半阴半阳。

玉真散：天南星、防风各等分，为末，每服一钱温酒送下。患处亦当以此敷之。若牙关紧急，腰背反张者，再加一钱，用童便调服，虽内有瘀血亦愈。至于昏死而心腹尚温者，则连进二服，亦可保全。又能治颠狗咬伤，其法用口嚼水洗净，掺之。《卫生宝鉴》名定风散，即此是也。

玉烛散：川芎、当归、芍药、生地黄、芒硝、大黄各二钱，甘草（炙）五分，水二钟，煎八分，食前服。主治便痈初起，肿痛发热，大小便秘。

遇仙无比丸：炒白术、槟榔、防风、牵牛（半生半炒）、密陀僧、郁李仁（汤浸，去皮）、斑蝥（去翅足，与米同炒去米）、甘草各五钱，为细末，水糊丸，梧子大。每服二十丸，早晚煎甘草槟榔汤下。服至月许，觉腹中微痛，自小便中取下病毒，如鱼目状，已破者自合，未脓者自消。主治瘰疬未成脓，其人气体如常，宜服此丸。形气觉衰者，宜先服益气养荣汤，待血气少充，方服此丸，核消后，仍服前汤。如溃后有瘀肉者，宜用针头散，更不敛，亦宜服此丸，敛后再服前汤。

远志酒：远志不拘多少（滋浸，洗去上，捶去心），上为末。每服三钱，用酒一盏调，迟少顷，澄清饮之。以滓敷患处，治女人乳痈尤效。

云母膏：花椒（微炒）、白芷、没药、赤芍药、肉桂、当归、盐花、血竭、菖蒲、黄芪、白及、川芎、龙胆草、木香、白蔹、防风、厚朴、麝香、桔梗、柴胡、松脂、人参、苍术、黄芩、夜合皮、乳香、附子、高良姜、茯苓、各五钱，硝石、甘草、云母各四两，桑白皮、柏叶、水银（以绢卷另包，得膏成，以手细弹，铺在上，调之养药母）、槐枝、柳枝各二两，陈皮一两，清油四十两，黄丹十四两，除云母、硝石、血竭、没药、麝香、乳香、黄丹、盐花八味另研外，并粉碎入油浸七日。文火煎，以柳蓖不住手搅，候匝沸乃下火，沸定又上火。如此三次，以药老黄色为度。去渣再熬，后入丹与八味末，仍不住手搅。将凝又熬，滴水中成珠为度，瓷器收之。候温，将水银弹上。用时先刮去水银，或服或贴，随宜用之。治一切疮肿、伤折及肠痈。

Z /

泽兰汤：泽兰叶三钱，当归、芍药各一钱五分，甘草五分，水煎温服。

针头散：赤石脂五钱，乳香、白丁香各二钱，砒霜、黄丹各一钱，轻粉、麝香各五分，蜈蚣一条，为末，搽瘀肉上，其肉自化。若疮口小，或痔疮，用糊和作条子，阴干纴之。凡疮久不合者，内有脓管，须用此药腐之，兼服托里之剂。主治一切顽疮瘀肉不尽，及痃核不化，疮口不合。

栀子清肝散，又名柴胡栀子散：柴胡、栀子、牡丹皮各一钱，茯苓、川芎、芍药、当归、牛蒡子各七分，甘草五分，水煎服。若太阳头痛，加羌活。主治三焦及足少阳经风热，耳内作痒生疮，或出水疼痛，或胸乳间作痛，或寒热往来。

猪蹄汤：香白芷、黄芩、赤芍药、羌活、生甘草、当归、露蜂房。先将猪蹄一只，用水数碗，熟煮，取清汁，分作二次用。每次入前药一两，煎十数沸，去滓，无风处淋洗，死肉恶随洗而下，极效。

竹叶黄芪汤：淡竹叶二钱，黄芪、麦门、当归、川芎、甘草、黄芩、炒芍药、人参、半夏、煅石膏各一钱，生地黄二钱，每服三五钱，水煎服。主治痈疽气血虚，胃火盛而作渴。

竹叶黄芪汤：淡竹叶二钱，生地黄、麦门冬、黄芪、当归、川芎、甘草、黄芩、芍药、人参、姜半夏、煅石膏各一钱，水煎，食远服。

滋肾丸：黄柏一两，知母一两，肉桂二钱，为末，水丸如梧子大。每服百丸，加至二百丸，煎滚汤送下。主治下焦阴虚，小便涩滞；或脚膝无力，阴汗阴痿；或足热不履地，不渴而小便闭。